中医临床研究设计与实施

王志勇 主编

中国中医药出版社
·北京·

图书在版编目（CIP）数据

中医临床研究设计与实施 / 王志勇主编 . —北京：中国中医药出版社，2017.5

ISBN 978 – 7 – 5132 – 3992 – 9

Ⅰ . ①中…　Ⅱ . ①王…　Ⅲ . ①中医临床 —质量控制　Ⅳ . ①R24

中国版本图书馆 CIP 数据核字（2017）第 007977 号

中国中医药出版社出版

北京市朝阳区北三环东路 28 号易亨大厦 16 层

邮政编码　100013

传真　010 64405750

廊坊市晶艺印务有限公司印刷

各地新华书店经销

开本 710×1000　1/16　印张 28　字数 370 千字

2017 年 5 月第 1 版　2017 年 5 月第 1 次印刷

书号　ISBN 978 – 7 – 5132 – 3992 – 9

定价　89.00 元

网址　www.cptcm.com

如有印装质量问题请与本社出版部调换

版权专有　侵权必究

社长热线　010 64405720

购书热线　010 64065415　010 64065413

微信服务号　zgzyycbs

书店网址　csln.net/qksd/

官方微博　http：//e.weibo.com/cptcm

淘宝天猫网址　http：//zgzyycbs.tmall.com

《中医临床研究设计与实施》

编委会

主　编　王志勇

副主编　孙塑伦　翁维良　刘保延　李　昱

　　　　　杨龙会　王思成

编　委（按姓氏笔画排序）

王志勇　王思成　王桂倩　文天才

冯　硕　吕晓颖　刘　峘　刘　强

刘建平　刘保延　关梓桐　孙塑伦

李　昱　杨龙会　何丽云　邱　岳

张俊华　陆　芳　陈榕虎　周亚男

胡镜清　贺晓路　顾晓静　徐春波

翁维良　唐旭东　陶有青　梁伟雄

温泽淮　谢雁鸣　熊宁宁　穆倩倩

习近平总书记指出，"中医药学是中国古代科学的瑰宝，也是打开中华文明宝库的钥匙"。中医药是我国独特的卫生资源、潜力巨大的经济资源、具有原创优势的科技资源、优秀的文化资源和重要的生态资源，在经济社会发展中发挥着重要作用。对其独特的理论、诊疗技术和方法、文化内涵，既需要认真继承、深入研究，还要不断创新。中医临床研究是总结经验，提高疗效，探讨机制，发现理论的主要途径和方法。

中医药的生命力在于临床疗效，但需要科学的评价。上世纪末，世界卫生组织召开的传统医学研讨会上提出：世界要以开放的头脑接受传统医药，传统医药被广泛接受依赖于疗效的肯定，而疗效确定关键是研究方法的科学性。"十一五""十二五"期间，随着医改的深入和对慢病防治的重视，国家加大了对中医临床科研的支持力度，国家中医药管理局在组织实施中医临床科研项目的同时，还开展了中医临床科研方法学的专题研究，旨在建立既遵循一般科研规范，又符合中医自身特点规律的中医临床科研方法学，并取得了重大进展。为总结经验、荟萃成果，编著了具有时代特色的《中医临床研究设计与实施》一书，是中医临床科研方法学研究取得的重要成果。

王志勇研究员从事中医药科技管理与研究多年，大力推动中医药科研方法学和组织模式的探索，此次组织国家科技支撑计划、中医药行业科研专项等国家科技计划相关领域的管理者和研究者一道，结合在中医临床科研设计、方案优化、质量控制和组织管理等方面积累的宝贵经验，既学习借鉴现代医学方法学，又不断探索和实践符合中医药学自身规律和特点的临床科研方法学，系统总结，提炼成果，主持编写了本书。本书对中医临床科研的立项选题、设计、方案优化、伦理审查、组织实施、质量控制等关键环节从学术和管理两个方面进行了较系统阐述，并附有具体案例。本书理论联系实际，既符合当前公认的临床研究规范，又较好体现了中医临床科研的特点，具有创新性，且实用性强，适合中医临床科研人员学习参考，也可作为研究生学习的教材。

当前，中医药振兴发展迎来了天时、地利、人和的大好机遇，《中医药法》的颁布，为中医药事业的发展提供了法律保障。创新驱动的国家战略和健康中国建设的伟大实践，为中医药的传承发展提供了难得的机遇。中医药以其独特的理论和丰富的经验，将为当代复杂性、难治性疾病的防治提供原创思路和有效方法。坚持以增进和维护人民健康为目的，坚持中医药继承与创新的发展路线，针对重大临床问题开展系统深入研究，协同攻关，为提高临床疗效，制定有中医药特点的诊疗方案和路径提供科技支撑，也必将为健康中国建设做出新贡献。

正值国家"十三五"规划的开局之年，"健康中国 2030"保障计划将要实施的重要历史时期，中医药的传承发展创新倍受关注。《中医临床研究设计与实施》一书的出版，将对提高中医临床科研的设计水平，规范科研管理，提高研究质量，培育标志性成果和一批科技人才发挥重要作用。

书将付梓，以为序。

中国工程院院士
中国中医科学院院长　张伯礼
天津中医药大学校长

2017 年 3 月

《中华人民共和国中医药法》提出，"国家鼓励科研机构、高等学校、医疗机构和药品生产企业等，运用现代科学技术和传统中医药研究方法，开展中医药科学研究，加强中西医结合研究，促进中医药理论和技术方法的继承和创新"。科学研究是中医药学传承创新发展的动力，临床科研为疗效的提高提供技术支撑。加强中医临床研究，提高临床诊疗水平，是中医科学研究永恒的主题。"工欲善其事，必先利其器"，探索建立符合医学临床研究规范又能体现中医药特点的临床研究方法学体系，是规范中医临床科研、提高科研水平和研究质量，实现中医现代化与走向国际的关键。

为做好支撑计划中医药项目的组织实施，国家中医药管理局专门成立了支撑计划专家咨询委员会和支撑计划中医药项目办公室。"十一五"国家科技支撑计划专门设立了"中医临床研究的方案优化与质量控制研究"课题，旨在建立既遵循国际规范又符合中医自身特点规律的中医临床科研方法学。研究取得了重大进展。课题组及有关专家在总结实践经验的基础上，编写了《中医临床研究实施方案设计与优化》和《中医临床研究实施过程质控与管理》，受到了广大中医临床研究工作者的好评。

"十二五"国家科技支撑计划加大了对中医临床研究的支持力度，包括从病证结合角度进行常见病、重大疾病、疑难疾病的中医或中西医结合临床研究和治未病、康复、针灸、外治法、名老中医临床研究。在管理上强化了支撑计划中医药项目办公室的工作，办公室制定《国家科技支撑计划中医药项目组织实施办法》《国家科技支撑计划中医药项目办公室制度》等规章制度。为提高中医药临床研究伦理审查的能力，建立规范操作标准，国家中医药管理局相继制定发布了《中医药临床研究伦理审查平台建设规范（试行）》和《中医药临床研究伦理审查平台建设质量评估要点》，推动国家认证认可监督管理委员会批准"中医药研究伦理审查体系"认证，成为中医药领域的首个认证项目，也是我国第一个医学伦理认证项目，为国际传统医药伦理审查树立了典范。

"十二五"期间，国家中医药管理局组织开展了中医临床研究成果产品化研究，提出了中医临床科研成果分类框架和各类产出指导原则，强调中医药成果的临床应用后再评价，初步构建了中医药科技成果第三方评价模式，规范了科技成果产品的登记、准入与推广应用。

本书是在《中医临床研究实施方案设计与优化》和《中医临床研究实施过程质控与管理》的基础上，吸收"十二五"期间"中医药临床研究伦理审查体系研究"和"中医临床研究成果产品化"的研究成果，总结"十二五"中医临床科研项目在研究设计、优化、质控和管理的新经验，组织编写《中医临床科研设计与实施》一书。希望本书能对从事中医临床研究人员、临床医生、研究生和相关人员有所裨益。中医临床研究方法学的研究尚处于探索阶段，很不成熟，加之我们的学识所限，不足之处恳望同道及广大读者不吝赐教，共同努力，谱写好中医药传承研究、创新发展这篇大文章，提高中医临床研究水平和质量，提高临床疗效，造福广大群众。

中医临床研究设计与实施编委会

2017 年 3 月

第一章 中医临床研究的研究背景和研究目标

第二章　中医临床研究的设计与优化

第五节　中医临床研究方案的优化 ·················· 75

第三章　课题研究的 SOP

第一节　临床研究各环节 SOP 的要点 ·················· 94

第四章　伦理学原则

第五章　中医临床研究的质量控制与质量保证

第一节　研究背景

研究是一个提出问题和解决问题的过程。问题的提出，需要有充分的依据；问题的解决，需要有严谨的设计。一个好的中医临床研究实施方案设计，应做到研究目的明确、方案科学可行、指标考核具体、保障措施得力。这一切都离不开良好的工作基础支撑和对研究背景的充分把握。

研究背景是临床研究治疗方案制订和科研设计的基础。研究背景是否真实可靠，不仅关系到课题能否立项，更关系到课题研究能否顺利开展。目前，在课题研究方案制订过程中存在问题较多的是，对研究背景说明不够，对相关研究的历史、现状和发展趋势了解不够，对前期工作基础分析总结的不够，研究方案制订和优化的依据不足，致使研究方案设计出现问题，影响到临床研究的开展，甚至导致临床研究失败。

为确保中医临床研究方案的科学性和可行性，在研究背景中有必要对立题依据、研究方案的来源依据和优化过程、现有工作基础等进行简要的说明。

一、立题说明

立题说明，是从重要性、科学性、先进性和可行性等方面，简要地说明立题的背景、目的和意义。

立题是发现问题和提出问题的过程，也是临床研究的起点。立题观点是否正确，方法是否恰当，不仅关系到临床研究的水平和成果的价值，而且与临床研究的成败、研究的效率有密切关系。

中医临床研究的目的，主要是研究中医药防治疾病的新方案、新方法、新理论，提高对疾病发生、发展规律的认识，完善中医疾病和证候诊疗规范，建立中医药临床诊断和疗效评价体系，提高中医药防治疾病的能力和水平，促进中医药学术的发展。具体到每个课题，则应根据研究现状，结合现有的研究基础和研究条件，确立明确的研究目的和有限目标。切忌研究目标过大，研究重点不突出。

（一）立题的重要性

立题的重要性是指课题研究可以解决理论或实际问题，能够满足社会、经济和科学发展的实际需求，具有重要的现实意义。

中医临床研究的重要性可以从多个角度进行分析说明。一是说明本课题研究能解决哪些中医临床问题，是否有利于提高中医临床防治疾病的能力、增强民众的健康水平，是否能减轻患者、家庭和社会的疾病负担。疾病负担的常用测量指标包括发病率、病死率、病残率和复发率等。二是根据国家科技发展规划和申报指南的要求，分析本课题研究能完成哪些任务，是否能满足国家和行业发展的需求。为加强科技发展的整体布置，政府部门制定发布了一系列科技发展规划纲要，如《国家中长期科学和技术发展规划纲要（2006—2020年）》《中医药创新发展规划纲要（2006—2020年）》《中医临床研究发展纲要（试行）（1999—2015年）》《中医药科学研究发展纲要（2006—2020年）》等。这些纲要和规划中所确立的重点领域和研究任务，体现了国家、行业和学科发展的实际需求。这些需求又具体反映在每个项目的申报指南中。申报指南是由政府部门根据专家建议，结合行业、学科的发展需求，经过大量调研论证后形成的重点支持领域和研究方向，对课题的研究目标、研究内容等都有明确的规定。

（二）立题的科学性

立题的科学性是指课题研究符合一定的科学理论，具有理论依据、事实依据或文献依据等，研究内容和研究方法科学、合理。

理论依据来自于公认的中医药学基本理论，事实依据来自于临床实践经验积累，文献依据来自于古今文献。中医临床治疗方案和研究设计方案所依据的理论，不能与以往已经确立的科学理论或经过实践的经验事实相违背，要保证课题研究设计具有严密性与合理性，符合科学性要求。

（三）立题的先进性

立题的先进性是指课题研究具有创新性，所研究的问题是前人未曾涉及或有待深入研究的问题，预期目标与其他研究相比具有先进性。

创新是中医临床研究的灵魂。任何一项研究都应在充分吸取前人精华的基础上有所创新。没有探索性，缺乏创造性，只是重复前人做过的工作，就失去了研究的价值和意义，不能算是真正的科研。

重大科研项目立项一般都需要申报者提供查新报告。从研究目标、技术方案、研究方法、预期成果等方面，系统调研立题研究领域的国内外文献资料，了解前人的研究情况，从而说明本课题在什么背景下开展研究，在什么平台上进行研究，找出有待探索研究的关键科学问题，确立研究的制高点，提供客观的数据，说明立题研究的学术价值和应用价值，论证其研究的先进性。

（四）立题的可行性

立题的可行性是指课题研究目标与研究任务适当，技术路线可行性强。

综合考虑经济、技术、研究周期、现有工作基础等多方面因素，分析课题目标实现与研究任务完成的主要技术难点和问题，国内外现有技术、知识产权和技术标准现状，已有的工作基础，从而说明课题目标设定符合实际，经过努力可以达到，课题研究能够顺利实施。

例如，国家科技支撑计划"重大疑难疾病中医防治研究"项目的立项依据为：①中医药是《国家中长期科学和技术发展规划纲要》优先发展主题，加强中医药的传承与研究，保持中医药的可持续发展和在世界传统医药领域的领先地位是民族利益和历史赋予我们的责任。②加强中医药对重大疾病和疑难病症的综合防治研究，是中医药科学研究领域长期的中心任务，对整体提高我国中医药防治重大疾病和疑难病症的水平保持在该领域的国际地位，具有积极意义。③中医药诊疗标准和疗效评价是制约中医药国际认可的瓶颈，加强中医药诊疗标准和疗效评价研究，亦是中医药科学研究领域长期的中心任务，对整体提高中医药研究水平，推动中医药国际化有重要意义。④中医药临床研究能力建设是促进科技创新的保障，在重大疾病研究过程中，加强临床研究平台建设、提高研究质量、保障研究结果的真实性和可靠性是研究取得成功的关键。

二、研究方案的来源依据

研究方案包括临床治疗方案和研究设计方案两部分内容。在科研设计中，前者属于专业设计，后者属于方法学设计。无论临床治疗方案的形成，还是研究设计方案的拟定，都不能凭空而来，需要有充分而可靠的依据。

（一）治疗方案的来源依据

临床治疗方案是临床研究的根本、目标和基础，也是临床科研设计的前提条件。治疗方案的来源是否真实可靠，疗效是否确切，能否体现中医治疗的特色和优势关系到中医临床研究的成败。

中医临床研究涉及的内容很多，如病因研究、诊断研究、防治研究等。目前，开展比较多的是临床防治研究。临床防治研究是指在人为条件的控制下，以特定的患者群或健康人群为受试对象，以发现和证实受试方药等治疗措施对特定疾病的治疗或预防的有效性和安全性为主要目的的研究。中医治疗方案的内容包括防治措施（如方药、针灸、推拿等）、适应病证、疗程、合并用药等。

治疗方案的来源依据主要有两条：一是既往的临床经验；二是古今的文献资料。

1. 既往的临床经验

既往的临床经验又称事实根据，来源于研究者本人或他人的临床经验，通过对单个患者的治疗观察，经过长期的临床经验积累，总结提炼而成。这些经验可以是个人经验，也可以是群体经验。一般来说，治疗方案的临床使用时间越长、诊治患者的人数越多、疗效越好，事实根据就越充分。

事实根据要重点说明本治疗方案的形成过程、临床应用时间和范围，在临床应用过程中积累了哪些经验，做了哪些相关的前期研究工作，取得哪些与本课题研究有关的初步成果，最后如何形成该治疗方案。

提供事实根据时，要求注明以下几点：①临床经验的提供者；②治疗方案的临床使用时间、病例数等；③治疗方案的适应证；④治疗方案的临床效应特点和优势，包括有效性、安全性、经济性等。上述各项，最好能提供详细的数据支持。

2. 古今的文献资料

古今的文献资料又称文献根据。来自于古代和现代的各种文献记载。按文献的著述年代划分，一般将辛亥革命以前的各种文献称为古代文献，辛亥革命以后的各种文献称为现代文献。

文献根据要重点说明前期对哪些文献进行了调研分析，目前国内外的研究现状是什么，有哪些人从哪些角度、运用哪些方法进行了相关研究，取得了哪些成果，还存在着哪些需要深入研究的问题；自己计划针对哪些问题、从什么角度、用什么方法进行研究；在制订治疗方案时，自己借鉴或汲取了前人的哪些经验；与国内外相关研究相比，本治疗方案有哪些优势与特点。

提供文献根据时，要求做到以下几点：①优先选用可信度高、有权威性和代表性的文献，并尽量引用一次文献（即原始文献）；②注明文献来源；③文献根据足以反映治疗方案的真实性、科学性和先进性。

（二）研究设计的选择依据

1. 研究设计的类型

在临床研究设计方案中，设计类型的选择是至关重要的。临床研究设计的类型很多，如随机对照临床试验、随机对照双盲临床试验、自身前后对照试验、交叉试验、队列研究、病例对照研究、横断面研究、叙述性研究、专家经验等。设计类型不同，其研究结果的真实性和可推广应用性也会有所不同。

设计类型的选择要求有充分的依据，并兼顾设计方案的科学性、先进性、可行性原则。如何选择最佳设计方案，需要综合考虑研究目的、治疗方案、疗效评价指标、现有研究条件、既往相关设计等多方面的因素。

在选择研究设计类型时，要根据研究目的与研究环境的具体要求，反复进行比较选择。方案的可行性与论证强度级别是权衡选择的关键。在条件允许的情况下，应尽量选择论证强度高的设计方案，同时要注意随机、对照、盲法的原则。

2. 研究设计的内容

临床研究设计的内容包括研究目的、目标人群、设计方案、样本量、观察指标、数据管理、统计分析、伦理原则等。各项内容的设计都需要根据治疗方案的临床效应特点及研究目标而定，需要相应的临床经验总结或相关的研究基础提供支撑，以保证研究设计的科学性和研究结果的真实性与可靠性。

（三）各种依据的选用原则

在制订临床治疗方案和研究设计方案时，我们需要借鉴他人的研究经验，参考或引用国内外的相关文献，从中找寻研究方案制订的依据，支持和说明自己方案的先进性、科学性和可行性。在使用这些研究证据或文献依据时，要注意区别证据等级、文献类别的不同。

1. 临床研究证据等级

循证医学的证据是指以患者为研究对象的各种临床研究（包括防治措施、诊断、病因、预后、经济学研究与评价等）所得到的结果和结论。干预措施的证据一般是由随机对照试验（Ⅰ级）、队列研究（Ⅱ级）、病例对照研究（Ⅲ级）、系列病例研究（Ⅳ级）、病例报告、传统综述、专家观点或经验（Ⅴ级）构成。

针对某一干预措施的研究证据体形成，需要较长时间循序渐进的积累。首先是在临床实践过程中对单个病例进行观察，总结经验；再以此为基础观察更多的病例，形成病例系列；然后进行有对照的比较研究，初期最容易实施的是回顾性的病例对照研究，而后是前瞻性的队列研究或非随机的对照研究；最后用随机对照试验进行验证。一般来说，不能从临床经验阶段，直接跨越到随机对照研究。目前有些研究设计，由于对干预措施的构成、性质、最佳起效方案、疗程、适应对象及中医证型等缺乏非随机的研究，导致随机试验设计、实施过程出现诸多问题。

刘建平教授结合中医药临床实践的特点和当前临床研究的现状，提出了针对中医药的临床证据分级依据，见表1。

表 1   中医药的临床证据分级依据

证据级别	分级依据
Ⅰa	由随机对照试验、队列研究、病例对照研究、病例系列这四种研究中，至少两种不同类型的研究构成的证据体，且不同研究结果的效应一致
Ⅰb	具有足够把握度的单个随机对照试验
Ⅱa	半随机对照试验或队列研究
Ⅱb	病例对照研究
Ⅲa	历史性对照的病例系列
Ⅲb	自身前后对照的病例系列
Ⅳ	长期在临床上广泛运用的病例报告和史料记载的疗法
Ⅴ	未经系统研究验证的专家观点和临床经验，以及没有长期在临床上广泛运用的病例报告和史料记载的疗法

对于文献上发表的临床研究论文，在使用之前应注意评价其真实性。评价内容包括：①单个研究是否采用随机方法；②患者的随访是否完全；③所有随机分配入组的病例是否均被纳入分析；④防治措施是否在盲法下执行；⑤除观察的防治措施外，两组其他处理措施是否完全一致；⑥对随机入组的两组病例基线状况分析。符合上述评价内容越多者，其临床研究的准确性和

可靠性就越高。

2. 文献资料的分类

文献的种类很多，其水平和质量也良莠不齐。在选用文献依据制订临床研究方案时，应注意区别使用。

在文献学上，按照对文献内容的加工深度不同，一般将文献分为一次文献、二次文献、三次文献。①一次文献是指作者依据本人的工作经验、研究成果而撰写的原始文献，包括专著、期刊论文、学位论文、研究报告、会议论文、专利说明书等。一次文献是对知识的第一次加工，其中含有前所未有的发明创造，或一些新颖的观点，具有较高的参考利用价值，是二次文献、三次文献的基础。②二次文献是在一次文献的基础上经过加工整理过的文献，如目录、文摘、索引等。其目的是为快速而准确地查找一次文献提供便利，故又被称为检索工具。③三次文献是在一次文献和二次文献的基础上，经过综合分析而编写的文献。旨在对某一学科领域的当前研究情况或发展趋向进行分析评述，或将较成熟的知识系统化，以便人们学习和利用，如各种综述、述评、百科全书、年鉴、词典等。

按照文献的出版形式不同，又可将文献分为图书、期刊、特种文献。①图书是出版物中品种最多、数量最大的一种。与其他出版物相比，它具有内容全面、系统、成熟、可靠的特点，但其出版时间较长，因而与期刊等文献相比，其知识信息的提供不够新颖及时。②期刊是一种定期或不定期出版的，具有固定名称、连续的年卷期序号的出版物。期刊的出版周期比较短，能及时为读者提供最新的信息。③特种文献是指图书和期刊之外的其他出版物，如会议文献、学位论文、专利文献、标准文献、科技档案、政府出版物、研究报告等。

3. 各种依据的选用原则

在选用依据时，应遵循以下原则：

第一，信息采集要尽量做到全面、真实和可靠。除搜集图书、期刊、会议等文献外，还应注意搜集专利、标准、技术报告等文献。文献引用时要尽量采用一次文献。

第二，选用古代文献时，应重点选用历代经典名著。以古代方药为研究对象的，应优化选取目前仍在广泛应用、疗效确切、具有明显特色与优势的清代及清代以前医籍所记载的方药。

第三，选用现代文献时，要注意文献的时效性和权威性。特别是在引用期刊文献时，要尽量采用最新的、权威的期刊。在临床文献方面，要优先选用证据级别比较高的临床研究文献。

第四，选用病证诊断标准时，要尽量参考和引用现行的、公认的、权威的标准。

第五，当缺乏研究证据时，专家意见有较重要的参考价值。多个专家达成的共识比个人的观点相对可靠。

三、研究方案的优化说明

中医临床研究方案的优化包括临床治疗方案的优化和临床研究设计方案的优化两方面内容。

（一）临床治疗方案的优化

临床治疗方案的优化是通过相关文献调研、课题组内部讨论、相关专家咨询等方法，对临床治疗方案的各项内容进行修改完善的过程。优化后的治疗方案应更接近于具有疗效最佳、毒副作用最小、花费最少、用起来最方便等优点的临床治疗方案。

临床治疗方案的优化过程主要包括以下几个步骤：

1. 总结以往的研究工作：对以往治疗方案的研究结果、临床实践情况等进行认真整理、总结和提炼，根据本次研究的目标和要求形成初步的临床治疗方案。

2. 系统整理文献资料：对所研究领域的文献资料进行系统的收集、整理和综合评价，补充和完善临床治疗方案。

3. 取得课题组共识：对以上过程所形成的临床治疗方案，课题参加单位的专家要进行充分论证，达成共识。

4. 行业专家基本认可：在上述工作的基础上，邀请行业内外相关著名专家进行论证和完善，取得基本共识。

经过优化完善的最佳治疗方案，要能够体现中医治疗的特色和优势，并得到同行专家的认可，为研究设计方案的制订提供依据。

（二）临床研究设计方案的优化

临床研究设计方案的优化是根据确定的临床治疗方案与研究目的，对研究目标人群的选择、分组，样本量的计算，效应指标的确定、测量与评价，研究中偏倚等的控制，数据质量的保障，统计分析计划等内容进行优化选择和规定。完善的临床研究设计方案是保障临床研究水平和质量的重要前提。

临床研究设计方案的优化过程主要包括以下几个步骤：①起草临床研究设计方案；②召集同行专家进行讨论；③反复咨询多学科专家；④修改完善设计方案。

优化后的临床研究设计方案要求做到以下几点：

1. 研究目的明确，目标有限而具体。

2. 目标人群定义准确。根据研究目的选择合适的研究对象。诊断、纳入与排除等标准要明确、适当而有据。

3. 设计方案选择得当。随机、对照、盲法使用合理，在研究目的和研究条件可行的情况下选择论证强度最高的设计方案。对照物的选择要科学、合理、可行。

4. 样本量要适当，有依据。样本量要符合生物统计学要求，计算依据要充分。样本量计算应以临床观察的主要指标数据为依据。这些指标数据要有明确的出处，或来自文献记载，或来自研究者的预试验。以文献记载为依据者，要确保文献来源的真实可靠。

5. 观察指标要准确精当，有依据，并有体现中医特点的指标。结局指标清楚，并与研究目的相关。

6. 数据管理方案系统、清楚，责任明确。

7. 符合医学伦理学原则。

8. 有医学统计人员参与研究设计与统计分析。

（三）突出中医药特色

中医临床研究方案的设计，除遵循科研设计的一般原则外，还应结合中医药理论和临床特点，从受试者选择、治疗方案、疗效指标等方面给予特殊考虑。

1. 受试者的选择

体现病证结合特点的辨证分型是临床研究中最能体现中医特色的部分。将辨病与辨证相结合的"病证结合"研究模式，已成为中医临床研究的重要模式。对受试者进行选择时，既要有西医诊断标准，又要有中医病、证的诊断或辨证标准，并根据研究目的分别制定纳入标准、排除标准及剔除和中止标准。西医诊断标准应符合现行的、公认的、权威的诊断标准，尽量采用国际标准或国内统一标准，不采用自拟诊断标准。中医病证诊断或辨证标准有国家标准、行业标准、教科书、学术专著、学术期刊、古代经典、专家经验和研究者自拟等。选用这些标准时，应尽量采用比较新的、公认的、级别高的标准。

对于有争议的标准或缺乏相应客观标准的病证，可以进行预试验或提供中医证型分布规律的临床流行病学研究资料。目前，中医临床研究辨证分型存在问题较多的是参考标准属个人经验者过多；参考标准分型诊断缺乏必要的临床研究验证；缺乏流行病学资料，无法确定某一证型的病理演变过程，以及在发病中详细的构成比等。

2. 治疗措施的选择

应体现中医辨证论治、复杂性干预的特点。辨证论治是中医临床诊疗的特色，也是取得临床疗效的关键。辨证论治是以人体状态调整为导向，证治效紧密相关的整体、动态、个体化的复杂干预过程。它强调三因制宜，允许在临床治疗过程中根据证候变化适当调整治疗措施，体现为复合干预手段，包括中药、针灸、推拿按摩等，也可以合并其他治疗措施。治疗措施应体现中医理论的指导，体现辨证论治的思想。一方到底的单方研究难以体现中医辨证论治的特色和优势。

中医临床治疗强调辨证论治，采用复杂的干预措施，而临床科研设计要求干预措施必须标准化，并在研究过程中尽量保持稳定，以免影响试验结果的评价。二者之间存在着矛盾，在治疗方案的选择时应权衡兼顾，既要保持治疗措施的相对稳定，又要体现中医辨证论治的特色。

3. 疗效评价指标的选择

应考虑中医药疗效的特点。中医药的干预措施对机体多层次、多环节、多靶点的整体调节作用，被认为是产生疗效的依据所在。中医药的临床疗效评价体系，既要与国际接轨，还要有中医的特色，应兼备病、证疗效两个方面的内容。

在选择疗效评价指标时，应从中医药的整体调节优势和机体对干预措施的整体反应性入手，在采纳常规疗效评价标准的基础上，建立包括 PRO 和生存质量等科学、客观、多维的中医药临床疗效评价指标体系。疗效评价指标体系的内容包括：①理化指标；②症状、证候变化指标；③生存质量；④终点指标；⑤其他指标，如中西药合用减毒增效、价格/效益比、缩短住院时间等。

四、临床效应的特点和优势

通过与现有其他治疗方案的比较，分析说明本治疗方案在临床效益方面的特点与优势。主要包括以下几个方面。

（一）主治特点与优势

本治疗方案与其他治疗措施相比，主治有何特点，需要具体说明其治疗措施针对哪些病、哪些证或哪些主要症状及主要指标有确切的疗效。

（二）疗效特点与优势

本治疗方案与同类病证的治疗方案相比，临床效应优势所在，如提高有效率、缩短疗程等特点。

（三）社会、经济效益特点与优势

通过降低发病率、病死率、病残率和复发率等，减轻患者、家庭和社会的疾病负担，从而带来一定的社会、经济效益。

例1 "小儿过敏性紫癜性肾炎中医综合治疗方案的示范研究"课题组提出的中医综合治疗方案，对小儿过敏性紫癜性肾炎的蛋白尿、血尿疗效较好，起效快，临床缓解率高，对反复皮肤紫癜控制率较好（皮肤紫癜的反复出现可加重肾脏损害），与其他临床常用的治疗方案相比，具有起效快、疗效好的优势，而且本方案已在临床应用多年，其副作用发生率较低，程度较轻。

例2 "慢性阻塞性肺疾病中医综合治疗方案研究"课题组提出的治疗方案，能治疗慢性阻塞性肺疾病稳定期，对减少慢性阻塞性肺疾病的急性加重次数、改善肺通气功能、提高患者的运动能力和生命质量等方面疗效好，与现行的国际指南的方案比较具有疗效好、持久稳定的特点。

五、相关工作基础

科研是人们认识世界和改造世界的一种探索性、创新性的活动，受到一定的条件限制。一项科研工作能否顺利开展取决于多方面的因素，既有主观条件，也有客观条件。主观条件主要是指科研人员的知识结构、学术水平和研究能力等，客观条件是指现有的工作条件等。

良好的工作基础是保证课题按期保质保量完成的重要前提。在研究背景中，应对研究基础、研究队伍、科研工作条件等工作基础做简要的说明。

（一）研究基础

任何一项临床试验研究都是以往研究的延伸。课题承担者应具备从事中医临床研究的基础、相应的专业知识和研究能力，有一定的前期研究基础，从事过相关课题的研究或发表过相关的研究论文。

近5年承担课题的完成情况：主要考察课题成员的专业素质与技能、科研工作完成情况和科研诚信度。申报单位近5年承担的与所申报课题直接相关的国家科技计划重大、重点项目的完成情况，与所申报课题的关联与衔接。已做了哪些前期研究，取得了哪些与本课题有关的初步成果。

（二）研究队伍

研究人员的学科结构、专业素养和专业技能应能满足课题研究实施的要求。中医临床研究项目的实施需要多方面的人员参与，如中医临床研究者、统计人员、数据管理员、药品管理员、监查员等。研究者应具备承担该项临床研究的专业特长、资格和能力。研究队伍中应有临床流行病学、统计学等方法学专家参与，对保证临床试验的设计、实施和报告质量十分重要。

（三）科研条件

课题承担单位要为课题研究的实施提供必要的工作条件，包括仪器设备、工作场地、工作人员、工作时间和相应的组织管理保障等。

开展中医临床试验单位的设施与条件，必须符合安全、有效地进行临床试验的需要，具有必要的实验环境和仪器设备，能在研究周期内收集到足够的研究病例。

课题承担单位要为课题研究提供必要的工作场地和工作条件。承担大型中医临床研究课题要求承担单位具备一定的规模和较高的水平，一般要求为三甲医院。

课题承担单位应有伦理委员会，能够保障受试者的权益。

课题承担单位要为研究人员提供必要的时间保障，不仅要保证课题研究人员安排到位，还要保证他们有足够的时间用于研究。

此外，还需要一定的组织保障等。要说明本单位是否有重点专科、重点研究室、重点实验室等重要研究基地，在课题实施过程中能否起到作用。

第二节　研究目标

中医临床研究是包括中医、中西医结合及民族医药学的临床科学研究，具体研究内容以应用研究为主，兼顾应用基础研究。中医临床研究应坚持以中医理论为指导，以高临床疗效为核心，采用中医传统研究方法和现代研究方法，通过多学科的合作，不断提高中医药防治疾病的能力，发展中医药理论，为人类健康事业服务。《中医临床研究发展纲要》指出，中医临床研究的目标主要是对中医和中西医结合治疗有优势的疾病，总结其辨证论治的规律和系统有效的治疗方法、方案，研制相应的新药和诊疗仪器设备，力争在防治重大疾病和疑难病方面有所突破。发挥中医药对疾病个体化整体治疗的优势，以防治重大疾病、提高临床疗效为突破口，研究中医药防治疾病的新理论、新方案、新方法，提高中医药防治重大疾病的综合能力，促进中医药学术的发展。

近年来，国家对中医临床研究越来越重视，研究投入不断增加，研究领域不断拓展，但仍然存在着研究目标分散、重点不突出，成果形态和研究关键技术环节设计不严谨，无法形成证据链，成果不实用，临床贡献度不高等问题，导致临床研究难以真正解决临床实际问题，研究成果无法成为临床决策的可靠依据。为了加强中医临床研究的成果目标导向，李振吉教授组织研究团队开展了《中医临床研究成果产品化方案研究》，将中医临床研究成果分为方法类、方药类、方案类、技术类、设备类、软件类、标准类等七大类，提出中医临床研究要以成果产品产出作为研究目标导向，进一步凝练研究目标，优化研究设计方案，科学严谨地进行成果表述，使临床研究成果能够真正应用于临床，提高解决实际问题的能力。

一、研究目标的分类

研究目标是指研究要达到什么具体目标，是整个研究过程和研究成果产出的目标导向。如通过研究构建某种方法，总结某种病证的中医证治规律，验证某种方药、技术、方法、方案、设备的有效性的安全性，研发某种临床实用软件，制定或修订某个标准规范等。《中医临床研究成果产品化方案研究》强调，中医临床研究的目标应当指向能够满足临床需求的成果产品，要立足于解决临床实际问题，提高或突显临床疗效，最终指导临床应用。

研究目标可根据其重要程度分为主要研究目标和次要研究目标。主要研究目标是课题所要解决的关键问题，次要研究目标是解决与关键问题相关的问题或附带产出的成果。

（一）主要研究目标

主要研究目标是课题研究的主要目标导向，也是课题结题验收时应重点考核的核心考核指标或主要考核指标。根据中医临床研究最终产出成果的形式不同，可将其分为方药、技术、方法、方案、设备、软件、标准和其他等类别。因此，在设定中医临床研究主要目标时，就应将产出临床实用的方药、技术、方法、方案、设备、软件、标准等列为主要研究目标。具体到每个研究课题，在确定主要研究目标时应根据其预期最终产出成果的类别不同而分别设定。

1. 方药研究

方药是基于对病因病机的认识，在具体的中医治则治法指导下形成的具有预防、保健、治疗作用的各种中药复方、单味药、中药成分、中药提取物及其各种剂型。

方药研究的主要目标，是产出临床适用、能提高中医防病治病及健康保健水平的方药类成果。通过临床研究，进一步确认方药的有效性、安全性、适应证、给药方法、给药剂量、给药疗程、确证或比较疗效优势等，以确定方药是否有较好的临床应用价值，促进中药院内制剂、中药新药、保健品研发，为健康服务提供更多更好的方药，为临床合理用药提供科学依据。

如研究评价银屑灵优化方治疗寻常型银屑病的临床疗效、安全性。

如研究评价中药降糖复方减少糖尿病肾病患者尿蛋白和延缓肾功能进展的疗效和安全性。

如研究评价四逆散加味颗粒剂治疗失眠的疗效、安全性。

2. 技术研究

技术是基于临床实践经验、医学理论等发展而成的应用于疾病预防、筛查、诊断、治疗和康复及促进健康、提高生活质量和生存期的各种操作手段和技能，以及相应的工具和材料。按其使用范围不同，可分为中医临床诊断技术、中医临床治疗技术，统称中医临床诊疗技术。

技术研究的主要目标，是产出能提高临床诊断或治疗水平的各种技术类成果。通过临床研究，进一步确认技术的有效性、安全性、适应证、禁忌证、技术操作规范、技术的适宜性评价、卫生经济学评价等。

如通过与西方经典心理治疗方法认知行为疗法的对比，研究中医心理TIP 技术（低阻抗导入疗法）治疗抑郁症的起效时间窗及疗效评价。

如药浴熏洗技术研究，包括熏洗制剂配制、剂量要求、药液配制、药浴熏洗与护理等技术内容。

如优化拖线疗法治疗窦瘘类病证的技术操作规范，评价拖线疗法治疗泛发性肛周脓肿的临床疗效、安全性、卫生经济学优势。

如通过 192 例 COPD 稳定期患者多中心随机对照临床研究，评价益肺灸治疗 COPD 的临床疗效。

3. 方法研究

方法是基于特定逻辑和科学原理设计，用于中医辨证论治、临床评价而采取的思路、步骤和行为方式，包括中医诊断类方法、中医干预类方法、临床评价类方法、预防保健类方法、中医研究方法等。

方法研究的主要目标，是形成中医认识疾病 / 证候、预防保健、干预治疗、临床评价、研究方法等方面的方法类成果。通过临床研究，进一步确认方法的合理性、科学性、适用范围、特点和优势等。

如经络诊断方法在慢性胃炎脾胃虚寒证、脾胃湿热证的证候判定中的有效性和准确性。

如国际通用银屑病生存质量量表的中国人群适用性研究。

如探讨临床诊疗新技术、新方法、新方药、新方案，发现与优化完善阶段的临床研究设计方法、质量控制方法等关键问题，建立中医"真实世界"临床研究方法。

如采集疾病危险因素、症状、中医证候、胃镜黏膜特征、病理组织学等信息，建立病证结合的胃癌前病变风险预测模型。

如建立基于视网膜图像分析技术的糖尿病微血管病变病证结合的疗效评价方法。

4. 方案研究

方案是针对特定临床病证和需求所采用的由两种或两种以上的方药、技术或方法等要素组合而成的治疗方案，包括单纯方药组合类、方药与方法组合类、方药与技术组合类、复合类方案的研究。

方案研究的主要目标，是形成能提高疗效或解决临床难题的方案类成果。通过临床研究，进一步确认方案的有效性、安全性、适应证、给药方法、给药剂量、给药疗程、确证或比较疗效优势等。

如丹蒌片加黄连胶囊降低冠心病稳定期心血管事件的疗效研究。清热活血方加清热活血外敷剂组合而成的中医清热活血的综合治疗方案，对降低类风湿关节炎疾病活动度、延缓骨破坏的疗效研究。此为方药与方药组合的方案研究。

如从肝辨证中药加认知行为方法，治疗心脏神经官能症的疗效研究。此为方药与方法组合的方案研究。

5. 设备研究

设备是在中医理论指导下产生的，用于预防、保健、诊断和治疗的仪器、设备、器具、材料等中医诊疗设备。其特点为在使用中保持原有的形态和功能。包括中医特色器具，如负压罐、刮痧等；中医诊断设备，如脉象仪、舌象仪、经穴探测仪等；中医治疗和康复保健设备，如电针仪、灸疗仪、经络导平仪、推拿治疗仪等。

设备研究的主要目标，是形成安全可靠、能提高中医诊疗水平的设备类成果。通过临床研究，进一步确认设备的有效性、安全性、稳定性、适用范围、应用禁忌、比较优势等。

如研发新型经鼻给药治疗仪。

如研发新型药浴熏蒸治疗仪。

如研发循经导络神经潜能开发训导仪。

如研发感知脑卒中后手功能康复经皮经穴电刺激治疗仪。

6. 软件研究

软件是指一系列按照特定顺序组织的计算机数据和指令的集合，包括电脑程序及与电脑程序相关的文档，即程序加文档的集合体。软件分为和硬件共存的嵌入式软件、单独运行的非嵌入式软件。

软件研究的主要目标，是形成能满足中医临床诊疗、管理、研究等需求的软件类成果。如中医诊疗信息采集系统软件、中医舌诊信息分析软件等。通过临床研究，进一步确认软件的临床适应性、可操作性、运行稳定性、比较优势等。

如研发中医健康状态辨识系统。

如研发颈型颈椎病肌肉功能评价软件。

7. 标准研究

标准是指为了在一定范围内获得最佳秩序，取得较佳效益，经协商一致制定并由公认机构批准，共同使用的和重复使用的一种规范性文件。如中医症证诊断标准、中医临床诊疗指南或规范、中医临床路径或专家共识、中医临床疗效评价标准等。

标准研究的主要目标，是形成能规范中医诊疗行为、提高诊疗能力的标准类成果。通过临床研究，一方面为标准的制定提供可靠的临床数据支撑，另一方面为标准的应用评价和进一步修订提供临床适应性评价、经济性评价证据。

如以临床研究为基础，研究制定肠易激综合征中医药临床实践指南。

如修订糖尿病微血管病变中医药防治指南。

如研究制定益肺灸治疗 COPD 技术的规范。

如研究制定穴位埋线治疗变应性鼻炎的技术规范。

如研究制定中医预防保健（治未病）服务基本规范。

8. 其他研究

不能列入上述七大成果类别的研究为其他类，其研究目标应视其研究情况而定。

（二）次要研究目标

次要研究目标是课题研究的附带产出，包括论文、论著、专利、人才培养等。

次要研究目标要与主要研究目标有一定的相关性，次要研究目标要围绕主要研究目标提出。次要研究目标一般解决次要的问题，可以辅助说明主要研究目标。假如一个中医临床研究以中医的干预措施治疗急性中风神经功能缺损是否有效作为主要目标，那么，改善睡眠、饮食、通腑就可以作为次要目标；如果研究的主要目标是评价在毒瘀交阻理论基础上研制的"金果胃康胶囊"降低慢性萎缩性胃炎转变为胃癌的发病率的疗效，那么次要研究目标可为评价"金果胃康胶囊"治疗慢性萎缩性胃炎的安全性。总之，次要研究目标要根据课题的具体情况而设置，设置要有一定的依据，不可造成次要研究目标堆积。

二、确定研究目标的依据

中医临床研究目标的确定，应充分考虑临床需求和研究现状，确保研究产出的目标成果有合理、清晰的临床应用定位，具有较高的临床应用价值和研究先进性。

确定研究目标的依据，应基于充分的前期实践或研究基础，包括来源于古今公开发表的各种文献依据、实践经验数据积累的事实依据，以及公认理论的理论依据。不同类别的目标成果，其研究目标确定的依据又各有不同。

方药类研究目标的确定，主要依据经典名方、临床经验、中医药理论、现代药理研究结果等。方药的组成、适应范围、使用方法要比较明确。当新方药的生产工艺、用法用量与既往临床应用不一致时，需要进行非临床安全性试验和药效学研究，以对新方药产品的安全性和药效进一步确认和优化。

技术、方法、方案类研究目标的确定，主要依据临床实践经验、中医及相关学科理论，要综合考虑其科学性、创新性、可行性、实用性、伦理合理性等多种因素。其中方案类研究目标的确定，要求对方案中每一个要素的具体临床意义进行准确的把握和阐释，既要突出单个要素的临床应用意义，又要体现多个要素整合为一个方案的必要性。

设备类研究目标的确定，主要依据设备功能定位、应用条件，要考虑设备的安全性、有效性、设备稳定性、可操作性、先进性等因素。

软件类研究目标的确定，主要依据中医临床诊疗、管理、研究等需求，要综合考虑软件的临床适应性、可操作性、运行稳定性、比较优势等。

标准类研究目标的确定，主要依据标准发布机构的要求、充分的证据支撑、广泛的协商一致，要考虑同类标准的制定修订情况、最新的研究成果、临床实践经验积累、专家共识等基础。

三、确立研究目标的方法

中医临床研究目标的确立原则是：目的要明确、具体，具有可行性，要突出中医药特点。一个临床试验设计一般有一个主要目标，根据试验需要有时可设计次要研究目标。

（一）研究目标要明确

一个好的研究目的一定要具有一定的针对性，研究目的要具体、可操作，不能太宽泛。一个课题集中解决一两个问题，问题要具体化，不要很大、很空，没有落到实处。如某课题的主要研究目标是"提高中医药治疗帕金森病的临床疗效"，那么到底提高了临床疗效的哪些方面呢？临床疗效应该包括症状、体征、理化指标、生存质量等，究竟是改善了临床症状，还是改善了生活质量，还是某些理化指标？若修改为"提高中医药改善帕金森病临床症状的疗效"或"中医药提高帕金森患者生活质量的研究"，研究目标就比较具体明确了。

（二）研究目标要与干预措施一致

中医临床研究的目标是为了解决中医临床中存在的问题。为了达到研究目标，就需要采取相应的干预措施。因而，研究目标要与主要干预措施相一致，干预措施的临床效应应该能解决研究目标所朝向的临床问题。例如，某课题的主要研究目标是"降低慢性萎缩性胃炎胃癌前病变转为胃癌的发生率"，而干预措施的主要作用是和胃止痛，其主要改善的是胃脘疼痛症状，那么采用本措施以达到降低胃癌发生率的研究目的就带有很大的冒险性，只能说干预措施可以达到的预期目的是改善慢性萎缩性胃炎胃癌前病变的胃脘疼痛症状。

（三）研究目标要与研究设计一致

课题的研究设计类型选择要与研究目标一致，根据研究目标选择不同的研究设计类型。如果要研究不常见疾病的治疗或预防作用，如非典型性肺炎等，由于各种条件限制，很难使用随机对照临床试验，可以用对照临床试验、队列研究来评估干预措施的疗效。在非典型性肺炎爆发期间，不可能使用随机对照试验评估中药对急性传染病的预防效果时，有研究组运用前瞻性队列研究在香港的 11 所医院对此进行了观察。预防组 1063 名医护工作人员服用了两周中药，对照组 36111 名医护工作人员未服用中药，结果显示，服用中药组中无一人患严重急性呼吸综合征，未服中药组中 0.4% 的医护工作人员则患该病（但是该设计很大的问题就是两组例数不均衡）。如果要研究疾病的病因或潜在的危险因素，如吸烟与肺癌的关系，就可以采用病例对照研究；如果研究前期有一定研究基础的某种干预措施（新的治疗方案、药物、技术）的疗效，就需要采用随机对照临床试验。

（四）主要研究目标要与主要疗效评价指标一致

主要疗效评价指标的设置是围绕主要研究目标而定的，主要研究目标决定主要疗效评价指标的选择。如果研究目标是为了改善某一疾病的临床症状如胃脘疼痛，那么主要疗效评价指标就要有胃脘疼痛改善的情况；如果研究目标是为了降低某一疾病的死亡率，那么主要疗效评价指标就要有死亡率这一结局指标。如果主要疗效评价指标与研究目标不一致，就不能达到预期的研究目的。

四、研究目标的表述

研究目标的表述，应围绕受试因素、受试对象、试验效应 / 效果加以具体描述，注意突出主要研究目的。对研究目标的表达要具体明确。

研究目标的表述，应体现目标成果导向，能反映出目标成果的类型、目标成果的名称、研究的具体病证或某期某型、研究关注的侧重点等要素。

如"研究评价乳通散外敷加通乳手法治疗急性乳腺炎初起的临床有效性和安全性，制订疗效可靠、简便易行的中医治疗急性乳腺炎初起（气滞热壅证）的外治方案"。目标成果的类型是方案，目标成果的名称是"乳通散外敷加通乳手法"，研究的具体病证是急性乳腺炎初起，研究关注的侧重点是方案的有效性、安全性。

再如"从病理、症状等方面评价辨证使用中成药合用三七粉干预胃癌前病变的中长期疗效和安全，形成安全有效、服用方便的胃癌前病变中药综合干预方案"。其中辨证用药的方案是肝胃不和证用气滞胃痛颗粒加三七粉，脾胃湿热证用三九胃泰颗粒加三七粉，脾胃虚弱证用香砂六君子丸加三七粉，胃阴不足证用养胃舒胶囊加三七粉。

尽量避免出现"完成中医康复治疗方案的规范化研究"，"研究提出新的解决思路和干预方案，评价其疗效、安全性""研究病证结合干预方案 1500 例""研究中医药治疗慢性肾脏病 5 期""形成病证结合的中医阶梯治疗方案"等具体研究对象、干预措施、目标成果描述不全或模糊不清的、笼统的研究目标的表述。也不宜写一些与具体研究关联度不大的意义描述过度的语言，如"进一步提高中医药对国家医疗服务体系的贡献率"，"全面提升临床研究水平，增强针灸国际影响力"等。

参考文献

李振吉 . 中医临床研究成果产品化方案研究 . 北京：人民卫生出版社，2015

第一节　中医临床研究的设计原则

本节内容主要介绍了构建中医临床研究问题时需要的四个要素，设计过程中需要遵循的原则，以及如何建立中医临床研究的假说。

一、中医临床研究的核心要素

在临床研究中，一个非常重要的步骤就是将临床实践中的相关问题转化为通过研究可以回答的问题。作为一个诊断的问题应当包括对象、疾病或证型诊断的金标准、与金标准进行比较的各种检查手段、效率评价指标（如诊断措施的灵敏度、特异度、符合率等）。作为一个干预性的问题应当包括对象（疾病或证型）、拟提供的干预措施、与之对比的治疗措施、评价的结局。可见，涉及中医治疗的问题应当包括四个要素：对象、干预、对照、结局。比如，苦参素联合拉米夫定与单用拉米夫定相比较，其治疗慢性乙型肝炎的抗病毒效应是否更好？将这 4 个要素分解开来，即研究对象为慢性乙型肝炎患者，干预措施为苦参素联合拉米夫定，对照措施为单用拉米夫定，结局为抗病毒效应。以下以干预性的研究为例，详细介绍构建中医药临床问题的四个要素。

（一）研究对象

在构建临床问题时，选择研究对象当遵循以下原则：研究对象的选择应根据研究目的来确定，首先要保证病例的来源，包括来自哪一地区的哪一级医院，门诊还是住院患者，或是来自社区的样本。其次要保证病例有较好的同质性和代表性，以提高研究结论的真实性和外推性。最后还要在人力、物力、经费和条件有限的情况下确保研究对象的数量，即有足够的样本量，关于样本量的计算见本书后面相关章节。

选择研究对象时应当明确诊断标准、纳入标准与排除标准。诊断标准的设定最好能依据国际或国内最新版本的对该疾病诊断的金标准，具体可以参照 WHO 或世界各地区（如欧洲、亚太等）制定的关于该疾病的指南。中医药临床试验中，诊断标准多采用病证结合的模式。因此，中医药临床试验在设计时还应说明纳入的受试者是否有中医证型诊断的限定，即是何种证型的受试者。纳入标准和排除标准的设定不宜过于严格，否则可能影响研究结果的代表性和外推性，还可能会导致收集不到足够数量的合格病例。一般考虑对性别、年龄、病情、病型、病程等条件予以限定。排除标准中还应当明确以下情况的患者能否作为临床研究的受试者：小儿、孕妇及哺乳期妇女，对试验中使用的中医药疗法过敏者，合并严重心、肺、肝、肾及造血系统疾病或功能不全者，精神病患者，依从性差及不便于随访的患者，近期或正在参加其他临床试验的患者等。

（二）干预措施

中医药临床干预性研究中，干预措施可以是在中医理论的指导下制订的措施，也可以是经现代药理研究证实具有治疗作用的药物。如果治疗组选用的是叠加治疗（如中医联合西医治疗）方法，则需要对西医治疗也进行详细的说明。

若以中药作为干预措施开展研究，首先应当描述所使用的是标准方还是辨证论治随症加减，单方还是复方或提取物；还应当详细描述方剂的组成、剂量、产地、炮制方法、剂型、给药途径、服用方法、疗程等；如是辨证论治，最好能够提供治则治法依据。若以非药物疗法作为干预措施，如针刺、艾灸、推拿、拔罐、太极、气功、正骨等，也应当根据该干预措施的特点和操作程序进行详细的描述。如对针刺应当说明针具的规格、生产厂家，针灸师资格及经验，选穴是否辨证，穴位名称、单双侧，刺入的角度、深浅、留针时间，有无手法操作，有无得气，治疗的次数和疗程等。

需要指出的是，中药制剂的生产应当遵循最新版的《药品生产质量管理规范》。其中对制剂生产过程中的原料、厂家、人员、生产管理、操作流程及检验等做出了相关规定。此外，院内制剂作为干预措施开展多中心临床试验时，应参照我国颁布的相应的法律规定。2011 年《关于加强医疗机构中药制剂管理的意见》细化和完善了中药制剂的相关规定，指出在一些课题研究中可以使用有支援协作关系的医疗机构的中医制剂，但需要相应部门的审核批准，并且设有一定的期限。

（三）对照措施

设立对照措施对评价中医药临床疗效是必不可少的，有比较才有鉴别。对照组的设立可以在自然状态下形成，如队列研究、病例对照研究；也可以是人为地施予某种对照措施，如随机对照试验。在中医药临床试验中，若回答中医药治疗疾病具体效力的有关问题，可以采用解释性随机对照试验，需要以安慰剂作为对照，采用双盲或双模拟试验设计。这类研究的特征是研究的样本经高度选择，具有较好的同质性，然后给予标准化的干预措施；关注的是治疗是否有特异性疗效，为什么有效，并解释治疗的可能机制。回答有关中医药干预在常规临床实践中效果的问题，可以采用实效性随机对照试验，需要以公认有效的措施作为对照。这类研究的受试人群可以具有一定的异质性（代表性），一般难以实现双盲，关注的是在现实世界中哪种治疗措施更好。

（四）评价指标

在构建中医药临床研究问题的过程中，一个非常重要的环节就是选择什么样的疗效指标来评价中医药的疗效，包括有效性评价指标和安全性评价指标。病证结合模式下的中医药有效性评价，主要包括疾病有效性评价和中医证候改善的评价。可以选择公认的临床终点指标（如病死率、发病率等）、患者相关的结局指标（如生活质量等），但终点结局的设立需要有足够长的随访时间。另外，还可选择能够反映病情的替代指标（如生化、标志物的测量等），在干预治疗的过程中进行阶段性的检测。也可以根据试验目的选择其他适宜的指标，如卫生经济学指标。对中医证候改善的评价，应尽量采用经科学研究信度和效度检验的中医症状量表。安全性的评价要根据所使用的药物或疗法的适应证、受试者特点、疗程、干预途径、已知的毒性靶器官和既往临床应用经验等设计，也应当设立足够长的随访时间。

目前，中医药临床研究的评价指标尚不能与国际接轨。西医临床研究中同样存在此问题。对此，许多学者发起和创办了"核心结局设置"（core outcome measures）这一国际计划，该计划成立于 2010 年，旨在实效性临床研究中如何发展和建立反映疾病疗效的最核心的结局指标，从而以统一的结局评价工具和测量标准来评价干预措施对疾病的疗效。具体参照网址为http://www.comet-initiative.org/。

二、中医临床研究设计的基本原则

（一）对照

临床研究中是否设立对照组、如何选择对照措施是研究者根据研究目的做出的关键性决定。设立对照，不仅在于有对照组，关键在于有均衡的、可比的对照组。缺乏可比性的对照组，则无法科学地对比、解释研究措施的效应差异。进行对照、比较是任何探索性研究和验证性研究所需要的。

1. 对照类型

一般根据对照措施的具体内容，以及进入研究的方式和时序分为同期（并行）对照和非同期对照（或称历史对照、外部对照）。所谓同期（并行）是指各组研究对象是在同一人群中筛选出来的、同时进入研究观察处理的，非同期是指对照组患者不同时进行观察处理或者选自不同的人群，见于交叉设计，或不同群组的对照。一般临床研究中常用的对照类型包括安慰对照、不治疗对照、阳性对照、历史对照及外部对照。

（1）安慰对照

安慰对照是对照组采用安慰剂或安慰疗法或安慰技术进行处理，目的在于以安慰剂或安慰疗法为参照，以识别出干预措施的特异性疗效。事实上，安慰对照是设立一个无治疗作用的组别，以控制除试验措施之外的所有对结局产生的潜在影响。安慰对照通常与盲法一起应用，可增加研究结果的论证强度。

药物临床研究中使用的安慰剂，是指外观与试验药物完全相同或非常接近，气味、重量和味道与试验药物也很相似的一种无药理活性成分的模拟物。患者或临床研究者应无法区分两者，从而使临床研究者或／和患者达到设盲的目的。安慰剂的制作应符合有关法规或要求，诸如食品卫生指标合格，且不含有害物质、不造成患者不适感等。国内多数临床试验用配方颗粒制剂来进行试验药物和安慰剂的配制，较容易起到蒙蔽效果。通常用焦糖、淀粉、糊精等作为基质，适当添加食用色素、气味剂、苦味剂等以模拟试验药物的外观、气味、重量和味道。在模拟中药的安慰剂制作中，由于中药固有的气味、味道、颜色等很难模仿，所以有的学者采用添加极少量相关中药的方法（例如使用试验中药 1/10 的剂量）模拟试验中药的气味和味道，也有临床试验采用藿香制成的颗粒剂作为安慰剂，这都是值得探索的方法。

安慰疗法或技术诸如假手术、安慰针刺、灸法等安慰性的技术操作，通常在实施单盲对照设计的研究中进行，是模拟试验疗法／技术而进行的对照处理。通常其操作过程、步骤和方法给患者的感觉和体验与试验疗法一样，但实际上并不包含或实施可能带来效应的技术操作，在某种程度上患者无法区分两者的差别。例如，针刺的安慰对照也存在很大难度，常用的有邻近假穴位针刺、假穴位浅刺、真穴位假刺浅刺等方法模拟操作，也有相关研究将针体处固定一装置（如泡沫塑料等）作为安慰针刺。一项关于疼痛的针刺方法学研究却显示，假针刺同样有效，其机制可能是通过对皮肤的接触和局部刺激，故不能将假针刺等同于安慰疗法。另外，假针刺是否能起到蒙蔽效果尚无法肯定。无论采用哪种模拟针刺的安慰方法，关键是让患者感觉已经进行了治疗上的针刺操作，但实际上并未因此带来可能的针刺效应。假针刺的操作方法对于有针灸体验的研究对象可能无法使其处于盲态，更为理想的安慰对照模拟操作方法仍需进一步探索。

安慰对照组的设立应考虑是否合乎伦理规范、可接受性和可行性。一种新的疗法用于治疗，且目前尚无已知有效治疗疾病的临床研究时，将新疗法与安慰剂或安慰疗法进行比较通常并不存在伦理问题。当某种疾病已有可以防治的有效措施时，一般不采用安慰对照，除非标准的有效治疗存在较大的安全性问题以致患者无法接受。当停用或延迟有效治疗不会造成可逆损害或较大健康风险时，即使可能导致患者不适，只要患者是自愿参加研究，而且已经将可能的影响充分告知，患者对这种后果完全知情，则这种情况下进行的安慰对照可以认为是合乎伦理的。安慰对照组的设立，可能会使这些患者认为使用安慰剂会使疾病无法改善而不依从或退出研究，而且由于严重、危急疾病及其他患者因为各种条件被限制在安慰对照研究之外，只有有限的患者参加研究，从而影响研究结果的外推性。

（2）不治疗对照

不治疗对照也称为空白对照，与安慰对照的一般特点、优缺点相似，但该类对照无法实施盲法，这可能会影响到研究的各个方面，诸如患者的入组、依从性、疗效的观察评价等。采用这类对照无法对受试者和临床医生施行盲法，但可以进行结局评价者盲法，即由独立的第三方在不了解分组的情况下进行患者的观察、评价和分析，而且应采用客观的测量方法和指标对结局进行评价。这种对照常在下列情况下适用：有理由确信研究终点是客观的，难以或不可能实行双盲（如干预措施为手术治疗，容易识别药物毒性的治疗）。此外，这类对照还用于预防性的干预措施评价，无确切治疗药物的疾病干预后的评价，具有自愈倾向的疾病的疗效评价，或用于某种药物或治疗措施不良反应的评价。

不治疗对照可以与交叉设计联合使用。例如，采用随机交叉空白对照临床研究评价某配方颗粒预防化疗后粒细胞减少的作用。将 50 名患者随机分为 AB 组和 BA 组。AB 组在 A 周期化疗 48 小时后加用该配方颗粒，B 周期化疗后不用配方颗粒（空白对照）。BA 组则先让患者在 B 周期化疗后不用配方颗粒（空白对照），之后在 A 周期化疗 48 小时后使用该配方颗粒。记录每一周期各患者粒细胞值的变化。这样既能够清晰地对比和衬托出两组的变化，增强说服力，又能够符合伦理的要求。

（3）阳性对照

阳性对照是以已知有效的药物或疗法为对照。这类疗法或药物一般是某种疾病公认的、标准的治疗药物或疗法。临床研究中想以这类疗法或药物作为对照，一般需明确进行比较的目标是等效性、非劣效性或优效性比较。当进行优效性比较时，只有在阳性药物或疗法采用最合适的用药方案且适合于患者的情况下才有可能评价、判断其优效性。不合理地使用阳性药物或疗法将使对照组的设立变得毫无意义。这类对照设计中所有的患者都接受可能的有效治疗，因而其伦理问题和可行性要较安慰对照要少，可能较易获得伦理委员会的批准和更易招募受试者。由于阳性对照的效应要高于安慰剂，试验措施与阳性药物或疗法之间效应的预期差异要比与安慰剂对照的小，因而需要较大样本的观察。这使临床研究对不良反应的观察相对较好。

阳性对照设计时，患者接受的可能是一种疗效比阳性疗法或药物还差或有更多不良反应的试验措施。因此，试验措施应有充分的中医药理论基础，有较好的前期研究依据，有充分的理由，预期试验措施至少与阳性药物或疗法差不多，这样才符合伦理学要求。否则，在一定条件下采用叠加试验设计可能更为合适，即在已经接受基础标准治疗的患者中进行试验措施与安慰剂的对照试验。例如，前期的病例系列研究和队列研究均说明，使用某中药汤剂治疗缓解期溃疡性结肠炎，其内镜下的表现优于单用美沙拉嗪，则可采用中药汤剂对比美沙拉嗪的方式来开展临床试验。如果对其疗效的把握并不确切，可采用中药联合美沙拉嗪对比单用美沙拉嗪的方式来开展临床试验。

（4）历史对照或外部对照

历史对照是以一定时期之前的人群资料为对照进行比较；而外部对照组

的患者不属于治疗组的同一人群或同一试验研究，或者在同一机构内但不属于同一研究。两者均是非同期并行对照。无法对偏倚进行有效控制是这类对照设计主要的、公认的缺陷，使得这类对照研究结果的论证强度较为薄弱。历史对照或外部对照与治疗组之间缺乏较好的可比性，这类对照存在许多可能影响研究结果的因素，包括人口社会学特征、疾病诊断、证候诊断、病情发展阶段及持续时间、伴随治疗、测量方法、结局评价等方面。这些问题无法使用随机、盲法加以克服，而且存在的偏倚无法定量评价。因此，历史对照或外部对照的设计应被严格限制，通常这种对照设计仅限于研究措施的治疗效应十分明显、疾病的自然进程可以预测、结局评价指标较为客观及基线特征对结局的影响可被准确描述的情况下采用。可以这样理解，历史对照或外部对照实际上是没有同期并行对照的研究设计，进入这类对照研究的患者均可接受研究措施的治疗，对于没有理想治疗方法的严重疾病，尤其当研究措施有良好的理论基础、实验数据、前期人体用药经验且认为研究措施很有前景时，这类对照设计较易被患者和医生所接受。

2. 对照的设立与选择

对照组是否设立及选择何种类型，主要根据研究性质、目的、该领域的研究进展、伦理学和临床实际情况等因素来决定，同时也要遵循国内外相关的临床试验管理规范。中医药临床研究的对照问题中，首先应当考虑的是是否需要设立对照组。描述性的研究（如病例系列、个案报告）可以不设立对照组，或以历史资料和外部资料作为对照，因为这类研究的目的在于了解、认识研究措施的应用情况、患者特征或健康状态等。例如，在流感季节到来时，记录某发热门诊收治的 100 名甲型 H_1N_1 流感患者应用中药后的退热情况，可以不设立对照组，也可以同时期或之前开展的类似的西医抗病毒药物的临床研究结果作为对照，进行分析和比较。观察性研究（病例对照研究、队列研究）中，对照是在自然状态下形成的。例如，长期随访观察服用某种中成药的慢性萎缩性胃炎的患者是否有降低胃癌发病率的可能，在自然状态下形成了服用中成药和不服用中成药的两个队列，研究者只需观察记录，无须额外地设立对照。在干预性研究（如随机对照试验）中，需要人为地设立对照组。当目前没有已经证明有效的疗法时，可考虑采用安慰剂对照、无治疗对照；当目前已有证明有效的治疗方法时，则可考虑采用阳性对照，并考虑设计优效性比较检验或非劣效比较检验。通常情况下，新疗法如果优于平行对照治疗，则是证明其有效性的有力证据。如果基于伦理和实际情况进行优效性检验不可行，而阳性对照药确实有效，则可考虑非劣效比较或等效性比较的对照设计。当进行量效关系研究时，可选择相互对照设计，比较各个剂量组的效应差异。当需要考察两种方法的单独、联合作用时，可考虑采用析因设计的相互对照。

（二）随机

随机的目的是保证非处理因素在组间均衡一致。进行比较的各组患者在临床研究中应被公平、合理解释其治疗效应，为使各组患者具有最好的可比性，常采用随机化原则和方法分配各组患者接受处理措施，使各组患者有均等的机会接受各种处理。随机与盲法合用，有助于避免患者进入研究时的选择性偏倚，以及基线特征等对结果的影响。在验证性研究中，随机化原则的运用，是其建立科学设计的基本因素。

1. 随机化及随机数字

临床研究中采用随机化方法分配受试者接受不同的处理措施，使每位受试者均有同等机会接受预先设定的处理措施，而且一个受试者的分配不会影响其他受试者的分配，即随机化（randomization）分配。随机化方法是基于随机事件（random event）的随机性（randomness）而使用的。随机性是偶然性的一种形式，是指具有某一概率的事件集合中的各个事件表现出来的不确定性。具有不确定性的这类现象，称为随机现象。对随机现象进行观察或实验的结果称为随机事件。随机性通过随机序列来实现，而随机序列可由随机数字发生器（randomizer generator）产生。20世纪初期，统计学家用纸牌、机械转盘等人工方法产生了大量的随机数字。20世纪中叶以后，电子计算机技术的高速发展，为随机数字的产生提供了另一个源泉。人们利用预编程序或算法在电子计算机上产生了在统计意义下具有"随机性"的数值系列。这些数值系列由于是完全确定的、具有周期性的，不同于真正均匀分布的随机数，故被称为伪随机数（pseudo-random numbers）。例如，John Von Neumann提出的蒙特卡罗法产生的伪随机数。

随机对照试验中，为了便于控制和检查，常用随机数字表进行随机化分组。随着试验规模的加大，随机数字表的操作显得烦琐和不便，因而计算机产生的伪随机数代替随机数字表被广泛用于临床研究分组的随机化。例如，用统计分析软件SAS的伪随机函数或PROC PLAN程序进行随机化分配。

2. 随机方法

（1）随机分组

① 简单随机化：此为基本的随机化方法，也称完全随机化。具体方法有抛硬币、抽签、掷骰子、查随机数字表或计算器随机法等。此法操作简便，但例数较少时易出现各组例数不平衡的情况。

以随机数字表法为例，如某临床研究方案计划观察半夏泻心汤治疗20位痞满患者的疗效，计划与雷贝拉唑1：1对照。具体步骤是：明确受试者人数为20，依先后顺序将20位受试者编为1、2、3、4……19、20号，规定单数代表中药组，双数代表西药组。打开随机数字表，然后任意从某一行某一数字开始抄录20个数，即为每一位编号的受试者赋予一个随机数字。该随机数字为单数或双数即对应了中药/西药组。理想情况下每组应为10位患者。若两组人数不相等，需要将人数多的一组减少一位或几位受试者，划入人数少的那一组，此时仍可用随机数字表进行调整。

② 区组随机化：区组随机化可以改善简单随机化组间不平衡倾向。实际操作时，区组的长度（block lengths）应恰当，以防止不平衡和区组内序列的可预测性。较好的方法是对研究者隐藏区组长度，设定多个区组长度且进行随机选择。采用序列可变的区组随机化（permuted blocks randomization），可明显保证随机化结果的隐匿性（allocation concealment）。

③ 分层随机化：当需考虑在基线（观察零时点）测得的重要预后因素（如疾病严重程度、性别或年龄）的影响时，可以采用先分层再在层内用简单随机化或区组随机化的方法进行分配，这可使影响因素分布达到均衡，此即分层随机化。在多中心临床试验中，中心应作为分层因素考虑。在样本含量较大（如200例以上）时，简单随机化常可保证组间的平衡，一般不需要进行分层随机化，若样本太小，分层过多，则难以实施。通常受试对象在100~200例之间，有2~3个分层因素，每个因素仅有2个水平时，应用分层随机化较恰当。当分层因素较多时，可用一个综合了多个分层因素的概括性指标作为单个分层因素去实现各个因素间的平衡。事先分层时，这些分层因素必须在随机化前完全知道，而且这些因素对预后的影响作用应较为明确。如果用来分层的因素没有明确定义或涉及主观判断的成分较多，错误分层的机会将会增大，可能导致将研究对象分在错误的层中。

④ 中央随机化：严格来说，中央随机化不属于随机化分类中的一种，它只是操作上的不同而已。在多中心临床试验中，各个分中心的随机化分配和药物配给集中由一个独立的机构或单位来安排，这种随机化分配称中央随机化（central randomization）。各个分中心与此机构通常需通过电话或计算机网络进行联系或操作。中央随机化可以采用严格程序来确认入选病例，从而保证入组病例不会被错误分层。进行中央随机化时可以选择不同的方法，诸如区组随机化、分层随机化或进行动态分配（dynamic allocation）等。近

年来，国内外已有多家机构研制出基于交互式语音应答（interactive voice response，IVR）技术或基于互联网的中央随机化系统，有不少大型临床试验采用了中央随机化方法。

⑤ 动态分配：此为结合中央随机化和分层随机化的一种随机化方法，也称动态中央随机化（dynamic central randomization）。在这种随机化中，受试者接受何种处理取决于当前各组的平衡情况，当采取分层随机化时，则取决于受试者所在层内的各组平衡情况，因而各组的各种预后因素易于达到平衡。动态分配常通过电话或网络借助计算机来实现。由于动态分配随时可对试验进度或脱落情况做出反应，并可节省试验药物和经费，因而特别适合在大型的昂贵药物的临床试验中应用。另有与此类似的最小化分配方法，用以平衡各组间每个受试者的各个预后因素及水平的边际处理合计数，解决小样本试验中需平衡多因素、分层过多而出现层内例数太少或为零的问题。

⑥ Zelen 随机化：Zelen 随机化属于例数调整的随机分组方法。为照顾患者的治疗意愿，1979 年 Zelen 对临床试验的随机化分配提出新的设计。受试者随机分配到两组：A 组和 B 组，A 组的受试者接受对照的标准治疗，B 组的受试者则根据其是否接受试验治疗而决定去留，不愿意接受试验治疗者令其接受 A 组的标准治疗。上述这种设计因为只询问 B 组的意愿，也称单向意愿设计（single-consent design）。此外，还有双向意愿设计（double-consent design），即随机分配到两组的受试者均询问其治疗意愿，同意接受该组预定措施的则给予预定措施治疗，否则改用另一组的措施。伦敦大学、剑桥大学的研究人员应用该方法实施临床试验并对其进行评价，认为该方法尽管增加了受试者或其家属知情同意时作决定的压力，并增加了统计分析的难度，但却为受试者创造了另一种不同的分配情景。这种随机化方法的弊端是存在志愿者偏倚等，且难以实现随机化结果的隐匿性。

（2）随机隐藏

为防止招募患者的研究人员和患者在分组前知晓随机分组的方案，需要采用随机隐藏，使研究执行者只知道患者或用药的序号，而不知道患者的组别，这一措施即为随机分组的隐藏。成功地实施随机依赖于两个关键步骤：产生随机分配序列和随机分配方案的隐藏。如果不能做到随机隐藏，当研究人员知道了下一个（随机数字所对应的）患者的治疗方案时，研究者可能会根据下一个患者的特征和自己的不同治疗方案的好恶，人为地决定入选或排除该患者；患者在知晓了自己的随机分组结果后，也会人为地决定是否参与研究。这样的分组受疾病转归因素的直接影响，与非随机分组方式无异，无法起到控制选择性偏倚的作用。

随机隐藏在实施过程中，常用的方法有中央随机化法、药房控制法及信封法等。中央随机分配方案实施过程中，由独立的中心来通知研究人员受试者的入组情况。药房控制的随机分配方案是由药房来控制随机分配方案的产生和保存，受试者入选后，由药房负责人将受试者的入组情况告知研究者。信封法是指将产生的随机分配序列放入按顺序编码、密封的不透光的信封中。当受试者入选后，按顺序拆开信封并将受试者分配至相应的试验组或对照组。

3. 随机分配的实施和操作

不管是手工操作，还是用计算机系统进行随机化分配，通常需先拟订随机化分配的计划。该计划由独立于临床研究者的人员或单位来制订和执行，而且随机化的细节不应写入临床试验方案中，以确保临床试验随机化结果的隐藏和双盲的实施。随机化的操作一般遵循以下的步骤：

（1）选择随机化方法根据设计需要选择简单随机化、区组随机化或分层随机化等。

（2）确定随机数发生器通常是随机数字表或计算机预编程序（如 SAS 软件的 PLAN 过程）。

（3）确认随机化分配的总例数、分组组数及其比例、分层因素个数及其水平。

（4）区组规定长度，是否可变或随机选择。

（5）分组规定各组对应的随机数字的规定。

（6）抽取或产生随机数字用计算机预编程序时此步骤可自动进行。

（7）随机分配结果按照分组规定将受试者按顺序逐个与随机序列关联，并记录此关联结果。计算机预编程序时可自动进行，并记录此结果。

（8）制作随机分配卡将上述随机化结果制成卡片，或由计算机程序将结果输出成卡片，此卡片供临床研究者使用。

（9）随机分配结果的隐藏能使随机化结果的产生与临床研究者的执行保持独立，这是随机化结果执行的关键。常采用不透光信封将分配结果密封或通过电话等手段集中控制管理。在非盲法或单盲试验中，在被执行前临床研究者不应知道随机化结果；而双盲试验中，临床研究者在试验整个过程均不知道随机化结果和药物编码，此时为保证受试者安全，应制作紧急破盲信封或有其他措施满足紧急状态下任何一个受试者破盲的需要。随机分配结果的隐藏最好能采用以电话专人控制管理的方式进行，已有采用基于交互式语音操作或 Web 网络的计算机软件自动控制的方法。如果采用不透光信封将结果密封，则应每一中心指定专人管理，不能分散给中心的每一位研究者，以免破坏其随机性。

（三）盲法

盲法作为一种偏倚控制方法，能有效减少临床研究过程之中患者的筛选、入组、患者对治疗的感受、研究者或 / 和患者对结局的评价、依从性差及失访的处理等环节对研究结果的影响。进行设盲的临床研究的主要目的正是为了克服可能来自研究者或研究对象的主观因素所导致的期望性偏倚、测量性偏倚等带来的影响，从而使研究结局乃至结论得到公正、客观的评价。盲法的基本操作是在临床研究的整个过程采取措施，防止研究者、患者等相关人员知道患者的分组和接受何种处理措施。

1. 设盲层次

根据研究中不同人员、对象的设盲情况，分为单盲和双盲两个层次。实施一个临床研究方案时，对于受试者所施加的处理因素（如研究的药物），只有研究者知道，而受试者不知道，此即单盲。如果研究者（包括监查员、统计分析人员等）和研究对象都不知道，即为双盲。双盲试验大大减少了来自研究者和研究对象两方面的主观因素所造成的偏倚，使各组结局评价和结论推导更为公正、客观。

根据研究者在临床研究中的分工，可将其分为临床观察者（包括数据收集者）、结局评价者、数据分析者等。若对研究者设盲指的是包含了这几类人员时，则"双盲"也可称之为"三盲"。在进行临床研究设计或书写研究报告时，需要具体地写出对哪几类人员设盲，以明确双盲的具体实施范围。

2. 盲法的实施与操作

（1）安慰剂技术

药物临床试验实施盲法研究时，应采用安慰剂技术，使各组别的药物在外观上包括形状、大小、颜色，乃至味道、给药的途径、方法、次数上保持一致。在以安慰剂为对照的双盲对照试验中，常需事先对安慰剂和试验药的相似程度进行测试。

治疗药物的平行随机对照试验中，若试验药与对照药的剂型不一样，双盲法的实施可采取以下做法：试验药 + 与对照药剂型一样的安慰剂，对照药 + 与试验药剂型一样的安慰剂，并可分别按双盲形式编上密码。这称之为"双盲双模拟"方法。在各组等比例或不等比例的随机对照设计中，可将试验药物与对照药物按受试对象的组别及进入研究的序号事先混合统一编码，但通常只能进行一级编盲。

由于中药、针刺、灸法等固有的特点，模拟中药的安慰剂、模拟针刺和灸法的假针刺等操作难度较大，具体可参见"对照"一节，目前仍有许多问题需要进一步探索。

（2）实施的管理

实施双盲法的过程中，需要有相对独立的局外管理、监督者，他们仅参与设计、密码、盲底的保管等工作。为了保证盲法的实施，研究人员应遵守盲法实施的有关规定，如盲法密码的保存、破盲揭盲的条件、程序、时间、地点和参加人员等。应有相关的规定和措施，以保证当出现紧急破盲情况时不破坏整个研究的盲法继续执行。

（3）双盲实施的操作程序

为使双盲实施时研究过程中的所有参与人员包括临床研究者、监查员、数据管理员、统计分析人员及研究对象均不知道研究措施处理分配情况，即不知道哪一个患者分配至哪一组使用哪一种药物（或疗法），双盲法一般与随机化同时进行操作。

① 编制盲法编码：在随机化操作后制作。将随机化分组结果中的患者顺序号及对应的随机数字和分组结果（即研究对象分配到 A 或 B 组）记录，即为一级盲底，再将 A、B 两组用药编盲，此即为二级盲底（即 A、B 组中哪一组使用研究药物或安慰剂），并依顺序编制每位受试者的药物编号，所有操作过程记录并妥善保存。

② 药物、标签和包装的准备：计算每次视诊的药量，准备药瓶和小袋包装上的标签。药瓶和小袋包装上的标签均印上试验名称、药名、药量、用法、批号、生产日期、有效期、生产厂家等，并留出一定空白准备印上药物编号。

③ 应急措施：从保护患者安全、伦理原则和双盲法实施的目的考虑，研究中的每一个受试者均配备一个对应的应急信函。信函可采用二联无碳复写的密码信封制作。封面和信纸上的受试者顺序号、药物编号应与药物包装的标签一致，信纸内应注明试验名称、受试者顺序号、所属组别和具体使用

药物。拆阅应急信函应做出严格规定，诸如在发生严重不良事件和患者紧急抢救时，非规定情况不得拆阅。信函随药物和随机信封一起发放到临床研究者，无论拆阅与否，均全部随病例报告表一起回收。

④ 药物的包装和发放：将药物按试验药和安慰剂排列好，根据盲法编码记录，将已经准备好的足够数量的标签粘贴于对应的药瓶和小包装袋上，标签和应急信函封面上按盲法编码内容印上对应的受试者顺序号和药物编号。此过程由一组人操作，另一组人进行核对，确保包装编盲准确无误。包装完毕的药物按随机安排的各分中心所接受的受试者顺序号和药物编号发放，发放情况全部记录在案。

⑤ 揭盲及破盲的规定：实施双盲的临床研究采用两次揭盲的设计，当病例报告表数据录入计算机，经盲态审核数据被锁定之后，由主要研究者、数据管理人员、统计分析人员等进行第一次揭盲。第一次揭盲向有关统计分析人员告知一级盲底（只告知分为 A、B 两组而不告知处理措施）。当统计分析人员完成最终试验数据分析，形成统计分析报告后，可进行第二次揭盲，即将每组的处理措施（各组使用的药物）公布。同时，本试验规定在出现严重不良事件或受试者需紧急抢救时，由负责的临床研究者决定是否拆阅应急信函，其他意外情况导致的破盲应在分析报告中给予完整的记录。应急信函一旦拆阅，该药物编号的患者将被视为脱落病例，并需如实记录情况。

（4）第三者或盲态的结局评估

在实际工作过程中，有些临床研究是无法实施盲法的，只能是开放的。例如，比较手术疗法和保守疗法对某些疾病的疗效等。又如，针灸等非药物疗法的疗效评价的研究，实施盲法有相当的难度。此时，要尽量采用客观的测量指标或明确的终点指标，对指标的观察和判断最好由第三者进行评估，这些人员在不知研究对象分组和处理的情况下对效应指标进行检测、评价。

（四）重复

重复原则是指，在相同实验条件下对此进行研究，确保研究结果的重现性。包括：对同一研究对象的重复观察，这是确保观察结果的准确度；对多个研究对象的重复观察，避免将个别情况误认为普遍情况，把偶然现象当作必然规律，通过一定的样本量的重复，使结果具有稳定性。研究重复原则体现了临床研究的内推性和外推性。为了使研究结论具有较好的内推性和外推性，要求研究对象具有代表性和达到一定的数量，以使研究结论具有较好的可重复性。对于某项临床研究而言，重复原则主要体现在研究对象选择、样本量的估算上，具体见研究对象、样本量估算章节。

（五）伦理

中医药临床研究中，理应最大限度地保障受试者的安全、利益与公平。具体在研究过程中涉及的伦理问题主要是，在研究立项前，伦理委员会需要对研究方案进行独立审批；在研究过程中，受试者需要签订知情同意书；同时研究者肩负伦理责任，应当杜绝学术不端行为，客观公正地记录研究结果，必要时还应当正确地处理利益冲突。具体可参见后续章节。

三、中医临床研究的假说

中医临床研究即是提出假说并不断验证假说的过程。中医发展史中形成的许多流派，无不是基于一定的假说，这极大地丰富和繁荣了中医学理论体系。在现代医学传入后，基于群体的中医临床研究所建立的假说在一定程度上有利于解释干预措施的疗效及其作用靶点和药效机制。在临床决策中，来自循证医学和经验医学的被研究验证后的假说提供了丰富的治疗选择，以便于产生优秀和科学的治疗方案。同时，中医科研中形成的假说为未来的临床研究或实验研究提供前期的研究基础和今后的研究方向。

（一）什么样的研究应当建立假说

建立假说是开展所有中医临床研究的起点和依据。理论上讲，所有的中医临床研究在开展前都应建立相应的假说。提出假说是开展中医临床研究的前提，是进行科学探索的必要条件。假说是预先的设想和暂定的理论，也是对研究问题最有可能的答案和猜测，而接下来的中医临床研究则是验证假说的过程。

当以探讨中医理论为目的时，需要建立相应的假说。研究者在临证和实践的过程中，会产生新的见解和思路。通过提出假说这一途径，可以将长期临床实践中的经验和总结升华为中医学的新理论。如若怀疑痰湿体质与糖尿病发病存在相关性，那就要调查尚未发生糖尿病的痰湿体质的人群，随访观察一段时间后记录其糖尿病的发生率，与非痰湿体质的观察队形进行对比，从而得出相应的结论，这一过程即为验证假说。当对预期要解决的临床疗效的有效率进行探讨时，也需要建立相应的假说。通过预试验或小样本的临床观察，得出初步的有效率，进而通过大样本的临床研究来进一步验证某种方药或治法的有效性。同理，当以推断中医中药的作用机制为目的时，也需要建立相应的假说，找到研究的切入点。

（二）建立假说的依据

假说即是假定性的推断，应该是有理有据有背景的。建立中医临床研究的假说不能单单凭靠个人兴趣和灵感。在开展大型的临床研究和建立假说前，应当事先进行相关领域的文献查阅，包括该疾病的循证指南、系统综述、其他团队所开展的临床研究等。要真正了解问题的所在，就要了解研究现状，即知道别人研究到什么程度，存在什么问题。国外在开展多中心的临床研究之前，一般要求对该疾病进行文献计量学的研究，甚至是对普遍应用的药物或治疗方法做系统综述，客观评价现有治疗措施的疗效，便于形成假说时体现自身的优势和意义。

中医临床研究的假说在建立的过程中，也同样注重内部真实性和外部真实性。因此，开展前期的预试验（实验）非常重要。国外在开展多中心的临床研究前，一般需要以前期的预试验（即 pilot study，有时也称为可行性研究）为基础。通过此过程可以预期试验组或对照组的有效率，为正式开展临床研究的样本量估算提供依据，提高建立假说的内部真实性；同时能允许制定合理的对患者的纳入和排除标准，避免在正式试验的过程中再反复修改，便于建立假说的外部真实性。

需要注意的是，治疗性假说的提出也和研究的检验类型息息相关。按照假设检验的目的和类型，临床研究可分为优效性（中＋西 vs 西）、非劣效性（中 vs 西）、等效性（中 vs 西）设计。例如，研究的假说为中西医结合治疗优于单纯的西医治疗，则可采用优效性设计；如果研究的假说为中医治疗与西医治疗有相等的疗效，则可采用等效性设计；如果研究的假说为中医治疗的效果不差于西医治疗的效果，则可采用非劣效性设计。

具体来说，若对于某一新研发的中药制剂，其假说为该制剂具有某方面的优势，如服药方便、副作用小、依从性好、价格较低等，一般需要与安慰剂进行优效性检验，以确定其是否具有特异性的疗效。如果对于一种已经证实具有优效性的某种中药制剂，假说为该制剂的疗效不劣于现有的公认的治疗措施，则需要进行非劣效性检验，判定该中药制剂不差于已有的公认的治疗措施的最低标准。如果对于某一复方中药中的两种生物活性成分，为研究其是否具有相同的效果，则需要以两者来进行等效性检验。

建立不同的假说，意味着需要选择不同的检验类型，在进行样本量估算时需要采用不同的方法，在统计步骤进行假设检验时，需要建立不同的无效假设和备择假设。

（三）具体的假说是什么

中医临床研究中的假说是以临床研究事实和原理为依据，对某一诊疗问题的性质、规律或原因所做出的假定性推断和说明。通过对临床研究问题的探索和回答，可以将研究问题转化为初步的科学假说。例如，研究者在长期临床观察中比较了服用益气润肠中药或安慰剂的便秘患者的排便情况和结肠传输实验是否有差异，结果发现中药组患者的疗效优于安慰剂组，并且传输时间较短。研究者就可以据此建立初步的假说，即中药治疗便秘是通过改善结肠传输功能来实现的。

假说当立足于中医传统理论、现代医学的基本观点，包含研究者对某一疾病的病因病机、治则治法或作用机制的新的认识。例如，研究者在长期的临床实践中观察到，肝纤维化的患者存在肝窦毛细血管化，而这一类患者既往多接触过虫毒、酒毒、水毒等致病因素，研究者基于久病入络的传统观念，结合肝窦的解剖结构、生理功能，提出肝络这一概念，从而建立这一假说："毒损肝络"理论是肝纤维化的中医病因病机。

第二节 中医临床研究类型

一、中医临床研究的内容

中医药临床研究按内容可以分为证候研究、病因病机研究、治疗性研究、指南制定、标准操作规范（SOP）研究等。

中医证候研究的内容可以是调查某一现代医学疾病的中医证候分布；也

可以调查某一疾病某一证型最常见的症状体征，以便总结证候要素和辨证依据；也可以是随访观察某一疾病的证候演变规律；此外，还有微观辨证研究，可探讨某些特异性指标和某种证型之间的相关性，以阐释中医病机与现代医学的病理生理之间的联系。

中医病因病机研究需要通过临床病例观察、流行病学调查，结合证候学研究的结果，对导致某一疾病的病因进行推测，建立相应的因果关系。同时，病因学研究还需要借助实验室研究来进行阐明其致病机制。

治疗性研究多侧重于某一药物或疗法的安全性和有效性，包括药物干预评价、手法干预评价和综合干预的评价等。治疗使用的中药可以是单方、复方或提取物等，剂型可以是汤药、膏、丹、丸、散、颗粒或胶囊等，形式可以是辨证论治或标准方等。手法干预研究包括针刺、推拿、艾灸、拔罐、耳针、刮痧、刺络放血、理疗等非药物疗法，也可以是正骨、熏洗、针刀等外治法。综合干预研究的干预措施可以是中西医结合治疗，也可以是中药联合手法干预等。需要指出的是，药物干预研究中盲法实施较容易，手法操作研究中设盲则相对较困难，因为受试者很容易感知所进行的干预操作是什么。

随着循证医学的引入，中医学在实践过程中也注重标准操作规程（SOP）或指南的开发。通过经验总结和技术实验，开发中药制剂生产和制备的 SOP，为今后的大规模生产提供规范和依据。

临床实践指南，尤其是循证指南的制定，是近年来国家投入和关注的热点。编制中医循证指南需要成立专业的指南评价小组，利用循证医学的方法对指南推荐意见进行收集、整理、评价、实时更新和完善。

二、常用的中医临床设计类型

中医临床设计类型的分类源于流行病学的方法学，可以分为实验性研究和观察性研究（分析性、描述性）两大类。实验性研究主要指中药干预的随机或非随机对照试验。分析性研究包括队列研究、病例对照研究。描述性研究包括常见的横断面研究、病例系列研究和病例报告。因此，常用的类型包括随机对照试验（RCT）、队列研究、病例对照研究、横断面研究、病例系列、个案报告。其论证强度逐渐降低，但可行性逐渐增强。

（一）随机对照试验

1. 随机平行对照试验

在中医药临床研究中，该设计方案多用于防治措施的效果评价，以及某些中药的不良反应的研究。

设计要点：根据研究目的再确定受试对象的入选条件（包括诊断标准、纳入标准和排除标准），将符合这些入选条件的研究对象随机分配至试验组或对照组等组别。各组接受不同的处理，如试验组接受含有中医措施的治疗、对照组接受对照措施（诸如阳性药或安慰剂等），同时进行观察评价。研究在条件允许时可同时设盲观察评价。各组经过同期并行的观测、记录、报告，进行客观的结局评价，最终进行适当的统计分析，以推导研究结论。

该设计方案中各种混杂（包括已知的和未知的）因素可因随机分配而在各组达到均匀，使各组间的基线特征均衡，各组可比性强。由于该方案是前瞻性试验性研究，可根据入选条件严格筛选合格的研究对象，同时研究中的处理措施可被严格管理。采用客观的结局测量方法，易于使研究得到重复验证，保证试验的真实性和可重复性。如果与盲法结合在一起，可以较好地控制各类人员造成的偏倚，其统计学分析建立在随机对照、盲法的基础上，结论将更为真实、可靠。平行随机对照试验是在人体上进行的真正试验。在判断研究措施的治疗效果的真实性上，该方案被认为在所有的研究设计中所提供的论证强度最强。

该试验涉及的伦理问题，主要表现在研究措施、对照类型的选择上，比如安慰剂对照的设立、新疗法或药物的疗效获益与风险等。一般而言，新疗法或药物的益处、风险、负担和有效性都应当与现有最佳的治疗方法做对比，但这并不排除在目前没有有效的治疗方法存在的研究中使用安慰剂或无治疗作为对照。随机对照试验作为验证性研究的一种设计方案，需要前期的研究结果支持，通常只有在获得充分的研究依据基础上才能设计好该方案，并需要足够的时间进行准备，耗费较大的人力、物力和费用。实施该方案时，研究场所应有适当的条件诸如设备、人员、经费等，研究措施的益处、风险应考虑得较为周密，对照组的选择应较为严格，这也使该方案的适用范围受到一定限制。

2. 随机交叉对照试验

该方案是随机对照试验的一种特殊类型，其特点在于采用了自身交叉对照设计。由于残余效应及自身对照的问题，其应用范围受到更多限制。

设计要点：与平行随机对照试验一样，本实验也需根据研究目的确立受试对象的入选条件（包括诊断标准、纳入标准和排除标准），将符合这些入选条件的合格研究对象随机分配至不同的两个或多个组别。同时，根据研究措施和对照措施的个数将观察期分为两个或数个阶段，各个阶段之间需要设立足够长的残效消除期，即洗脱期。两个或多个处理的顺序安排也可采用随机化方法。以两组两种处理为例，这种顺序安排可能是这样：在第一阶段甲组受试对象接受研究措施（新药）、乙组受试对象接受对照措施（比如阳性对照药或安慰剂）；洗脱期之后在第二阶段甲组受试对象接受对照措施，乙组受试对象接受研究措施；两个阶段观察期均观察同样的结局指标。当接受的处理超过两种、组别超过两组时，随机交叉对照试验设计将变得很复杂，每个阶段的残余效应的分析也将非常复杂。

该方案的优点与平行随机对照试验一样，论证强度较好。由于采用的是自身对照，可减少个体差异对研究结论的影响，而且每一病例既可作为对照组成员，又可为试验组成员，所需观察的样本量较少。鉴于交叉对照设计的优点，该方案常被用于验证同一种药物或疗法的两种不同组成、配方或剂型的生物等效性等。

该方案的伦理问题与平行随机对照试验是一样的，关键在于研究措施与对照措施的选择是否合乎伦理规范。伦理学上应该考虑到，每一阶段之间的残效消除期患者一般不接受任何治疗，这可能对病情缓解不利或易造成患者的不适和痛苦。从可行性角度讲，这类方案相对于平行对照设计而言，延长了观察期限，可能因患者失访而使分析和解释变得非常复杂，而且由于残余效应会使下一阶段的不良事件的关联性评价难以确定。基于交叉对照考虑，一般该设计方案只限于慢性且病情反复发作、残效消除期没有任何治疗也不会造成不可逆损害或对患者有较大影响的疾病，或者研究对象是健康志愿者。

（二）队列研究

队列研究是一种前瞻性、观察性研究。该设计方案中，研究者无法控制暴露的性质、程度、频率和条件，也不能分配暴露，必须依靠原有的暴露状态选择研究对象。因此，该方案较常用于病因研究。中医药临床研究中，该设计方案多用于药物上市后不良反应的研究，也可用于干预措施疗效的评价等。

设计要点：通常先利用一项横断面研究对研究目标人群进行某些因素暴露状态的调查，了解人群的有关暴露情况，然后，根据研究目的规定适当的选择条件，筛选特定的群体（研究对象），按这一特定群体自然存在的暴露于研究因素的有无或程度进行分组，各组个体在研究时期内同时随访、观察其结局。研究设计上要特别注意排除已出现研究者需要观察的结局的个体，也就是说群体的筛选时要以此作为排除条件。

该方案的设计为前瞻性研究，可使各项结局测量指标标准化，容易制订措施，防止可能偏倚的影响，保证结局评测的精确性和可靠性。方案设计中已经排除已有结局的个体，观察从疾病没有发生时就开始，故可以比较全面地、连续地观察、描述疾病的发生、发展的自然史及其结局，可以计算发病率。这种设计可用于一种因素与多种结局关系的研究。通过适当的筛选限制、合理的配比等方法，可将已知的混杂因素加以控制，以减少其影响。

该设计在伦理学上比随机对照试验有优越性。因为这是一种观察性研究，一般不涉及干预措施对个体的影响，即使是药物等干预情况的调查，也是在患者已经使用的情况下进行调查，并不要求研究对象接受指定的干预处理，因而研究过程较易为研究对象所接受。其主要涉及的是个人隐私保护和资料保密的处理问题，但这在其他设计方案中也存在，一般可采取拼音缩写、编号、隐藏和另外记录联系人等方法来处理。队列研究常用的主要效应指标为结局评价，其需要随访、观察时间较长，这期间研究对象的随访追踪、研究人员的安排、经费等将成为研究实施的主要问题。由于随访、观察时间较长，队列中人群的暴露状态的变化、失访等可能会对结果造成影响，故需在设计、分析时加以考虑。

（三）病例 – 对照研究

病例 - 对照研究是一种回顾性观察性研究，用以调查、寻找多种因素与疾病的关系，是探讨危险因素或保护因素，致病因素与疾病因果关系的一种常用设计方案。由于设计实施的方便，常被临床医生所使用。该研究常可为队列研究等前瞻性研究提供重要线索，成为前瞻性研究的先导研究。

设计要点：根据研究目的确立一定的筛选条件，选择具有某一特征（患某种疾病）的患者作为病例组，同时选择另一组不具备这一特征（不患该种疾病）的人群作为对照组，回顾调查、分析各种因素与疾病可能的因果关系。

设计的关键是病例组和对照组的选择。病例组病例的选择必须符合该疾病的公认诊断标准。由于影响疾病的因素可能较多，因而对已知的一些可能与疾病发生、结局有关的混杂因素，诸如年龄、性别、职业、社会状况等应尽可能使病例组与对照组一致。为了控制混杂因素对结果的影响，常用配比对照的方法来设立对照，通过对病例组与对照组配比的方法使其在两组间达到均衡。配比对照的方式有成组配比和个体配比两种。成组配比是指配比时病例组和对照组之间每个影响因素水平相当，例如两组的性别构成、平均年龄接近。个体配比则是使每个病例和对照个体的影响因素一致或接近。例如，将一例 60 岁男性某疾病患者与一位或多位 60 岁左右的男性非患者配成对子或配比组。配比通常需设定 1～3 个配比条件，配比条件太多或条件水平太多可能会造成配比过头而无法找到对照个体配比。两组配比的比例可根据研究目的和可行性确定，通常可为 1∶1～1∶4。病例来源有困难时，可适当增加对照组例数，以提高统计效能，但通常以 1∶4 为宜。例如，以病例组∶对照组为 100∶100 的统计效能为基准，则 63∶252（1∶4）具有同样的统计效能。此外，为了控制和识别对照组的选择偏倚，常常增加对照组的组数。

该设计方案在实施时较为节省时间，所需人力、物力、费用也相对较少。而且随着统计分析技术的发展，在混杂因素的处理技术方面已有改善，相对于试验性研究而言，不存在选择性治疗和伦理学问题，因而该方案设计常受到临床医生欢迎。该方案设计在一个研究中可同时调查多个可疑因素与一种疾病的关系。由于可设立多个对照组和对照个体，所需要病例样本量少，适用于少见病的研究。

由于是回顾性调查，不涉及治疗干预措施的使用，故伦理问题较少，主要在病例和对照个体的生物样本采集、隐私保护等问题上需进行知情同意。该设计方案的优点在于其可行性较好。但由于该方案是一种回顾性调查，易于产生回忆性偏倚、选择性偏倚、暴露怀疑偏倚等各种偏倚而影响结果的真实性。该方案的论证强度较差。

（四）横断面研究

横断面研究也称横断面调查、现况调查。临床研究中的横断面研究主要是指对在特定时间点正在发生或存在的疾病或其他健康特征，以及可能的相关因素等情况的调查。作为一种调查性研究，研究者不可能干预可疑致病因素的接触或某些措施的执行。在调查中可获得患病率的结果，并找出可能的有关因素与存在的结局的关系，但无法判断其因果关系。中医学有关疾病的证候分布常常应用横断面研究设计。

设计要点：应当根据研究目的确定调查对象的性质和范围，事先制订调查的各项内容和具体方法，调查、了解研究对象存在的某种疾病状况或健康特征及各种可能的相关因素，分析这些因素与某种特征的相关性。

作为一个时点的调查性研究只进行某时点的调查，所需经费、人力等可能较队列研究要少，一般相对易于实施。设计上可通过事后的配比对照，排除来自环境等混杂因素对研究因素及疾病或健康特征的影响。该研究常常作为前瞻性或回顾性研究的起点，为其设计和实施提供重要信息。

该方案一般不存在伦理问题，也不对个人生活、工作等造成大的影响，因而有利于研究的实施。如因确定入选人群的条件或因抽样不当而产生选择性偏倚，则难以保证调查人群的代表性。由于调查会在一定程度上存在回忆性偏倚，因而也会带来患病率 - 发病率偏倚。要特别注意的是，应用该设计方案所获得的有关因素与疾病或健康特征之间的关系仅仅是一种相关性，而不是因果关系。要进行有关因素与疾病或健康特征之间的因果关系研究通常需要通过前瞻性研究来加以推断。

（五）病例系列和病例报告

病例系列和病例报告属于描述性研究。通常不设对照组，或设立的是非同期对照，或采用历史对照、外部对照。这类设计方案以描述一两例或一组患者的疾病、健康特征或者对疾病和健康特征的影响因素、治疗、处理等的观察结果为主。例如，某中药治疗后的不良反应情况报告、某种改良疗法治疗 20 例患者的效果报告等。

设计要点：这类方案可以是前瞻性描述性研究，也可以是回顾性描述性研究。前瞻性描述性研究需根据研究目的制定合适的筛选条件，选择合格患者，这些患者接受一定时间的干预措施处理或者暴露于可疑因素一段时间，之后观察、报告其结果。回顾性描述性研究则需根据研究目的制定标准，找出具有某种疾病结局的患者或具有某种特征的个体，回顾调查之前一段时间内接触的可疑因素或接受的治疗等情况，分析、评价和报告接触的可疑因素或接受的治疗与患者临床结局之间的关系。

一般而言，描述性研究设计相对简单，易于实施。临床医生可以在日常医疗工作中进行资料收集和总结，所需经费、人力等也较少。描述性研究设计方案通常用于老中医经验总结、不良反应报告等，其结果常常为进一步的研究提供有价值的线索，为正式研究的设计、实施提供参考。

一般进行回顾性、调查性的描述性研究不涉及伦理问题，但对于新疗法的治疗、试验性的干预措施观察或试验性的诊断有可能涉及伦理问题，此时需充分考虑患者的权益和安全性，有时这类试验性描述性研究仍需获得伦理委员会的批准。例如，一种新的手术方式、新的放射治疗等可能造成不可逆的创伤，故研究措施应较为慎重。

三、根据不同的研究内容选择适宜的设计类型

应当针对不同的临床研究内容来考虑备选方案，具体如表 2 所示：

表 2 不同的临床研究内容对应的不同的设计类型

研究内容	备选方案
证候研究（证候分布、证候要素及证型演变）	横断面调查
	病例系列研究
病因病机研究	队列研究
	病例对照研究
	横断面调查
治疗性研究（药物、手法操作和综合干预）	随机对照试验
	非随机对照试验
	队列研究
	病例系列研究
	数据挖掘
指南制定	系统综述或社会学研究方法

设计方案的选择与研究的性质和目的有关。例如，若以中医药疗效评价为研究目的，在人力、物力和经费等条件允许的情况下，可选用单中心或多中心前瞻性随机对照试验。若在开展临床试验前进行初步的疗效探讨，可选择队列研究、病例对照研究，以便形成初步的假说。若以观察中药不良反应为研究目的，可以通过病例系列研究，甚至从个案报道中发现罕见的不良反应。若研究某种疾病的中医证候分布规律，或中医体质研究，可通过横断面调查。

在选择设计方案之前，需要了解当前国内外该专业领域的现况、最新进展、存在问题、研究的必要性、要解决哪个问题，以及研究者所具备的各种条件等。一项研究设计方案的选择在了解上述情况之后，需要综合考虑其科学性、伦理问题、可行性等有关因素。研究设计需要考虑科学性原则。一般而言，对一种疾病应先从描述性研究起步，特别是对疾病的分布、发病率、患病率、自然史、预后和影响因素等知之甚少时，应先进行描述性研究，之后在此基础上再进行探索性研究，最后进行验证性研究。若拟定将随机对照试验作为设计方案，需了解疾病的自然进程、当前最佳的治疗方法、研究措施的伦理依据和临床证据等情况，这样方有可能做出合适的设计。

研究设计要符合伦理要求。临床研究的对象是人，研究者必须遵循伦理、法律和法规的要求。在人体临床医学研究中，对受试者健康的考虑应优先于科学和社会的兴趣。例如，对急危重病采用安慰剂来对照显然不符合伦理学的要求。

研究设计时还要考虑方案的可行性，包括研究措施的可应用性、人员安排、经费、场所实施条件等。其中，研究措施的可应用性是关键。因为一项治疗措施如果难以推广或不良反应较严重，则无法广泛应用。良好的设计还需要具有相当资格、知识和技术水平的人员来实施，需要适当的经费支持，需要适当的条件和研究场所来完成。

第三节　临床方案的撰写、注册和发表

开展中医药临床研究前，应制订详细的研究方案。目前，国际上注册和发表临床研究方案已成大势所趋，某些优秀的期刊甚至已将注册和发表临床研究方案作为研究报告发表前的要求。

一、临床研究方案的撰写

临床研究方案由申请者和研究者共同讨论制订，需要由临床专家、方法学家、统计学家、伦理委员会等多学科人员共同参与，它是实施临床试验的计划书，在于确保科学、合理的研究设计，同时也是受试者权利和临床试验顺利进行的依据。

中药临床研究方案应依据《药物临床试验质量管理规范》《国际多中心

药物临床试验指南》、WHO 发布的《草药的安全性和疗效评价的研究指南》来制订，具体可于国家食品药品监督管理局网站查询。非药物疗法的临床研究方案也可参照上述，以及该疗法的相应临床研究指南或规范。如针刺研究可参照《针灸临床研究规范》《WHO 西太区针灸临床研究指南》等。研究方案注册发表时，还要符合所属数据库或期刊的格式体例。临床研究方案在撰写时应注重两点：详细说明试验的目的和如何进行试验，试验需符合伦理要求及相关的法规。

以下是中药临床试验方案中应涵盖的内容：

1. 临床试验题目：题名应尽量简明扼要，最好能够体现受试对象所患疾病、干预措施、对照措施、研究设计这四个要素，如"补肾健脾胶囊治疗慢性乙肝病毒携带者的随机双盲安慰剂对照临床试验"。

2. 研究背景：涵盖的方面包括疾病负担、疾病对个人的危害、当前治疗措施的优缺点、干预措施的前期研究（已知的有效率、作用机理、可能的副作用等）、干预措施的应用前景等。该条的目的是对文献回顾和前期研究基础的总结。

3. 研究目的：研究目的必须非常明确，尤其是对于研究所要关注的指标和结局。例如，中药治疗中晚期肿瘤的研究，一般多关注的是患者在终末期的生存质量的改善，而非单纯的生存时间的延长。

4. 试验设计：说明是单中心或多中心、招募地点是门诊或病房或社区、是否随机、单盲或双盲或开放性试验、优效或等效或非劣效性设计、平行或交叉研究、样本量估算等。随机方法应具体到中心随机号的产生、随机序列的产生、随机隐藏的具体步骤等。盲法应具体到包装是否设盲，是否对编盲过程、发药部门、结局评价者和统计分析人员实行盲法等。

5. 研究对象的选择：主要包括诊断标准、纳入标准及排除标准。这里涉及的问题是中药临床试验是否采用"病 - 证结合"的模式，若采用该模式，还需要列出中医证型的诊断参照。诊断标准中，对病型、病情应有严格的规定。受试者需签署知情同意。需要指出的是，国内临床试验在方案制订时多存在"剔除标准"，将试验过程中出现不良反应、退出、终止及失访的受试者剔除，使其不在最终统计分析的范围内。"剔除标准"的存在会影响疗效及安全性的客观评价。

6. 干预措施的描述：中药干预应说明是采用了标准方或辨证论治、单方或复方或提取物；还应当详细描述方剂的组成、剂量、产地、生产日期、生产厂家、炮制方法、剂型、煎煮方法、给药途径、服用方法、疗程等；如是辨证论治，最好能够提供治则治法的依据。若以非药物疗法作为干预措施，如针刺、艾灸、推拿、拔罐、太极、气功、正骨等，也应当根据该干预措施的特点和操作程序进行详细的描述。如针刺，应当说明针具的规格、生产厂家，针灸师资格及经验，选穴是否辨证，穴位名称、单双侧，刺入的角度、深浅，留针时间，有无手法操作，有无得气，治疗的次数和疗程等。

7. 对照措施的描述：阳性对照药须为在国内已批准上市的药品，并能提供药品说明书。其描述应与干预措施同样详细。

8. 如为中药双盲临床试验，需要描述药品分配：包括随机数字的产生，随机序列的保存，编盲过程，编盲和揭盲的规定，盲底保存，药品发放、清点、保存、回收由谁来执行，未进行盲法试验的理由。

9. 辅助治疗或合并用药：需要确定辅助治疗或合并用药的范围。对某些需要基础治疗的疾病应详细描述所使用的辅助治疗，或对研究过程中可能使用的合并用药进行估计，预计其对研究所产生的干扰。

10. 结局评价：进行临床和实验室检查的项目（围绕安全性和有效性，包括主要结局和次要结局）和测定的时间、次数（包括基线评定和每一次随访）。

11. 随访步骤及受试者依从性保证措施：可以在此给出测量时间轴。在患者入组时就详细说明治疗方案及试验的意义，使患者能够充分合作。每一份药品包装时应配有详细的服药说明。每次随访时，观察医生翔实记录患者接受、服用和归还的药品数量，用以判断受试者服药的依从性如何，必要时应列出计算依从性的公式。

12. 中止试验标准：如出现不良事件、受试者要求中止、疾病恶化后，对患者中止试验。

13. 脱落患者的处理：研究者应尽可能与脱落的患者联系，完成所能完成的评估项目，并填写试验结论表，尽可能记录最后一次服药时间。对因不良反应而脱落者，经随访最后判断与试验药物有关者，应必须记录在CRF中。

14. 严重不良事件的定义和报告制度。

15. 统计分析计划（见后面章节）。

16. 试验流程图。

17. 伦理学要求：如该项目是否获得伦理委员会的批准，获取知情同意书的时间和程序，受试者个人资料的保密和受试者权益保护，试验所导致的伤害赔偿等。

二、临床试验方案的注册

注册和发表临床研究方案有其科学性和必要性。这里所谓的临床研究不仅包括随机对照试验，也包括一部分观察性研究，主要指以人为对象的前瞻性研究。国际医学期刊编辑委员会要求所有临床试验在发表之前必须进行国际注册，否则不予发表试验结果。因此，若研究者希望将研究成果发表在国际医学期刊上，临床试验注册是一个必要步骤之一。许多国家及世界卫生组织设立了国际临床试验注册平台，以供研究者以外的其他人员获取临床试验的具体信息，共同监督。

公开、透明的注册和发表临床研究方案也有利于保证研究的真实性。研究者需要以国际公认的规范发表临床试验注册信息，包括整个临床试验的设计、实施、监督和管理，既体现了前瞻性临床试验的特点，提高了临床试验的透明度，又可在结果发表后核对试验方法学的准确性和完整性，从而降低选择性结局报告偏倚和发表偏倚，提高临床试验的真实性，并加强国际和地区间的科研交流。英国实行了临床试验注册制度后，研究单位均遵循管控标准，提高了临床试验的质量，同时试验单位本身也注重自己必要的能力的培养，研究单位间的交流合作也加强了。从国家层面而言，临床试验注册制度能够在节约经费的同时确保研究质量。

国际医学杂志编辑委员会曾声明，实行临床试验注册制度是伦理学的要求。临床研究能够成功开展，源于受试者的无私和信任，他们的参与为他人健康的改善做出了贡献，在参与研究的过程中承担了风险。因此，研究机构有义务使临床研究的实施符合伦理学要求，并诚实地报道研究结果，即便是研究结果可能对赞助厂家产生负面效应。

临床试验注册后，相关信息的获取也为循证医学的发展做出了贡献。在进行系统综述的过程中，如果综合资料时仅仅纳入了少部分获得发表的临床试验，系统综述的结果就会受到发表偏倚的影响而不准确。因此，医学界强烈呼吁临床试验应进行注册并公开其研究成果，避免选择性偏倚和发表偏倚。

三、临床试验注册的步骤

国际上常用的临床试验注册平台包括 Clinical Trials、WHO 国际临床试验注册平台、国际标准随机对照试验注册库等。其中中国临床试验注册中心隶属于 WHO 国际临床试验注册平台，其注册步骤在其网站上可以查找，在此不再赘述。

Clinical Trials 注册库（http: //www.clinicaltrials.gov）是美国政府创建的第一个临床试验注册库，目前面向国际开放。该数据库也是临床试验资料库，收录了大量临床试验信息和数据。截至 2016 年 1 月，在美国临床试验注册平台注册的中国临床试验有 7000 余项，其中涉及中医药的临床试验有1700 余项，针刺临床试验 100 余项。例如，中国中医科学院广安门医院开展的针刺治疗功能性便秘的临床试验已在该平台上注册，通过检索其研究机构即可查询其进展的状态。

WHO 国际临床试验注册平台成立于 2005 年 8 月。其本身并不提供临床试验注册服务，主要是为了建立全球"临床试验注册中心网络"，促进国际协作，帮助发展中国家开展临床试验，加强试验结果报告的规范性。同时，该数据库收集了来自全球各试验注册中心的注册试验记录，通过其建立的一站式检索入口可以进行检索。中国临床试验注册中心（http: //www.chietr.org/cn/）为该注册平台当中的一个注册库。

国际标准随机对照试验注册中心（www.isrctn.org）也是国际医学期刊编辑委员会认可的注册机构。该机构由英国随机对照试验注册库有限公司建成，通过链接 50 多家注册库，用户可以进行免费检索和获取资料。

此外，各个国家还有主要针对自己本国和本地区的注册库，如澳大利亚新西兰临床试验注册库、巴西临床试验注册库、韩国临床研究信息服务等。

以下以 Clinical Trials 注册库为例，介绍临床试验注册的过程。

根据国际生物医学期刊编辑委员会的要求，临床试验应该在纳入患者之前进行方案的注册。注册人员可以是该临床试验的赞助方，也可以是主要研究者。如果试验以引入新药或医疗器械为目的，也可以是主研人员以外的、有权获取注册所需全部信息的人员。

（一）准备相关材料

在试验注册前，要准备的材料包括伦理委员会批准的文件及批号，课题负责人、主研人员和各分中心负责人的具体信息和联系方式，整个试验合作单位（包括设计、数据监察及统计实施单位等）的官方名称，课题资助单位的信息，以及完整的试验研究方案。注意，以上信息应当提供官方英文翻译，以便注册平台识别和接受。

（二）获取或申请账户并登录

注册者登录试验方案注册系统（PRS）获得登录权限，方可进行试验注册和结果的提交。注册平台为每一个组织（如医药公司、大学、医学中心等）都建立了一个 PRS 账户，该组织中的所有研究者都是该账户的使用者。因此，在试验注册前，注册人员需要在平台列出已有 PRS 账户的组织列表中查询所属组织的账户名。如果所属组织已有注册账户，即可通过提交一份管理员联系申请表，获得所属组织的 PRS 管理员的联络信息，从管理员处获得登录账号。倘若该组织不在列表中，申请者可以指定一名 PRS 管理员，代表所属组织向 PRS 申请账户。一旦账户建立，就可通过电子邮箱获得登录信息。一旦登录成功，将会进入到一个标准功能菜单中。

（三）填写注册信息

进入主菜单后，填写研究方案的注册信息，包括描述性信息，如研究的题目、方案、简要描述、试验类型、设计类型、干预措施和对照措施、结局指标、患者招募、试验开始和预计结束日期、试验进展阶段等；患者入组信息，如纳入及排除标准、各中心的患者入组情况等；各中心的地点和联系方式等。PRS 系统对注册信息有自动检错功能，完成注册信息填写后，PRS 管理员将收到自动电子邮件提醒，并对该注册信息进行批准及提交该试验方案。一旦提交，临床试验注册平台的工作人员将对该试验的完整性进行检查，通过后发布该注册信息，并提供注册平台对该试验的唯一指定标识和该试验的唯一注册号。该试验方案才得以成功注册。

（四）注意事项

多中心的研究项目，只需注册一次。根据国际医学期刊编辑委员会的通告，规定"注册时间必须在患者开始招募的当时或之前"。其他政策也对此规定，注册时间必须在首例受试者招募以后 21 天内。网站会每隔 6 个月提醒注册用户对招募情况和注册资料进行更新，若要增添其他信息，可予以补充。

四、发表临床试验方案

国际上于 2013 年发表的《Standard Protocol Items: Recommendationsfor Interventional Trials》（简称 SPIRIT 2013 声明）详细报告了临床试验方案所应当涵盖的内容。SPIRIT 2013 声明是一项含有 33 个条目的清单，以便于研究者能公开、透明地描述整个临床试验的设计和实施计划，可供研究者在发表临床试验时做参考。

通常，易于接受临床试验发表的期刊和数据库有 Trial、Journal of clinical trial 及 BMJ open 等。研究者可选择相应的期刊，将方案发表，以便学者们了解和共同监督，提高临床研究的质量。

第四节　中医药临床研究的统计分析计划

统计分析计划是对临床研究中数据的收集、整理和分析全过程的设想与安排，是能够顺利地收集数据、利用数据的必要条件，也是数据准确、可靠的前提。统计分析计划的制订要遵循相关原则，内容尽可能地详尽，在此过程中还应该设立数据监察机构，进行定期的数据监察和期中分析。

一、临床试验的样本量估算

样本量的估算是研究设计中的基本要素之一。临床研究中，选择适当的研究对象，并保证研究对象具有足够的数量，使研究样本具有代表性，对提高临床研究结论的真实性和外推性具有重要意义，也是制订具体研究计划、安排经费和人力的重要依据。

样本就是从总体中抽取的有代表性的一部分，即由部分有代表性的个体组成。随机抽样法是达到这一目的和要求的理想方法。所谓有代表性的一部分是指其必须是总体的一个具体而微小的缩影，在性质和数量上反映总体的本质特征。抽取样本进行研究的目的是为了用样本的信息来推论总体的情况，故总体中的本质、特点和变异等规律都应在样本中同样地体现出来。

样本量的估算是指在保证研究结论具有一定准确性、可靠性的条件下确定某项研究中所需的研究对象的最少数量。样本量估算是一个较为复杂的问题，需结合专业要求和统计学要求而确定。一般来说，样本含量越大、重复次数越多，则越能反映机遇所致变异影响的真实情况，结论的代表性越好。但因人力、物力、经费、时间等条件所限，不可能每次研究都采用很大的样本量进行研究，只要有足以代表总体的样本量即可，以求节省研究资源。适当的样本含量可在一定程度上减少随机误差，使研究易于得到可靠结果，有利于研究结论的推广应用，也有利于患者及早获益。

（一）样本量估算的前提及依据

估算样本量的具体方法、计算时所需的统计学参数、Ⅰ型错误、Ⅱ型错误或检验效能、效应指标及其预计值需在计划中明确列出，并需指出这些预计值的依据。在验证性研究中，样本量估算要指明是何种研究设计方案所需的样本量。

Ⅰ型错误是指统计学推断拒绝了实际上成立的无效假设。Ⅰ型错误的概率用 α 表示，故又称 α 错误。在此，Ⅰ型错误指的是组间差异实际上不存在，而统计学推断的结果却错误地承认组间差异的存在，故又称假阳性。通常取 $\alpha=0.05$，α 越小，估计样本含量越大。同时，还应明确统计学检验采用的是单侧检验还是双侧检验。单侧检验与双侧检验相比，可使得较多没有疗效的药物得到通过。当 $\alpha=0.05$，$\beta=0.2$ 时，双侧检验比单侧检验所需的样本量约增加 27%。因此，只有获得较为确切的依据才可以采用单侧检验，比如试验的新药疗效确实比安慰剂好，才能使用单侧检验进行样本量估算。否则，可能估算的样本量不足，无法做出合适的统计学推断。

Ⅱ型错误是指统计学推断的结果不拒绝实际上是不成立的无效假设，其出现的概率用 β 表示，故也称 β 错误；换句话说，当组间的差异确实存在时，统计学推断却不承认该差异的存在，故也称假阴性。一般取 $\beta=0.1$。当组间确实存在差异时，按所规定的 α 水平能发现组间差异的能力称为检验效能（power）或把握度。检验效能与Ⅱ型错误概率之和为 1。若 $\beta=0.1$，则把握度 $=1-0.1=0.9$。检验效能越高，则其所需样本含量越大。

样本量估算应选择研究中的 1~2 个主要结局指标进行估算，一般不宜选择过多指标进行估算。在其他条件不变的情况下，效应指标是计量资料时，样本例数相对要少些，而为计数资料时，样本例数则相对要多些。

还需要确定各比较组效应指标的预计值。包括处理组间差别δ，即确定容许误差。如果调查均数时，则先确定样本的均数和总体均数之间最大的误差为多少。容许误差越小，需要的样本量越大。总体标准差σ或总体率；有效率越高，即试验组和对照组比较数值差异越大，样本量就可以越小，小样本就可以达到统计学的显著性，反之就要越大。

这些效应指标预计值或效应量信息是样本量估算的重要依据，不能凭空设想，而应通过查阅文献资料、借鉴前人的经验及研究结果，必要时还可通过预试验获得。对于文献、前人经验和研究结果的资料，应认真比较、分析其研究结果的证据强度和可信性，有时尚需全面收集所有文献进行系统评价，选取合适的数据作为估算的依据。

（二）样本含量的估算方法

样本含量估算的数学方法较为复杂，如果不考虑数学上的计算原理的话，临床医生通常可以采用计算机软件、查表或者公式计算获得。不管具体计算方式如何，样本含量估算因研究目的、设计方案类型和效应指标数据类型的不同而异（可参考统计学专著）。例如，

随机对照试验两样本均数比较，按下式计算：

$$N = 2\left[\frac{(Z_\alpha + Z_\beta)\sigma}{\delta}\right]^2$$

N 为每组所需的例数。公式中，$Z_\alpha = 1.64$，$Z_\beta = 0.84$，σ 为总体标准差估计值，δ 为容许误差。

随机对照试验两样本率比较，其样本量估计公式为：

$$N = \frac{[Z_\alpha\sqrt{2\overline{p}(1-\overline{p})} + Z_\beta\sqrt{p_1(1-p_1) + p_2(1-p_2)}}{(p_1-p_2)^2}$$

$$\overline{p} = (p_1+p_2)/2$$

N 为每组所需的例数。公式中，$Z_\alpha=1.64$，$Z_\beta=0.84$，p_1 与 p_0 分别代表暴露组与对照组研究结局的发生率，$\overline{p}$ 表示两组发生率的平均值。

队列研究样本量计算的公式为：

$$N= \frac{2\overline{p}(1-\overline{p})(Z_\alpha+Z_\beta)}{(p_1-p_0)^2}$$

N 为每组所需的例数。公式中，$Z_\alpha=1.64$，$Z_\beta=0.84$，p_1 与 p_0 分别代表暴露组与对照组研究结局的发生率，$\overline{p}$ 表示两组发生率的平均值。

横断面研究样本量计算的公式为：

$$N= \frac{Z_\alpha^2 \times pq}{d^2}$$

N 为每组所需的例数。公式中 $Z_\alpha=1.64$，p 为预期患病率，q=1-p，d 为容许误差。

（三）样本量估算时的注意事项

样本量估算所需的参数诸如两组效应率或均数、风险比率（RR）或比值比（OR）等，通常由相关的预试验或同类相关资料得来。因此，重视预试验的质量、广泛收集相关资料和正确分析所得资料很有必要。实际上，临床研究的样本含量估算还可能涉及以下几个方面，才可以做出准确的估算和适当的调整。

1. 研究设计及比较类型

研究的性质、目的和设计方案不同，样本量估算方法也有差别。例如，平行随机对照试验、随机交叉对照试验分别采用不同的公式或统计表估算样本含量，因此查表或公式计算时应留意统计表或公式的适用设计类型。在进行验证性研究设计时，还应考虑试验组与对照组进行比较的统计学检验类型，诸如，优效性比较检验、等效性比较检验和非劣效性比较检验。比较的类型不同，估算样本量的方法也有差异，应在进行设计时充分考虑。队列研究、病例 - 对照研究和随机对照试验设计的样本量估算方法也各不相同。具体估算方法参见统计学专著。

2. 各组分配比例

估算样本量的公式或统计表多数适用于各组例数相等的设计，当临床试验各组的分配比例不等时，例如对照组与试验组的分配比例为 2∶1 时，可采用一些校正表或校正公式进行调整。

3. 预计随访期限

某些结局事件的发生数量与随访期限有关，例如随访期限长，结局事件的累积发生率就较高。若以此估算样本含量，在其他条件不变的情况下样本量会较少。但是更长的随访间期可能会增加失访率和研究实施的难度，在样本量估算时应预先做好充分估计。

4. 预计失访率

估算的样本量是临床研究中必须得到的具有完整资料的研究对象数量，而不是纳入研究的例数，实际观察或随访过程中还需考虑失访的情况。为满足研究目的和统计学要求，研究者应根据预计的失访率扩大样本含量。在假定失访是随机的前提下，一般调整的样本含量 = 估算的样本含量 / (1- 失访率)。

5. 多个结局指标

当结局的评价涉及多个主要效应指标时，研究目的和结局指标的数据类型决定样本量估算时采用的预期信息，有时在一项研究中既有定量指标又有定性指标，原则上应根据研究目的做出取舍，计算以主要效应指标的预计值为依据，一般可以分别以各个效应指标预期信息估算所需样本量，保守地取较大的估算样本量也是可行的。

二、统计分析计划的制订原则

（一）根据中医药临床研究特点制订统计分析计划

中医是一种复杂干预。中医临床研究中，若均以标准方或单味药进行干预，同质性较好但却未能体现中医的特点。若以辨证论治对患者进行干预，研究对象所接受的治疗措施具有高度的异质性，其选方、用药会有差异，剂量、服用方法、疗程也会有差异。因此，在进行假设检验时，如果样本量足够大，可试着通过分层次进行亚组分析。

患者在接受了中医干预后，其临床治疗效果的反应通常也是复杂的，有理化指标的变化，更有生存质量、症状的变化。因而，反映治疗有效性和安全性的指标类型不仅是可测量的连续变量，还有分类的、有序的离散变量。这就要求在制订统计分析方法时根据中医药临床研究的特点来选择。如果有效性指标为无序多分类结局，如中医证候虚、实、寒、热的变化，可以用多维无序分类变量的 Logistic 模型；如果指标为多分类有等级的，如症状程度、量表得分等的变化，可用多维有序分类变量的 Logistic 模型；如果指标为生存时间、改善好转时间、延缓时间、缓解复发时间等，可以用 Cox 比率风险模型；如果指标为任意个体的同一特性在一段时间或某几个时间点重复性观测得到的数据，可采用纵向数据模型。

（二）根据研究目的、设计和资料的类型确定适合的统计分析方法

要根据试验目的确定比较类型，如差异性检验、非劣效性检验、等效性检验、优效性检验；判断临床研究的设计类型，如完全随机设计、配对设计、随机区组设计、析因设计、正交设计、重复测量设计等类型；判断拟分析的资料是定量资料、定性资料还是等级资料；确定反应变量是单变量、双

变量还是多变量；判断影响因素是单因素还是多因素；判断资料是否符合拟采用的统计分析方法的应用条件，比如服从正态分布、偏态分布或几何分布，方差齐或不齐。

三、统计分析计划的主要内容

在试验方案和病例报告表确定之后，就应该形成统计分析计划，并可根据试验开展后遇到的实际问题进行修改、补充和完善，在盲态审核时再次修改完善，但是在第一次揭盲之前必须以文件形式予以确认，此后不能再做变动。统计分析计划中涉及的具体内容如下：①研究目的，如评价某方剂的疗效和安全性，或比较两种药物的经济学效益等。对于有多个研究目的的临床研究，应按其重要性分为主要目的和次要目的。②研究的终点结局指标，包括主要结局指标和次要结局指标，以及探索性分析指标。③说明临床试验的总体设计，即试验设计、样本规模、研究药物、治疗计划、剂量调整与停药；描述临床试验的总体设计原则，受试者的入组方式，样本规模，研究药物的信息（商品名、剂型、剂量、储存方式及生产企业等），治疗方案（治疗组和对照组给予的药物、服药时间、服药方法），剂量调整（根据病程进行给药方案的调整），停药的条件。④样本含量的计算方法及统计学把握度的设定。具体可参照样本量计算的相关章节。⑤具体的统计分析方法。⑥使用的统计分析数据集。在此需要指出的是，统计分析计划中，在进行数据集划分时，应当对亚组分析进行充分的估计，根据纳入的受试者的特征或干预措施的亚类进行预先的设置。一般情况下，不允许在事后再做更改，避免更改亚组分析的策略而刻意求得阳性结果。

实际操作时，在拿到数据后，真正进入统计分析阶段前，还需要进行数据比对和数据核查。数据比对是双录入过程中的一致性检验。数据核查前还应当制订相应的核查计划，主要针对的是数据间的逻辑关系、缺失值和离群值等。解决完这些问题后，即可对数据进行分集，而后针对各个变量进行统计分析，生成统计分析报告。

（一）具体的统计分析方法的选择

一般而言，统计分析的过程主要涉及两方面：统计描述和统计推断。统计描述是指选用恰当的统计指标、统计图和统计表，对资料的数量特征及其分布规律进行测定和描述。统计推断是由样本信息推测总体信息的过程，包括参数估计和假设检验。其中假设检验主要解决两方面的问题：等或不等，相关或不相关。

关于统计描述，中医药临床研究中，计量资料通常用均数及其标准差来描述，计数资料通常用率或比及其可信区间来描述。

假设检验的具体分析方法如下。

推断组间相等或不等：满足正态分布、方差齐性的资料当选用参数检验，如 t 检验、方差分析、χ^2 检验等；偏态分布计量资料或等级资料与总体相比较，应当选用两个相关样本的非参数检验；若为两个来自不同总体的独立样本，可采用 Wilcoxon 秩和检验。但非参数检验在推断时不能太过于肯定，需要注意结果的解释。

需要注意的是，前瞻性干预研究中，比较组间的疗效时，若基线不均衡，应当用协方差分析或重复测量设计的方差分析来调整后再检验更合理，而不能用独立样本的 t 检验。研究计量资料，处理因素为时间和分组时，想要体现时间变化下干预措施的疗效，应当选用重复测量设计的方差分析。若组别和结局指标均有序时，应用相关性检验更为合适。对计数资料，观察时间因素，研究组间的差异时，可选用生存分析进行检验。

推断自变量与应变量是否具有依存关系：一元回归的应用条件是至少应

变量应当服从正态分布；研究一个应变量与多个自变量之间的线性关系，采用多元回归分析，但应当注意排除多重共线性和异方差的影响；研究二分类资料的观察结果与多种影响因素之间的关系，可采用 Logistic 回归分析；计量资料为非正态分布时，可将非正态数据转换成等级变量，采用 logistic 回归检验；对考虑到时间因素的计数资料，研究多个研究因素与结局的关系，用 Cox 回归。Cox 回归模型与 logistic 回归模型相似，但 Cox 回归模型将时间因素考虑在内。

（二）确定统计分析数据集及缺失数据的处理

1. 数据集的选择

一般而言，评价干预措施的疗效时，多选用全分析集，即根据符合意向性分析原则把所有随机化的受试者纳入分析的数据集，是疗效评价的主要数据集。此外还有符合方案分析集，即将符合方案规定完成药物治疗、无明显方案偏离、完成所有评价内容的受试者纳入分析，它是全分集的一个子集，排除了因不符合入选标准、依从性差及脱落和失访的受试者的数据。评价药物安全性时，可采用安全性分析集，指全部由随机化分组，有一次研究药物并进行了至少一次安全性评估的受试者构成的分析集。

2. 规定缺失值和离群值的处理方法

缺失值是指数据收集过程中应该有的数据但未收集到。临床试验中，难免会有受试者退出、脱落或失访。对于完全随机缺失，可以忽视缺失值，但是这种处理方法违背了意向性分析原则并可能对结果产生偏倚，故不推荐为验证性临床试验的缺失值处理方法。其他缺失值处理方法包括简单填补（末次访视截转、基线访视截转、最差病例填补、最好病例填补等），多种填补（多重回归填补法、趋势得分法、数据扩增法等）。离群值指收集的数据中存在着不合逻辑或常理的异常值。通过统计软件检测的异常值还需要医学专业知识的判断才能确定是否为离群值。

四、期中分析和数据监察委员会

期中分析目前广泛用于药物临床试验中。期中分析能提供药物有效性、安全性等方面的信息，用以尽早对药物的疗效进行预期，还能及时终止无效、不安全的药物开发。

从伦理学的角度出发，在试验药物可能存在安全性隐患的情况下，利用期中分析得出的结论，可及时发布提早终止临床试验的消息。比较效果研究中，进行期中分析能够为试验药物的有效性及早提供证据。在样本量无法确定的情况下，也可通过期中分析，在统计学错误和检验效能不变的情况下节约样本量。

在研究设计阶段，应对是否期中分析和何时进行期中分析进行预期，说明期中分析的目的、日程及安排，尽量避免计划外的期中分析。期中分析过程应由独立的数据监察委员会（Data Monitoring Board）执行，明确委员会的职责。

第五节　中医临床研究方案的优化

中医临床研究方案的优化是一个不断认识、不断完善的过程。临床研究方案优化工作中所遇到的问题有很多，比如缺少中医特色理论内容、低水平的重复、缺少创新性、研究目的太宽泛、对照设置不合理、结局指标选择不适当、样本含量估算不准确等，中医临床研究方案的优化是对相关案例做出分析，同时结合中医药的具体特点提出了相应的解决方法。

一个好的中医临床研究方案要具备中医特色突出、优势明显、方法得当、目标明确、易于操作、质量可控、依从性好、易出成果。

一、研究题目的优化

研究题目应明确、具体，与研究的内容一致。实际工作中往往存在研究题目太大的问题，如有的课题是"中医治疗 × 病的研究"，包括了症状学、证候学、治疗法则、方药、诊疗标准等方面，在有限的时间内不可能完成。还有存在研究题目与研究内容不符的情况，如题目是一个病的研究，在方案中实际上只是这个病的某一证候的研究，前后不符。还有的在研究方案中自造新名词、新概念，导致读者看不明白，故应该选择大家公认的名词术语。

研究题目是对一项研究的高度概括，通过研究题目应该能够了解研究的问题、研究对象、研究的设计类型、结局指标等内容。在临床流行病学中一个问题或者研究题目的提出，主要遵循"PICO+ 设计类型"的原则，有助于保证在提出研究问题与研究目标时更加明确。

"中药治疗肝炎的研究""中药对冠心病凝血指标影响的研究"，这样的研究题目不清晰，可以用"PICO+ 设计类型"结构化后为"清热解毒类中成药对慢性乙型肝炎患者 ALT、AST 降低率影响的队列研究""活血化瘀中药注射剂对瘀证与非瘀证冠心病患者凝血指标变化率影响的队列研究"，这样可以使读者在最短的时间内获得研究的主要内容，研究的人群、干预措施、有无对照、结局指标都可以明确。

二、研究目的的优化

研究目的是研究问题的具体体现，是努力的方向与目标，需要直接、明确、具体地表达，希望通过研究获得什么结果或解决什么问题，聚焦到点，针对具体的临床问题。

研究目的分为主要研究目的和次要研究目的。主要研究目的与课题要解决的关键问题相一致，次要研究目的是解决与关键问题相关的问题，可有一个或多个，其解决的问题可以辅助说明主要目的。

临床研究方案中研究目的不应太大，"× 方治疗 × 疾病"包括症状学研究、证候学研究、证候演变规律研究、临床研究疗效评价等，通过一个课题在有限的时间、有限的经费中，难以实现。研究目的应该是点而不是面，应聚焦到一个研究的点，针对临床具体的问题，应体现研究的深度而不是广度，要在点上深入，面上扩展。在制定研究目的时应具有创新性，研究目的不宜过大，以准确、简洁、具体、新颖、生动的表述展示研究的主题为宜。

"结肠炎中医干预方案"的研究中，其研究目的是中医干预方案对结肠炎的疗效，研究目的过于宽泛，没有针对性，没有说明干预方案是什么、哪方面的疗效及如何对疗效进行评价。方案要侧重于中医治疗此病的优势，尤其是与西药的治疗相比较，来提供中医药优势的证据，比如中医药可以改善结肠炎的临床症状及降低复发率。

研究目的细化完善为：①主要目的为中医干预方案的制订与疗效评价。遵照中医辨证论治的原则，制订结肠炎两步序贯治疗方案。通过多中心、随机、对照研究评价治疗方案对结肠炎的缓解率、复发率、生存质量的影响和综合疗效。②次要目的为中医干预方案的安全性评价。

三、研究方法的优化

研究方法要相对科学，不要一味追求循证证据级别最高的随机对照双盲试验，有的临床研究不适合做随机双盲，比如名老中医经验的传承研究，无确切的纳入标准，研究的是老中医的整体学术思想，无法进行随机对照等研究。

1. 随机化的优化

在符合伦理要求的前提下，临床上的随机对照试验进行试验分组时需要进行随机化，观察性研究不需要进行随机化的处理。有的临床研究进行了随机化但只是简单的随机法或者是半随机法，很多研究生毕业课题经常利用随机表法进行随机，虽然随机表的随机理论是合理的，但在随机的过程中，未有分配隐藏，有很大的主观性，有可能改变分组，破坏了随机化。临床常用的信封法也有弊端，研究过程中不乏临床单位将信封分配给不同的医生，分别进行纳入患者，破坏了随机化的要求，随机化是按照入组先后顺序进行的，而且医生也可以根据信封的规律摸索出试验组和对照组的组别规律，不利于随机化。

基于随机表法和信封法的弊端，建议采用网上在线随机系统取号来进行随机，这样可以最大程度上避免人为因素的作用，尽可能避免选择性偏倚。

对于临床上中小样本量的RCT，为了保证试验组间样本量和消除有关影响结局的试验外因素的干扰保持同质性，增强组间的可比性，可以采用分层随机分配法。如研究一个具有清热解毒作用的中成药A与另一个功效类似的中成药B进行对比，主要研究目的进一步明确中成药A治疗急性上呼吸道感染（风温肺热病，热在肺卫证）的临床定位，是否对发热更有效？对咽喉肿痛更有效？两者均有效？这就可以进行分层，分为发热组、咽喉肿痛组、发热加咽喉肿痛组三个层次。大样本的RCT，就不必采用分层随机法进行分配样本。

现在很多研究均为多中心、大样本的RCT，涉及的人员较多且样本量大，为了保证试验组和对照组纳入研究对象的数量可比，尽量避免选择性偏倚的发生，可以采用区组随机法。

2. 对照的优化

临床研究中不管是发现一种新的治疗手段或者比较两药的有效性及安全

性等，欲进行比较，就必须有对照，且是可比性的对照。在设置对照组的临床试验中，除了干预措施这一研究因素不一样外，其他与治疗相关的因素与环境，比如研究对象、研究机构、研究医院等这些方面两组需要均衡，只有这样设置的对照才有可比的意义。

临床上许多 RCT 研究采用对照的方法。比如想研究一个药物的有效性，如果试验组药物是活血化瘀药，对照组药物是补气养阴药，那么两种药物在功效、主治、适应证等方面有很大的差异性，这种对照药物的选择也是不合理的。往往应该采用与另一个在功效、适应证等方面与试验组势均力敌的药物，而且选择对照药物时要选择那些临床公认的有效药物形成有效对照，特别是那些循证证据充足的药物，比如开展过多中心大样本的随机对照试验，不要选择已经被更新换代、市场竞争力不强的药品。选择循证证据级别高的药物作为对照药，方能提高研究质量，这样才能获得高质量的临床试验。如果是中医治疗与西医治疗的对比，最好选择临床上公认的西医治疗方法作为对照。

对于颗粒剂、自制药等的 RCT，建议试验药物和对照药物均由一个厂家统一生产、包装，由课题承担单位统一采购、编码后分发至各研究中心，这样有利于减少不均衡性，增加可比性。试验组药物和对照组药物无论在外观、色泽、气味、制剂，还是在用法和用药途径上，都要一致。

如果与西药作为对照药物，那么西药治疗是否规范、能不能统计出中医药的疗效、中医的贡献能有多大，上述均要充分考虑。

如"中医辨证治疗痴呆的疗效评价"研究中，初期临床研究方案对合并用药没有进行说明，这样不利于对中医辨证治疗后疗效评价的精确研究。应优化增加其合并用药的标准：禁用已上市治疗 AD 的药物、银杏制剂、促智作用中药制剂及保健品；如需要，允许短期使用水合氯醛、忆梦返、思诺思等非苯二氮䓬类药物，症状改善后即予停药，使用时间少于 2 周。对于在接受治疗前已经服用上面提及的禁用药品，考虑纳入前所用药物会对该方案的疗效评价和结果解释形成不良影响，故优化为设置治疗前单盲安慰剂洗脱 2 周，以保持对照的可比性。

3. 盲法的优化

在许多随机对照试验中，为了保证临床资料及分析的结果不受主观意愿所左右，除记录真实的状况，保障研究结果的真实性外，必须实施盲法，否则就会出现或多或少的测量性偏倚。盲法分为单盲、双盲、三盲。

目前，为了保持盲法的保密性，盲法可以分级设计，如两次设盲。一级盲底是指患者接受哪个组的治疗，多用代码代替，如 A 组或 B 组。二级盲底是决定一级盲底中哪一组是试验组哪一组是对照组，比如 A 组是试验组，B 组是对照组，这样保密性会更高。

现在很多应用类似于信封的编码纸袋，保密性较好，但是公认保密性最高的是互动性语音应答随机系统。

在"结肠炎中医干预方案"的研究中，原研究方案中并没有对如何设盲规定，考虑完善后应用盲法评价镜下指标和病理指标。对结局评价者也应设盲。于是，在本研究中应采用盲法评价原则，结肠肠镜检查和病理检查由专人负责，并始终处于盲态，同时对结局评价者设盲，设立独立的评价人员。在课题实施过程中，肠镜检查医师和病理检查医师始终处于盲态，并通过制定肠镜检查和病理检查的 SOP，保证治疗前后肠镜观察和病理取材的部位及判断标准的一致性。监查员与结局评价者必须自始至终处于盲态，尽可能减少测量偏倚的产生。

四、样本量的优化

确定样本含量大小的基本原则是在保证研究结论具有一定可靠性和精度的前提下，选定最少的试验或调查对象的例数。

临床上不同的假设检验如等效性检验、非劣效检验等和不同的设计类型如病例系列报告、横断面研究、队列研究等都有自己的样本量计算公式，公式运用存在混淆的现象。如果方案是优效性检验，计算参数不准确，尤其是有效率若估计过高，得出的样本量就会减小，研究结果得出的有效率可能就会降低。

样本量的确定要根据研究目标、研究方法、研究指标而定。比如研究一个中成药的不良反应，中成药的不良反应发生率多在千分之几，此时样本含量就要扩大到上万例。

计算样本量时需要众多参数，参数的选择一定要有依据，比如预实验、前期课题的部分研究、高质量的文献论著等。

使用不同剂型药品的有效性进行样本量的估算，比如用一个方剂的汤药的有效率计算其免煎颗粒的有效率，两种剂型的有效率是否等效尚需验证，这样贸然计算样本量也是不合理的。另外，也存在一种情况，即用中药汤剂的有效率代替免煎颗粒的有效率，然而汤剂的有效率较高一些，按照这个参数进行计算，得到的样本量往往比实际需要小很多，这样不利于研究结果的得出，可以进行预实验后再进行有效率的估算。

如在"帕金森病中医药治疗"的研究中，样本量计算依据不明确，参数来源不明确。应依据疾病课题组"十五"国家科技支撑计划的研究成果，明确样本量计算依据。以"十五"国家科技支撑计划研究成果的安慰剂对照组的症状自然缓解率33.33%，治疗组有效率53.28%，作为计算依据重新计算了样本量，估算研究的样本例数为120人，药物治疗组和安慰剂对照组各60人。

五、诊断标准的优化

诊断标准、纳入标准、剔除标准、脱落标准是保证研究人群合格正确纳入的关键，是实现研究目标的保证。

有的研究采用的中西医诊断标准、疗效评定标准不是经典标准，甚至自拟标准，导致研究的科学性、有效性、外推性较差。

为了便于交流，临床研究中在制定诊断标准时，需要结合临床实际，尽可能选择医学标准，包括国际统一标准（WHO 发布或国际专业学术组织会议制定的标准）、国内统一标准（政府主管部门，全国性学术组织和会议制定的标准）、地方性学术组织制定的诊断标准，以及高等院校统编教科书标准，一般不支持自拟标准。建立符合中医诊断特色和临床实际的诊断标准，是提高中医科研水平的关键问题之一。

受试者的选择应体现病证结合特点。辨证分型是临床研究中最能体现中医特色的部分。将辨病与辨证相结合的"病证结合"研究模式，已成为中医临床研究的重要模式。

纳入标准不同于诊断标准，是从符合诊断标准的复杂的群体中，根据研究对象病情的轻重、病型、并发症、合并症、心理因素、文化背景、社会背景，以及证候等因素，选择相对单一临床特点的对象，使研究因素具有相对单一性。研究纳入标准不当，标准过于严格，则筛选病例困难，不易操作。如儿童食积腹痛，年龄 1～12 岁，1 岁患儿如何判断腹痛程度？纳入标准一定要具体，关于研究脑卒中复发风险评估的课题中，诊断标准符合《中国急性缺血性脑卒中诊治指南 2014》，课题的研究目的是研究脑卒中的复发率，而脑卒中按照国际上的 TOAST 分型又分为 5 型，其中的心源性卒中和其他亚型的发病机制和复发机制是两个不同的规律，故为了研究的精准化，最终将纳入标准加了一条为"TOAST 分型中的大动脉粥样硬化型、小动脉闭塞型、不明原因型三型"，使研究更具有针对性。

六、治疗方案的优化

中医临床治疗方案是中医师在临床治疗疾病的过程中，依据中医基本理论，对某一疾病、某一阶段所使用的具体治疗措施的详细描述。它可以包括中药、针灸、推拿按摩等治疗措施，也可以合并其他治疗措施，但应该是运用中医理论，以中医指导思想为主的治疗措施。中医临床治疗方案优化就是把中医临床治疗方案变得更好的过程，即对中医临床治疗方案进行改进，使之更接近于具有疗效最佳、毒副作用最小、花费最少、用起来最方便等的临床治疗方案的过程。

治疗方案中要体现干预方案、适应证与禁忌证等有关内容。干预措施如果是中成药、中药注射剂，则需要考虑其构成及配伍是否符合中医理论，是否体现了中医特色和优势。干预措施的疗程是否合适并符合医理，本治疗方案是否与所提供的中医病名、中医证候类型、西医病名、分期及分度相适合，评价其禁忌证是否明确。

临床研究中一个方剂对一个疾病的某一个证型的疗效研究，往往存在选用的方药、技术、方法缺少理论证据支持。方药的临床实践，如临床上该方药的效果如何、有效率是多少、有没有不良反应、用药禁忌是什么等，有没有进行预实验。该方药在治疗该证型时，遇到什么样的兼加症应该加什么药物、出现其他并发症时如何处理、对可能出现的不良反应的防治方案等都要有明确规定。

治疗方案中有结合其他治疗措施的，比如针灸、推拿、中药熏洗等疗法，要阐述加入该治疗措施的理论依据，有什么循证医学的证据支撑，要有具体的文献依据；还要阐述加入该治疗措施针对什么问题，与方药的关系是叠加效应还是弥补主要干预措施的不足。实施各种治疗措施的具体时间点、具体实施方法及注意事项、多种治疗措施实施联合应用时的先后顺序都要经过合理设计。比如汤药、针灸、推拿、中药熏洗的各个时间点，中药熏洗时的注意事项，有心脏病、高血压、糖尿病周围神经病变的患者熏洗时水温的把握等，都应合理设计。

治疗方案的实际操作性要高，患者和医生的依从性高，数据的采集才会完整、规范。如果操作复杂，评价量表较多，患者病情危急，就不能保证过多量表数据的完整采集。服用药物太多，要考虑患者的身体状况，以及接受性。患者服药的依从性，可以通过比较各次访视时发放的药量，与实际服药量＋回收药量＋遗失药量的总和是否一致进行判断。

在"中医辨证治疗痴呆的疗效评价"的研究中，方案设定初期治疗分为两个阶段。第一阶段采用化痰开窍法（6周）；第二阶段通过辨证分型分心气亏虚证和肾精亏虚证，分别采用补心气、补肾精法治疗（18周）。经多个专家讨论后提出，方案设计与临床实际不符，因为患者不一定第一个阶段就是实证，到第二个阶段才是虚证，也可能就诊时即是虚实夹杂证。因此，经过完善后，建议在疗程中随证使用化痰开窍法，这样符合理法方药及方证相应原则，也比较符合临床实际。修改后，根据中医辨证，心气亏虚证用调心方，肾精不足证用补肾方，兼夹痰阻脑络加用礞石滚痰丸，兼夹瘀阻脑络加用血府逐瘀胶囊。初期临床研究方案中对禁忌证的情况未表述，经过修改后加入了禁忌证，即阴虚阳亢、痰火上扰证候患者禁用。

在"溃疡性结肠炎中医干预方案"的临床研究中，初期的临床研究方案中只确定了湿热内蕴证和脾胃虚弱证两个证候的方药，只有一个基本方。经过优化后，建议要明确、规范处方的加减，并如实记录加减的时间，以及加减前后的症状，体现中医辨证论治的个性化特色。另就治疗方案进行补充，分别确定湿热内蕴证和脾胃虚弱证的两个基本方，同时也明确了加减症状的用药。湿热内蕴证；便血为主者，加茜草 20g，仙鹤草 20g，槐花 15g；伴发热者，加金银花 15g，葛根 15g；腹泻、脓血便缓解，去白头翁、肉桂，改黄连为 3g，加党参 15g，茯苓 15g，炒白术 10g。脾胃虚弱证：便次较多者，加诃子 10g，石榴皮 15g；便夹脓血者，加败酱草 15g。同时，患者每次就诊时在研究病历中增加记录加减用药的表格，同时记录加减的时间和加减前后的症状变化，这样有利于辨证论治治疗溃疡性结肠炎动态疗效的评价。

七、结局指标的优化

结局的评估主要着重于有效性、安全性和卫生经济学评价 3 个方面。

1. 疗效评价的优化

中医药对疾病的治疗着重对人体的整体调节，其对机体的多层次、多环节、多靶点的作用及在此基础上产生的整体调节，已被认为是产生疗效的依据所在。评定中医药有效性结局的选择应该在一定标准下进行，还要考虑到指标之间是否存在潜在的重复性。

要把握中医治疗的优势所在，并进行充分发挥。比如改善感冒发热、头痛、周身不适等症状，对心、脑功能进行恢复和保护等，属于中医的扶正作用。另外，中医治疗还能调节功能紊乱，如更年期证候的内分泌紊乱等；抑制、阻断或延缓病理过程，如肝纤维化向肝硬化的进展等；消除或减少病理产物，如脑血管病急性期的脑水肿及脑血肿、病灶周围的有害代谢产物等；提高生活或生存质量；减轻和防治西医药的毒副反应，如肿瘤的放化疗引起的毒副反应，对激素的应用减毒增效；促进正常组织的生长，如治疗溃疡、瘘管、窦道长期不愈合，祛腐生肌；提高西医药的疗效，如肺炎时，既可化痰止咳，又可减少抗生素的用量和用药时间等；为西医治疗措施争取时间，如扩大溶栓疗法的时间窗等；提高断指（肢）再植手术的成功率和断指（肢）功能的恢复；降低重症坏死性胰腺炎的病死率。研究证明，在许多疾病的发生、进展、恢复的过程中的一些环节上中医药可以发挥很好的作用，提高临床疗效。

疗效评价的标准可以是综合的，也可以是单一的，疗效可以是优效的还是等效的。如果是等效，但与同等疗效相比时间短，或费用低，或副作用少也是可以的。其中，整体疗效是指治疗某一疾病的疗效。单一疗效是指解决某一临床问题的疗效，如某一症状、某一体征、某一指标、某些环节的疗效等。此外，疗效还分近期疗效、远期疗效等。治疗方案对疾病治疗的整体疗效、单一疗效、近期远期疗效，都要有循证医学的证据。

临床研究往往存在疗效观察指标的选择缺乏科学性，或观察指标太多，重点不突出，观察疗效的时间点不严格等不足。

疗效评价标准应该是专家共识的标准，要有文献证据，选择的指标应分结局指标和替代指标来解释说明研究目的。

在"帕金森病中医药治疗"的研究中，初期方案疗效评价的次要评价指标过多，建议明确主次或权重。经过修改后，明确了主要和次要评价指标。主要指标为帕金森病中医评分，UPDRS II、III评分；次要指标为匹兹堡睡眠质量指数量表（PSQI）、抑郁量表（CES-D）。这些评分和量表的得分有助于结局指标的评价。

在"冠心病血运重建后中医干预的临床研究"的研究中，其结果评价是通过冠心病心绞痛中医证候疗效评价计分量表。由于中医证候评分的评价难以客观化测量，优化后替换为用冠心病中西医结合生存质量量表进行计分评价，可以更好地客观地评价出防治措施的有效性。

2. 安全性评价的优化

临床研究中安全性评价是至关重要的，许多研究中安全性评价不具备针对性，比如药品的安全性评价一般要通过肝肾功能、心电图、血尿便常规来检测；中药注射剂的安全性评价，除了上述的指标外，还要观察过敏反应发生与否。

在"结肠炎中医干预方案"的研究中，初期临床研究方案的安全性检查中，肝肾功能的检查 1 月 1 次，考虑后认为过于频繁且肝肾功能检查的密度设置应以防止出现不良反应为宜，故修改为肝肾功能在治疗前、第 28 天、第 56 天、第 112 天和治疗结束后各做 1 次。治疗过程中安全性检查指标出现异常，或出现其他严重不良事件者，根据医生判断应该停止该病例的临床研究。

3. 经济学评价的优化

临床研究往往是想寻找一种有效性高、安全性高、经济实惠的干预措施，如果两种干预措施的临床疗效相当，禁忌证又相同，则可以优先选择比较经济学的那种。

在"结肠炎中医干预方案"研究中，原研究方案未提及卫生经济学的评价。由于其研究将肠镜检查及病理检查作为用药效果的监测手段，专家提议课题组进行卫生经济学评价、成果 - 效益比，同时进行增值分析，来检测其经济性。

八、质量控制的优化

临床流行病学研究一般都存在随机误差与系统误差，只有进行严格的质量控制，才能确保试验记录和报告数据准确、完整、可信。

质量控制过程中为了保证研究的高质量，首先要对进行研究的人员进行培训，明确研究人员的职责和分工，监查小组或者质控员的设置要合理等。许多临床研究三级监查的过程中存在许多质量控制不佳的问题。如监测单位存在遗漏监测病例，未上报不良事件、仅上报不良反应，电子数据上报滞后或者数据录入错误，一级质量控制力度不足的问题；部分监测单位存在的一级质量控制计划、报告等材料过于简化，且检查频率过低的问题。所以必须进行严格的质量控制，这可能都与参加研究的人员未进行充分的培训有关。只有对参加研究的人员进行高水准质控，才能提高他们对临床研究重要性及相关知识的掌握程度及积极的工作态度。比如在对药品的安全性评价中，当患者出现不良反应时，研究人员能及时发现，及时上报，及时处理，及时记录其过程等。

在临床研究的过程中，要进行过程质控，各个环节要有标准操作规程（SOP）的制订及监查报告制度等。临床进行的对痴呆的诊断，以及中医干预措施对痴呆的疗效评价，往往是通过量表而得出的，要对量表正确使用。比如与患者交流时语言是否规范，语速是否合理，有没有诱导性的语句等；如果药物出现不良反应，应该怎样上报及上报时应该具备哪些要素等；临床上进行基因测序时，为了保证生物样本的可利用性，生物样本应该怎样采集、怎样保存、怎样运输等，上述都要有一份标准操作规程，只有进行严格的质量控制，才能确保试验记录和报告数据准确、完整、可信。

研究目的都是通过临床研究中收集到的数据，进行统计分析，欲得出真实有效的研究结果和结论。那么数据的准确性、及时性、完整性、规范性是得出研究结果的必要条件。核实数据的真实性就要求原始病例要有可溯源性，比如在录入病例时发现与医学知识不符的最好回归原始病例再次核验，数据录入时最好采取独立的双人双录入的方式，并进行差异性的一致性检验，最好采取统一的网上数据录入平台进行数据管理，由简单的 Epidata 数据库的录入到网上数据平台录入也是优化的体现。

关于中药饮片的选择、保存、煎煮及服用，研究过程中所有的中药材应指定同一厂家，建立专门的临时仓库，保证所有中药材品种、产地的一致性。选择药材生产操作规范、控制科学严谨、口碑优良的厂家。中药材应符合以下标准：

1. 中药材品名统一，确保选择同一种中药材。按照《中国药典（2015版）》及谢宗万编写的《中药材正名词典（汉拉英对照）》的要求，统一中药材的品名。

2. 中药材产地统一。尽量选择历史悠久，品种优良，产量宏丰，疗效显著，具有鲜明地域特色的中药材，即"道地药材"。如遇有非"道地药材"时，则选用大宗药材，确保每味中药的产地统一。

3. 中药材的炮制方法统一，并符合相关的炮制规范，同一中药材选用统一的炮制方法。如选用生白术，炮制方法为"将原药除去黑色油脂等杂质，浸润，洗净，润透，切厚片，干燥，筛去灰屑"，并标注生白术，而非蜜麸炒白术、白术炭或制白术等。

4. 药厂对每一种中药材均需按照《中国药典（2015版）》及相应的炮制规范和要求进行全项检测，均需符合标准。

5. 中药材的煎煮统一。推荐能够根据卫生部、国家中医药管理局颁布的《医疗机构中药煎药室管理规范》中的各项要求，制定中药煎煮标准操作程序（SOP），叮嘱患者自煎时严格按照 SOP 进行操作，不得任意煎煮。在此对具体操作举例：①煎药容器应当以陶瓷、不锈钢、铜等材料制作的器皿为宜，禁用铁制等易腐蚀器皿。②取一帖待煎药物，拆封后浸泡，约 30 分钟。③第一煎：煎煮时保持水量以浸过药面 4~5cm 为宜。大火煮沸后调整火力至小火，保持微沸，继续煎煮 60 分钟，煎药过程中搅拌药料 2~3 次。停止煎药，将药汁采用滤器过滤至洁净容器内（约量不少于 200mL）。④第二煎：再次加水浸过药面 1~2cm。保持大火煮沸后调整至小火，保持微沸，继续煎煮 30 分钟，煎药过程中搅拌药料 2~3 次。停止煎药，将药汁采用滤器过滤至洁净容器内（药量不少于 200mL）。⑤将两次药汁混合后放入煎药锅内浓缩至 400mL。400mL 药液分早晚两次服用，饭后半小时温服。以上中药煎煮 SOP 制成患者手册，统一分发至每位患者手中。

九、统计分析计划的优化

统计分析计划的目的是为了说明临床研究数据的统计分析方法和分析结果的描述方式。

统计分析计划要与研究方案中的相关内容保持一致，最好由生物统计学专业人员和临床研究负责人共同参与起草。

统计分析时要确定统计分析集，确定是对全分析集、符合方案集和安全性数据集的哪类分析，确定统计分析的指标，并根据指标采用什么样的统计方法，确定如何进行期中分析。

在对中医临床研究资料进行盲态审核分析后，应对统计分析方案进行再检查和必要的修订，并应在揭盲之前完成，同时以文件形式由中医临床研究负责人及统计人员签名予以确认，此后不能再做变动。特殊情况必须修改时，应以补充文件形式说明修改内容及其理由，附在原统计分析计划书之后。但不可因统计结果不符合愿望而改变统计方法或统计指标。统计分析计划是临床研究中重要的指导性文件，决定着统计分析的过程、内容、方式、工具等一系列技术细节，从而决定了整个研究中统计分析工作的质量。

十、考核指标的优化

考核指标分为核心考核指标和边缘考核指标，考核指标易存在不具体、不清晰、不实用、难推广的缺点。临床研究方案的研究结果应是理论研究成果、应用研究成果、软件学研究成果等的一种。

如果一个临床研究的研究目标是通过建立预警模型对疾病起到风险评估的作用，核心考核指标就是建立一个预测能力好的模型，边缘考核指标是培养人才、发表论文等。

中医临床研究设计仍处于不断的探索阶段，多方面需要不断的继续完善，尤其是中医药又有其特殊性，要发展符合中医自身规律特色的临床研究设计方法迫在眉睫。一个顶层的中医临床研究设计可以使临床研究设计方案上的问题得到及时解决，并保证研究成果的质量及研究成果的水平。

参考文献

［1］刘建平.循证中医药临床研究方法.北京：人民卫生出版社，2009

［2］孙振球，王乐三.医学综合评价方法及其应用.北京：化学工业出版社，2006

［3］詹思延.临床流行病学.北京：人民卫生出版社，2015

［4］王家良.临床流行病学.上海：上海科学技术出版社，2014

［5］田元祥，翁维良，李睿.中医临床研究诊断标准的优化.中华中医药杂志，2010，2：253-256

［6］姜俊杰，谢雁鸣.中药注射剂临床安全性监测质量控制指标的构建与实现.中国中药杂志，2015，24：4766-4769

［7］陆芳，翁维良，田元祥.中医临床研究统计分析计划的优化.中华中医药杂志，2010，8：1261-1265

［8］胡镜清.临床研究方法实践精要.北京：科学出版社，2016

第三章 课题研究的 SOP

临床研究的质量是临床研究课题能否达到研究设计目的的关键。临床研究过程的每项工作都应根据该研究方案的要求制定这一工作的标准操作规程（SOP）。这些 SOP 包括以下各个环节或内容，诸如：方案及其附属文件的设计、修改、定稿、审查的 SOP，研究人员培训的 SOP，建立伦理审查体系的 SOP，知情同意的 SOP，研究药物管理的 SOP，研究方案要求的诊断设备或实验室设备操作的 SOP，病例报告表记录的 SOP，不良事件记录、处理与严重不良事件报告的 SOP，临床研究监查的 SOP，质量控制与质量保证的 SOP，数据管理的 SOP，等等。SOP 应是可操作的，有详细的操作步骤以便遵从。

临床研究前应对所有的参加研究的人员进行相关的 SOP 培训，并在研究开始阶段认真监查 SOP 的执行情况，在执行中应对 SOP 的适用性和有效性进行系统的检查，对确认不适用的 SOP 进行修改或补充。

第一节　临床研究各环节 SOP 的要点

一、制订方案及其附属文件设计、修改、定稿、审查的 SOP

其目的是建立研究方案及其附属文件设计、修改、定稿、更新审查的标准操作规程，用于评估方案及其附属文件的内容是否充分与恰当。其 SOP 的内容包括：临床研究方案起草后需组织相关人员对草案进行审查，以确定其内容是否充分、描述是否恰当、是否进行修订等。临床研究方案审查应重点针对以下内容进行：是否正确描述临床研究的目的；临床前研究的结果是否有临床意义或与临床研究相关；研究采用哪种设计（如双盲或单盲、平行或交叉、随机化方法、安慰剂 - 对照等）；研究设计流程图、步骤与规程；减少或避免偏差而采取的措施，如随机、双盲等；对研究所用药品的治疗方案，包括剂量、用法、疗程等的描述；临床研究预期的进度和完成日期；中止和停止临床研究的标准，结束临床研究的规定；设盲的实施与盲底保存及破盲规程；研究预计终点描述是否恰当；是否确立了受试者入选、排除标准；是否确立了受试者剔除标准或退出标准；是否有说明受试者排除、退出或剔除后的下一步安排；是否确立了疗效评定指标；疗效指标记录、处理的方法与指标观察评测时间、评测者；是否确立了安全性评定指标，以及记录、处理的方法与指标观察时间；是否描述了不良事件的记录要求和严重不良事件的报告方法；是否包括了处理并发症的措施，以及随访的方式、内容和时间；所采用统计方法的描述；根据统计学原理计算出的所需病例数；是否确立有统计意义的检验显著性水平。

二、研究人员培训的 SOP

目的是使研究者了解方案的内容和病例报告表的填写，与研究者探讨临床研究中可能出现的问题和解决对策。其 SOP 内容包括临床研究前明确培训的时间、地点和参加人员；准备好培训资料、培训内容，主要是与方案等相关内容，如研究目的和研究方法；签署知情同意书的方法；对入选标准和排除标准的把握；给药方法；合并用药的规定；不良事件的观察和记录方法；严重不良事件的报告方法和破盲规程；研究病历的填写要点，强调原始记录是记录患者第一手的信息资料，并及时填写。

三、伦理审查体系应建立的 SOP

目的是为了保护受试者的权益和安全。其 SOP 内容包括：伦理委员会的工作以《赫尔辛基宣言》为指导原则，并受中国有关法律、法规的约束。各单位的伦理委员会应建立章程和审批程序。在研究开始前，伦理委员会应对研究方案进行审议。首先，研究者和申办者向伦理委员会提出申请并提供必要的材料。材料包括该研究药物或方法临床前和临床有关资料的概述、知情同意书样本、研究方案、病例报告表等。伦理委员会应在接到申请后尽早召开会议，审阅讨论。对研究方案的审查意见应在讨论后以投票方式做出决定。委员中参与研究者不投票。因工作需要，伦理委员会可邀请非委员专家出席会议，但非委员专家不投票。在审议后，伦理委员会签发书面意见，并附上出席会议人员的名单、专业情况及签名。研究方案需经伦理委员会审核同意，并签发书面意见后方能进行实施。在研究期中，对所有研究方案的任何修改应向伦理委员会报告，经批准后方可执行。在研究期中发生任何严重不良事件，均应向伦理委员会报告。伦理委员会的所有会议及其决议均应有书面记录。

四、知情同意的 SOP

知情同意是指向受试者告知一项研究的各个方面情况后，受试者自愿确认其同意参加该项临床研究的过程，需以签名和注明日期的知情同意书作为文件证明，目的是为了保护受试者的权益和安全。其 SOP 内容包括：要求研究者在征得受试者同意之前，就相关研究向每个受试者做简短描述，注意使用受试者能理解的语言，避免使用专业术语；向受试者解释知情同意书的全部内容；不要不适当地诱导或影响受试者参加或继续参加研究；要给予受试者及其法定代理人足够的时间和机会询问研究的细节，以及其他任何问题，以便自主决定是否愿意参加研究；知情同意书由受试者本人或其法定代理人签署并注明日期；执行知情同意过程的研究者或其代表也需要在知情同意书上签名并注明日期。已签名并注明日期的书面知情同意书应一式两份，一份提供给受试者或其法定代理人保留，另一份由研究者作为研究资料存档。

五、研究药物管理的 SOP

目的为了使临床研究药物管理符合临床研究方案的规定。其 SOP 内容包括参与研究药物管理各方的职责；研究者的职责是科学设计试验药物的用药方案，组织相关研究人员进行药物管理的培训；SOP 应规定或制订程序使研究用药的接收、保存、分发、回收、处理等工作符合法规和研究方案的要求，保证研究的顺利进行。

六、研究方案要求的诊断设备或实验室设备操作的 SOP

目的是使临床研究课题完成高质量的临床检验、检测工作。诊断设备或实验室设备操作的 SOP 由实验室相关人员书写，内容要符合实验室情况。SOP 由操作者和 / 或主任签署并标明日期，如进行修改或任何变动都要签字。SOP 应涵盖所有的质量活动，包括检测或校准计划、管理性程序、技术性程序、项目操作程序和记录表格等。由于影响每个实验室质量活动的条件和因素不一样，一个 SOP 只在某个实验室内有效，而不一定适用于其他实验室。每一个检测项目都应该制定一份 SOP，其中包含有详细的操作程序，如实验室实验条件（温度等），仪器的使用和维护，试剂、质控品、校准品的使用等，以避免或减少因操作者不同而引起的误差。实验人员在操作时应该严格按照 SOP 进行，实验室主管人员应该督查实验人员执行 SOP。必要时，SOP 中的内容应该在实验室主管人员的领导下，根据研究方案要求进行修订，修订后的 SOP 按审批程序批准后使用。

七、病例报告表记录的 SOP

目的是保证临床研究病例报告表记录真实、规范、完整、及时，提高药物临床研究的质量。其 SOP 内容包括临床研究病例报告表要记录得真实、及时、准确、完整、规范，防止漏记和随意涂改，不得伪造、编造数据。为确保达到以上要求，记录时需注意以下事项；病例报告表中的数据来自原始医疗文件，并与原始文件一致，试验中的任何观察、检查结果均应及时、准确、完整、规范、真实地记录于病历中和正确地填写在病例报告表中，不得随意更改；确因填写错误，需做更正时应保持原始记录清晰可辨，由更正者签署姓名和时间；临床研究中各种实验室数据均应记录或将原始报告复印件粘贴在研究病例报告表上，在正常范围内的数据也应具体记录。对显著偏离或在临床可接受范围外的数据需加以核实。检测项目必须注明所采用的计量单位；研究病例报告表中记录的内容要有必要的依据。计算机、自动记录仪器打印的图表和数据资料，临床研究中的检验报告书、体检表、知情同意书、试验图片、照片等应按顺序粘贴在研究病例报告表的相应位置，并在相应处注明试验日期和时间；底片装在统一制作的底片袋内，编号后另行保存。用热敏纸打印的试验记录，需保留其复印件。不宜粘贴的，可另行整理装订成册并加以编号，同时在研究病例报告表相应处注明，以便查对。研究病例报告表应保持完整，不得缺页或挖补；如有缺页、漏页，应详细说明原因。记录不得使用容易擦改的记录工具如铅笔等，宜用钢笔或签字笔书写。原始记录的书写字迹应规范、工整。记录应使用规范的专业术语，计量单位应采用国际标准计量单位，有效数字的取舍应符合试验要求。临床研究过程中所出现的严重不良事件应详细描述和评价。病例报告表应妥善保存，避免水浸、墨污、卷边，应保持整洁、完好、无破损、不丢失。研究结束后，应按归档要求将药物研究病例报告表整理归档。

八、不良事件记录、处理与严重不良事件报告的SOP

不良事件是受试者在接受一种药物治疗后出现的不良的医学变化，但并不一定与治疗有因果关系。无论这些不良变化是否与治疗有关，都应视为不良事件。其SOP要求研究者详细记录的内容包括：不良事件及所有相关症状的描述，不良事件发生的时间及持续时间，不良事件的严重程度，因不良事件所做的检查和治疗，不良事件的最终结果，判断不良事件是否与试验用药有关。每次随访时，研究者应询问受试者，并记录从上次随访以来所发生的任何不良事件，询问和记录受试者已报告的不良事件的变化（例如不良事件是否消退，若仍存在，其严重程度和发生频率等情况），同时判断所发生的不良事件是否与试验药物有关。在具体的临床研究中，对如何记录不良事件都有详细的说明。

严重不良事件（SAE）是指试验过程中发生的需要住院治疗、延长住院时间、伤残、影响工作能力、危及生命或死亡、导致先天畸形等的事件。其SOP内容包括处理原则和工作程序。临床研究中，遇有严重不良事件，研究者必须立即报告组长单位，并由后者在24小时之内报告上级主管部门和伦理委员会，尽快通知其他参与研究的单位。在原始资料中应记录何时、以何种方式（如电话、传真或书面），向谁报告了严重不良事件。如果是双盲设计，应该紧急揭盲，采取相应诊治措施，研究者填写SAE报告表，将SAE发生与处理过程记录在SAE报告表上，记录处理SAE的相关后续情况。

九、临床研究监查的SOP

目的是保证临床研究过程规范，结果真实、可靠，保护受试者的权益及安全。其SOP内容包括监查的时间安排；根据方案和进度，合理安排监查频率及每次所需时间；检查研究档案文件夹；监查知情同意书的签字日期与入组分配日期、签名情况；检查受试者的原始记录，将病例报告表与原始记录核对，标出疑问数据，请研究人员确认或更正；检查药品的保存、管理和记录情况；核对药品数量与记录的数量是否一致；受试者的实际用药情况是否与记载的一致，并符合方案要求；受试者的提前中止情况和记录，完成相应的检查和跟踪。

十、质量控制与质量保证的SOP

目的是保证临床研究的质量控制和质量保证系统的实施。临床研究质量控制与质量保证系统确保试验遵循研究方案，保证临床研究中受试者的权益，确保试验记录和报告数据准确、完整、可信。临床研究质量控制主要通过制订临床研究标准操作规程（SOP），确保临床研究自始至终遵循该操作规程。质量保证主要通过独立于临床研究部门的质量保证部门实施，稽查员应按照 SOP 进行系统检查，起到了解、反馈指导、评价和确认的作用。上级科研管理部门通过视察，对临床研究的质量进行监督管理，这对保证临床研究质量至关重要。

十一、数据管理的 SOP

建立一种标准操作规程，目的是对研究对象获得的数据进行迅速、完整、无误地收集与整理，确保研究课题所获资料的真实、规范和完整，确保统计分析时所使用的数据库精确、有效和完整，保证数据库的原始资料的电子记录处于安全状态。要求从研究开始到接收到所有的研究数据，并转换为最终分析数据库都要严格执行数据管理的 SOP。内容包括数据管理计划，数据管理系统基本组成要素，数据管理与统计分析工作流程，数据的收集、检查、传输，数据质量的测评（即数据的真实、可靠程度）和质量保证，数据录入，建立数据库，数据清理，数据修改，审核数据库，数据库关闭，安全、有效和可访问的数据存储，统计分析，提交统计分析报告。

第二节　标准操作规程（SOP）实例

通过以下 11 个 SOP 实例进一步阐述上一节所述临床研究过程中几个环节 SOP 的基本内容、程序和要求，可为各临床研究机构相关 SOP 的制定提供参考。各个环节操作参考以下 SOP 时应注意结合单位具体条件而定。

实例1 国家科技支撑计划"重大疑难疾病中医防治研究"方案优化操作规程

一、目的

为规范国家科技支撑计划"重大疑难疾病中医防治研究"的临床研究方案设计优化的工作，特制定本规程。要求所有课题组临床研究开始前对临床研究方案进行优化，以保证临床研究的科学性和伦理的合理性。

二、范围

本规程适用于承担和参加国家支撑计划"重大疑难疾病中医防治研究"的各临床研究医院和课题组。

三、职责

1. 各疾病课题组主要研究者

（1）制订临床研究方案，设计数据采集表格和知情同意书。

（2）制定临床研究SOP，如研究药物管理、质量控制、数据管理、安全性管理等。

（3）召集临床研究方案优化专家会议。

2. 方案优化会议专家

对方案的医学设计和统计设计提供咨询意见。

3. 质控课题组

（1）配合各疾病课题组主要研究者召集方案设计优化专家会议。

（2）帮助完善方案的伦理设计：建立多中心临床研究伦理审查体系，知情同意。

（3）帮助完善方案的质量管理设计：建立质量控制与质量保证体系，并负责临床研究的稽查。

（4）帮助完善方案的数据报告与数据管理设计：采用电子病例报告表，并负责建立电子病例报告表与数据管理系统，必要时提供中心随机化分配系统的技术支持。

四、方案优化专家会议的准备

1. 专家遴选与邀请

（1）方案优化专家会议邀请的专家类别：各临床研究中心主要研究者和科研管理专家、相关临床医学专业的专家、统计学专家、临床研究方法学专家、临床研究管理专家。

（2）各疾病课题组和质控课题组协商确定邀请专家的名单。

2. 会议时间

各疾病课题组与相关专家联系后确定会议的时间。

3. 会议地点

各疾病课题组根据就近和便利的原则，确定会议地点，并负责联系宾馆，落实会场和投影仪。

4. 会议通知

确定专家、会议时间、地点后，各疾病课题组和质控课题组联合发出会议通知。

5. 会议资料

（1）各疾病课题组准备会议资料：合同任务书、临床研究方案、实施方案（包括知情同意书、数据采集表格、随机化方案、研究药物管理 SOP、质量管理 SOP、安全性管理 SOP、统计分析计划书、研究人员通讯录等）。

（2）质控课题组准备会议资料：方案优化评估要点与专家书面咨询意见。

6. 会务人员

疾病课题组会务人员负责专家的接待。

7. 会议经费

（1）各疾病课题组人员交通、住宿费和咨询费由各疾病课题经费列支。

（2）临床研究方法学专家和临床研究管理专家交通费、住宿费和咨询费由质控课题组经费列支。

五、各疾病课题组主要研究者报告

1. 报告方式

为 PowerPoint，报告时间 1 小时。

2. 报告要点

（1）研究合同书的目标与任务。

（2）医学设计：

● 前期研究基础（方案设计依据）。

● 研究目的，目标疾病和证候，治疗方案，主要效应指标，影响研究结果因素的分析和控制。

● 方案的设计原则（随机、盲法、对照、重复），设计类型（平行、交叉、析因、序贯设计等），检验假设（优效、等效、非劣效）。

● 研究药物的质量、管理和清点。

● 安全性管理和报告。

（3）统计设计：

- 样本量的计算。

- 统计分析计划。

（4）伦理设计：

- 多中心临床研究的伦理审查体系。

- 知情同意书。

（5）研究管理设计：

- 研究人员：多中心研究的机构，主要研究者的资格和经验、时间与精力，职责分工（主要研究者、研究者与研究助理，建立临床研究室，配备专职研究人员），研究者的培训。

- 质量控制与质量保证体系。

- 数据管理：定义源文件和源数据；主要指标的诊断设备或实验室设备的规定，操作的标准化；采用电子病例报告表；采用中心随机化分配（必要时）。

六、会议专家的职责及其对方案优化的要点

1. 职责

会议专家负责对方案医学设计和统计设计的优化提供咨询意见。

2. 优化要点

专家根据招标指南、课题任务书及研究基础，对研究目的、目标疾病和证候、纳入人群特征、主要效应指标、评价方法、影响研究结果因素的分析和控制、设计原则（随机、盲法、对照、重复）、检验假设、统计计划书等提供咨询意见。

七、质控课题组专家的职责及其对方案优化的要点

1. 职责

本课题组专家负责对方案伦理设计、质量管理设计、数据管理设计提供咨询意见。

2. 优化要点

（1）伦理设计：帮助完善多中心临床研究伦理审查体系的建立，完善知情同意书设计。

（2）质量管理设计：帮助完善质量控制与质量保证体系的建立。

（3）数据管理设计：讨论完善数据采集文件设计；本课题组负责建立统一的基于电子病例报告表技术的数据管理平台，建立研究数据管理员队伍，必要时建立数据和安全监察委员会。

八、方案修改与审核

（1）会议专家对方案医学设计和统计设计的咨询意见；由各课题组负责人决定是否采纳。不论采纳与否，最终的责任由课题负责人承担。

（2）质控课题组对方案的伦理设计、质量管理设计、数据管理设计的咨询意见；由各课题组修改后，提交本课题组确认。本课题组对所提的修改意见承担责任，课题组对不采纳时所提的修改意见承担责任。

九、参考文献

[1] WHO. Handbook For Good Clinical Research Practice（GCP）：Guidance for Implementation. 2005

[2] 卫生部. 涉及人的生物医学研究伦理审查办法（试行）. 2007

十、附件

1. 方案优化评估要点（表3）

表3　方案优化评估要点

方案名称：	专家签字：			日期：　年　月　日
*如选择"否"，请在《方案优化专家书面咨询意见书》中具体说明				
评估要点：		是	否	不适用
一、研究基础				
1	是否有文献综述和适当的背景信息？	☐	☐	☐
2	前期研究基础是否为该研究提供充分的依据与研究顺利开展的条件？	☐	☐	☐
3	证据的水平与级别： 证据水平 I类：指大宗、随机化、结果明确且出现假阳性（α型错误）和假阴性（β型错误）可能性低的研究；数量； II类：指小型的、随机化的，结果不确定的，并且存在中度至高度假阳性或假阴性的研究；数量； III类：指非随机化的同期对照研究；数量； IV类：指非随机化的，回顾性的对照研究及专家观点；数量； V类：指仅有病例报告，非对照研究的专家观点；数量； 根据获得的证据水平来确定证据级别，标准如下： ☐ A级：至少得到2个I类水平证据的支持； ☐ B级：至少得到1个I类水平证据的支持； ☐ C级：仅得到数个II类证据水平的支持； ☐ D级：至少得到1个III类水平证据的支持； ☐ E级：仅得到IV或V类水平证据的支持。			
二、医学与试验设计		是	否	不适用
4	方案是否提供合理而明确的目的与目标？	☐	☐	☐

方案名称：		专家签字：		日期： 年 月 日		

*如选择"否"，请在《方案优化专家书面咨询意见书》中具体说明

评估要点：		是	否	不适用
5	如研究药物为成药，其化学生产控制是否符合GMP标准？	☐	☐	☐
6	如研究药物为非成药，是否有试验产品规格与质量控制的详细资料？	☐	☐	☐
7	方案中的中医证候辨证是否为公认的标准？	☐	☐	☐
8	主要疗效指标设计是否足以支持研究假设拟得出的结论？	☐	☐	☐
9	（主、次）疗效评价指标是否能反映中医药治疗特点？	☐	☐	☐
10	如果研究中有分期，分期标准是否明确？	☐	☐	☐
11	剂量疗程安排复杂吗？	☐	☐	☐
12	方案中的剂量与疗程安排是否有前期探索依据？	☐	☐	☐
13	涉及剂量增加和/或最大耐受剂量的，是否有明确的规定？	☐	☐	☐
14	研究持续时间是否过长，可能会影响脱落/退出比例？	☐	☐	☐
15	方案中的研究持续期间是否实际可行？	☐	☐	☐
16	访视时点的设计是否合理、可行？	☐	☐	☐
17	是否有有效访视时间窗的设置？如遇节假日，是否有措施保证访视在有效的时间窗内。	☐	☐	☐
18	方案是否提供合理而明确的目的与目标？	☐	☐	☐
19	如研究药物为成药，其化学生产控制是否符合GMP标准？	☐	☐	☐
20	如研究药物为非成药，是否有试验产品规格与质量控制的详细资料？	☐	☐	☐
21	是否考虑了可能的筛选不合格比例？	☐	☐	☐
22	纳入标准是否明确而合理？是否过于☐严格或☐宽松？	☐	☐	☐

| 方案名称： | 专家签字： | | 日期： | | 年　月　日 |

* 如选择"否"，请在《方案优化专家书面咨询意见书》中具体说明

	评估要点：	是	否	不适用
23	排除标准是否明确而合理？是否过于□严格 或□宽松？	□	□	□
24	是否清楚地说明研究干预措施已知的副作用与不良反应信息？	□	□	□
25	安全性指标的收集是否全面而充分，能否得出临床安全性参数的完整评估？如神经系统、皮肤、肌肉骨骼系统、胃肠道系统、肝脏、肾脏、内分泌和代谢系统、心血管系统、造血系统等方面	□	□	□
26	是否有预期不良反应处理的描述？	□	□	□
27	是否有统计分析的描述？	□	□	□
28	如需要，是否有明确的提前中止研究的规定？	□	□	□
29	是否有随机化方法的描述？如有，属于□中心随机□分层随机或□单纯随机	□	□	□
30	如为盲法试验，是否有设盲方法与保持盲态的描述？	□	□	□
31	如为对照试验，对照的选择是否合理？	□	□	□
32	研究程序是否过于频繁、费力、痛苦、带来不便？	□	□	□
33	是否包含研究药物准备与存储的充分信息？	□	□	□
34	方案是否具有伦理合理性？	□	□	□
35	同一机构／部门有同类的方案在实行吗？	□	□	□
36	研究工作负荷安排是否合理？	□	□	□
37	方案是否包含版本信息？是否有附加或修改方案？	□	□	□
38	方案中是否有可能引起歧义的地方？	□	□	□

2. 方案优化专家书面咨询意见书（表4）

表4　方案优化专家书面咨询意见书

方案名称：	专家签字：	日期： 年 月 日
专家书面咨询意见		

实例2　国家科技支撑计划"重大疑难疾病中医防治研究"临床研究伦理审查体系操作规程

一、目的

为规范国家科技支撑计划"重大疑难疾病中医药综合治疗研究"的伦理审查工作，特制定本规程，指导各重大疑难疾病课题组建立多中心临床研究的伦理审查体系，以协调各中心伦理审查的一致性，保证伦理审查符合我国法规要求。

二、范围

本指南适用于承担和参加国家支撑计划"重大疑难疾病中医防治研究"的各课题组及其所隶属的医院伦理委员会。

三、职责

1. 主要研究者

（1）制订临床研究方案，设计知情同意书，招募受试者材料。

（2）提交伦理委员会初始审查。

（3）获取受试者的知情同意，保护受试者的权益和安全。

（4）接受伦理委员会的跟踪审查。

2. 各临床研究机构伦理委员会

（1）对临床研究进行初始审查和跟踪审查。

（2）接受质控课题组的视察。

四、建立多中心临床研究的伦理审查体系

1. 各疾病课题研究的参加单位都应成立机构伦理委员会。

2. 建立各级伦理审查相互联系的程序，以保证审查的一致性。

3. 多中心临床研究开始前的伦理审查。

（1）课题负责单位伦理委员会审查研究方案的科学性和伦理合理性；伦理审查批件传达至课题研究各参加机构的主要研究者和伦理委员会，以及质控课题组。

（2）课题各参加单位伦理委员会审查该项研究在本机构的可行性，包括机构研究者的资格与经验、设备与条件等；伦理审查批件传达至课题负责单位的主要研究者和伦理委员会，以及质控课题组。

（3）一般情况下，参加单位伦理委员会无权改变药物剂量、纳入和排除标准，或做出其他类似的改动；但是，参加单位伦理委员会应被授予充分的权力中止他们认为是不道德的研究。

4. 如果发生严重不良事件，所在机构的伦理委员会应及时召开会议进行审查，并将审查结论通报课题负责单位伦理委员会和其他中心伦理委员会。

5. 研究参加单位伦理委员会认为，为保护受试者而必须做出的修改方案的建议，应形成书面文件并通报给疾病课题组负责人和课题负责单位伦理委员会，供其考虑和采取相应的行动，以确保所有其他受试者都能得到保护，各中心的研究都遵循同一方案。

6. 各疾病课题所有参加单位伦理委员会应建立相互联络的机制，如电话、传真、电子邮件，以保证畅通、有效地交流。

五、提交伦理审查

1. 各研究中心主要研究者负责提交伦理审查。

2. 提交审查材料包括（但不限于）：

（1）伦理审查申请表（申请者签名并注明日期）。

（2）临床研究方案（注明版本号/日期），内容包括对研究中涉及的伦理方面问题的描述（风险与受益、知情同意、招募受试者、受试者的医疗与保护等）。

（3）临床研究方案摘要（尽可能用非技术性语言）、研究流程图。

（4）研究病历和/或病例报告表、受试者日记卡和其他问卷表。

（5）当研究涉及一种研究药物/治疗方案时，有关该药物/治疗方案的临床前研究资料摘要，如综述资料、药学研究资料、药理毒理学研究资料、对该项目迄今的临床经验总结，以及对照品质量标准和临床研究文献资料。

（6）研究者专业履历（最新的，签名并注明日期）。

（7）用于招募受试者的材料（包括广告）。

3. 用受试者能理解的语言（必要时用其他语言）提供的"知情同意书·研究简介"（注明版本号/日期）；内容包括对损害赔偿金安排的说明（如适用），对受试者的保险项目安排的说明（如适用）。

4. 用受试者能理解的语言（必要时用其他语言）制作的"知情同意书·同意签字页"（注明版本号/日期）。

5. 所有以前其他伦理委员会或管理机构（无论是在同一地点或其他地点）对申请研究项目的重要决定（包括否定结论或修改方案）的说明，应提供以前否定结论的理由。

六、伦理委员会初始审查

各临床研究机构伦理委员会应依据我国法规、WHO Operational Guidelines for Ethics Committees That Review Biomedical Research（生物医学研究审查伦理委员会操作指南，2000 年），制定 SOP，并遵照执行。伦理初始审查基本程序包括（但不限于）：

1. 接收审查材料。

2. 指定主要审查者。

3. 召开审查会议。

4. 做出审查决定，并根据研究风险的大小，确定跟踪审查的频率。

5. 传达审查决定。

七、伦理委员会跟踪审查

伦理委员会应对所有审查批准的研究项目实施跟踪审查，至少每年

1 次。跟踪审查的程序应符合依据 WHO Operational Guidelines for Ethics Committees That Review Biomedical Research 所制定 SOP。跟踪审查范围包括（但不限于）：

1. 修正方案审查。
2. 严重不良事件审查。
3. 年度跟踪审查，至少每年 1 次。

八、对伦理委员会的视察

临床研究机构伦理委员会办公室秘书、委员和主任委员负责在来访视察员的视察过程中，依据 SOP 完成所有工作，充分准备相应的材料，随时回答提问。

九、参考文献

[1] 卫生部 . 涉及人的生物医学研究伦理审查办法（试行）. 2007
[2] 国家食品药品监督管理局 . 药物临床试验质量管理规范 . 2003
[3] WHO. Operational Guidelines for Ethics Committees That Review Biomedical Research. 2000
[4] WHO. Surveying and Evaluating Ethical Review Practices，a Complementary Guideline to the Operational Guidelines for Ethics Committees That Review Biomedical Research. 2002

实例3　国家科技支撑计划"重大疑难疾病中医防治研究"知情同意书设计规程

一、目的

为使国家科技支撑计划"重大疑难疾病中医防治研究"的知情同意书设计工作有章可循，特制定本规程，指导各重大疑难疾病课题组主要研究者设计临床研究的知情同意书，以保证知情同意书设计的规范性并符合我国法规的要求。

二、范围

本指南适用于承担和参加国家支撑计划"重大疑难疾病中医药综合治疗研究"的各课题组的知情同意书设计。

三、职责

临床研究项目的主要研究者或主要研究者指定的研究者负责知情同意书的设计和修订，主要研究者负责对知情同意书进行审核确认。

伦理委员会负责审查和批准知情同意书。

四、知情同意书的格式

1. 版面：A4 页面，上下边距 2.54cm，左右边距 3.17cm，标题四号黑体，正文小标题五号黑体，内容五号宋体，数据与英文字母 Times New Roman，每行 39 字，每页 40 行。

2. 页眉和页脚：页眉左侧为研究项目名称，右侧为版本号和日期。页脚为当前页码和总页码。

3. 正文：每段标题中英文，黑体，Times New Roman。每段之间空行。

4. 采用无碳复写纸印刷，一式两份。

五、知情同意书的撰写原则

1. 知情告知的基本要素

下述信息必须在知情告知时向受试者提供：

（1）试验目的、试验过程、受试者参加试验的预期占用时间，以及所有的试验性研究措施（即非常规医疗所必需的）。

（2）对受试者合理预期的所有风险和不适。

（3）受试者和其他人的所有可能的受益。

（4）对受试者可能有益的相关备选治疗方案或疗法（如有）。

（5）能识别受试者的记录的保密程度，并说明申办者、伦理委员会、药监部门可能会检查这些记录。

（6）如果发生损害时，是否提供任何补偿和 / 或相应治疗。

（7）如果受试者有关于研究和受试者权利的问题时，联系什么人，以及发生研究相关事件时，联系什么人。

（8）说明参加试验是自愿的，拒绝参加或者在试验中随时退出都不会受到任何惩罚，也不会丧失受试者本应获得的任何利益。

2. 知情告知的附加要素

必要时（如涉及干预措施的研究），知情同意书还应该提供以下信息：

（1）试验治疗或疗法可能对受试者、胚胎或胎儿（如果受试者怀孕或可能怀孕）具有当前无法预见的风险。

（2）研究者可以未经受试者同意终止受试者参加的各种情况。

（3）参加研究所导致的受试者的额外花费。

（4）受试者退出研究的后果，以及受试者有序终止研究的程序（当受试者的安全出现问题时，这点就特别重要）。

（5）研究过程中产生的可能影响受试者继续参加研究决定的重大新发现将会提供给受试者。

（6）参加研究的受试者数。

除此以外，还应从受试者决定参加研究前可能想要知道的信息这一角度，判断哪些信息应该在知情同意书中公开。

3. 有获得并证明知情同意过程的描述

（1）要求尽可能仔细阅读知情告知信息。

（2）鼓励提出疑问，请研究者予以解答。

（3）鼓励花费足够的时间进行仔细考虑。

（4）鼓励与亲属、朋友一起讨论，帮助做出决定。

（5）受试者对知情告知信息理解的描述。

（6）签署并获得知情同意书的描述。

（7）文字直白易懂，条理清楚，适合受试者的理解水平。

六、知情同意书的提纲

知情同意书分为"知情告知"和"同意签字"两部分。

1. "知情告知"的提纲

（1）研究目的。

（2）哪些人不宜参加研究。

（3）可替代的治疗措施。

（4）如果参加研究将需要做什么。

（5）根据已有的经验和研究结果推测受试者预期可能的受益。

（6）可能发生的风险与不便。

（7）出现与研究相关损害的医疗与补偿等费用。

（8）个人资料有限保密问题。

（9）怎样获得更多的信息。

（10）声明自愿参加研究的原则，在研究的任何阶段可以自由退出研究并且不会遭到歧视和报复，其医疗待遇与权益不受影响。

2. "同意签字"的提纲

（1）受试者确认知道参加本研究可能产生的风险和受益，自愿参加，并且可以随时退出本研究，而不会受到歧视或报复，医疗待遇与权益不会受到影响。

（2）同意药品申办者、《中医临床研究的方案优化与质量控制研究》课题组办公室、伦理委员会代表查阅研究资料。

（3）受试者选择是否同意除本研究以外的其他研究利用其医疗记录和病理检查标本。

（4）受试者确认参加研究。

（5）受试者签署姓名和日期。

（6）研究者确认向受试者解释了本研究的详细情况，包括其权利及可能的受益和风险。

（7）研究者签署姓名和日期。

（8）研究者的联系电话，伦理委员会的联系电话。

七、知情同意书的版本号和版本日期

每份知情同意书都应有版本号和版本日期作为该文件的唯一识别码，并易于理解。

1. 版本号的编号规则：以 W 格式命名。YY 是识别该知情同意书版本的 2 位数字顺序（版本）号，版本号应从 01 开始；W 是特指该知情同意书版本较小修改的版本的 1 位数字顺序号，W 应从 0 开始。例如：知情同意书 01.1，是知情同意书第 1 版的较小修改。

2. 版本日期以定稿日期命名，如：2006 年 11 月 6 日。

八、参考文献

WHO. Surveying and Evaluating Ethical Review Practices，a Complementary Guideline to the Operational Guidelines for Ethics Committees That Review Biomedical Research. 2002

本研究将在某个研究中心进行，预计有多少余名受试者自愿参加。

本项研究已经得到国家药品监督管理局批准。某医院伦理委员会已经审议此项研究是遵从《赫尔辛基宣言》原则，符合医疗道德的。

实例 4 国家科技支撑计划"重大疑难疾病中医防治研究"知情同意操作规程

一、目的

为使国家科技支撑计划"重大疑难疾病中医防治研究"的临床研究者知情同意工作有章可循，特制定本规程，指导各疾病课题组研究者获取受试者对参加研究的知情同意，以保证知情同意过程符合完全告知、充分理解、自主选择的原则。

二、范围

本指南适用于国家科技支撑计划"重大疑难疾病中医防治研究"的获取受试者知情同意的工作。

三、职责

临床研究者对于受试者的招募负主要责任，确保只有符合条件的受试者才纳入研究，并获得每位受试者（或其法定监护人）的书面知情同意。

四、接受培训

1. 接受研究者培训。
2. 对研究有充分了解，以便能回答受试者的提问。

五、向受试者介绍研究信息

1. 用"白话"向受试者介绍研究项目，包括以下必备信息：

（1）研究目的、研究过程、受试者参加研究的预期占用时间，以及所有的研究性反语措施（即非常规医疗所必需的）。

（2）对受试者合理预期的所有风险和不适。

（3）受试者和其他人的所有可能的受益。

（4）对受试者可能有益的相关备选治疗方案或疗法（如有）。

（5）能识别受试者记录的保密程度，并说明申办者、《中医临床研究的方案优化与质量控制研究》课题组办公室、伦理委员会可能会检查这些记录。

（6）如果发生损害时，是否提供任何补偿和／或相应治疗。

（7）如果受试者有关于研究和受试者权利的问题，联系什么人，以及发生研究相关事件时，联系什么人。

（8）说明参加研究是自愿的，拒绝参加或者在研究中随时退出都不会受到任何惩罚，也不会丧失受试者本应获得的任何利益。

2. 必要时，向受试者介绍以下附加信息：

（1）试验治疗或疗法可能对受试者、胚胎或胎儿（如果受试者怀孕或可能怀孕）具有当前无法预见的风险。

（2）研究者可以未经受试者同意终止受试者参加的各种情况。

（3）参加研究所导致的受试者的额外花费。

（4）受试者退出研究的后果，以及受试者有序终止研究的程序（当受试者的安全出现问题时，这点就特别重要）。

（5）研究过程中产生的可能影响受试者继续参加研究决定的重大新发现将会提供给受试者。

（6）参加研究的受试者数。

3. 除此以外，还应从受试者决定参加研究前可能想要知道的信息这一角度，判断哪些信息应该在知情同意过程中告知。其原则为：一个理智的人做出是否参加研究的决定需要考虑的所有风险，包括与试验有关的对配偶或伴侣的风险。

4. 知情同意过程不可以包括推脱责任性语言，如：

（1）让受试者放弃或试图让他们放弃他们的合法权利。

（2）免除或试图免除研究者、申办者失职的责任。

六、向受试者提供知情同意书阅读

1. 向受试者提供知情同意书阅读。

2. 必要时，也可以向受试者的家庭成员提供一份知情同意文件。

3. 与受试者进行充分的解释和讨论。

4. 所有的问题都必须回答到让受试者满意。

七、给受试者充分的时间阅读和考虑

1. 给受试者充分的时间阅读和考虑。

2. 鼓励受试者与其家庭成员、朋友等讨论参加研究事宜。

八、确认受试者是否充分知情

1. 与受试者共同阅读知情同意书。每一段落后停顿，询问受试者是否理解或是否有任何问题。

2. 读完后，再次让受试者提问。

3. 必要时（如研究具有重大风险，而受试者对所提供信息的理解可能有困难），对受试者检测以确认其是否真正理解所提供的信息，如：①让受试者复述有关研究的关键信息，包括研究目的、研究风险和受益、备选疗法、保密规定、发生研究相关损害时的补偿和免费医疗；②对受试者进行口头或书面的测验。

九、获取受试者的知情同意签名

1. 确认受试者充分理解知情同意书内容时，可以获取受试者的知情同意签名。

2. 请受试者在知情同意书上签署姓名和日期。

3. 获取知情同意的研究者在知情同意书上签署姓名和日期。

4. 向受试者提供签名后的知情同意副本，以便受试者保存。

十、知情同意过程的注意事项

1. 必须以适合个体理解水平的语言来传达信息。

2. 知情同意过程应避免强迫、不正当影响。

3. 避免影响受试者自主选择的因素，如嘈杂的环境、不负责任的研究者等。

4. 关注妨碍受试者自主选择的因素，如儿童、精神障碍、研究者的学生等，并采取相应附加保护。

（1）自主决定能力下降的受试者，需获得其法定监护人的知情同意签名。

（2）对于具备知情同意能力的受试者，绝对不可以在没有本人同意的情况下将其纳入临床研究，应该在没有第三方参与的情况下让其自行决定参加与否。

（3）10周岁以上的儿童受试者，应同时获得儿童本人的赞同及其父母的同意。

5. 急诊研究或紧急状态下，无法获得受试者的知情同意，参照有关要求执行。

6. 伦理委员会批准可以免除知情同意或免除知情同意签字的情况，可以按照有关要求执行。

十一、重新获取知情同意

对于长期的研究项目，应该按照伦理委员会决定的重新知情同意的时间间隔，定期重新获取受试者的知情同意。

对于研究的条件或程序发生实质性变化时，也应该重新获取受试者的知情同意，如从该研究或其他途径发现了有关研究药物非预期的风险或严重的不良反应，有关替代产品的新信息。

十二、参考文献

[1] World Medical Association Declaration of Helsinki. Ethical Principles for Medical Research Involving Human Subjects. 2000

[2] International Ethical Guidelines for Biomedical Research Involving Human Subjects. CIOMS. 2002

实例5　国家科技支撑计划"重大疑难疾病中医防治研究"临床研究质量控制与质量保证体系操作规程

一、目的

为规范国家科技支撑计划"重大疑难疾病中医防治研究"的质量控制与质量保证工作，特制定本规程，指导各重大疑难疾病课题组建立质量控制与质量保证体系，以保证临床研究的科学性和伦理合理性。

二、范围

本指南适用于承担和参加国家支撑计划"重大疑难疾病中医防治研究"的各临床研究医院和课题组。

三、职责

1. 课题负责人／主要研究者

（1）课题负责人负责建立临床研究的质量控制与质量保证体系。

（2）各承担／参加单位的主要研究者负责对本临床研究机构所承担的研究任务进行质量控制（一级质量检查）。

（3）课题负责人负责委派监查员，对本人所承担研究项目的所有参加单位进行监查（二级质量检查）。

2. 临床研究机构科研管理部门

负责对本机构承担的临床研究项目质量进行检查。

3. 质控课题组

负责委派稽查员，对临床研究进行稽查（三级质量检查）。

4. 质控总课题组办公室／项目组织单位

负责委派视察员，对临床研究项目进行视察（四级质量检查）。

四、源文件和源数据的管理

1. 责任者

（1）源文件记录的责任者是主要研究者／研究者。

（2）源文件保存的责任者是临床研究机构专业科室、科研管理部门、档案室。

2. 源文件记录的规定

（1）源文件是临床试验数据记录的第一手资料，试验中的任何观察、检查结果均应及时、准确、完整、规范、真实地记录于源文件。

（2）源文件和源数据的修改必须有充分的证据，否则以首次判断（记录）为准。

3. 源文件保存的规定

（1）源文件保存于临床研究机构／医疗机构；在研的源文件保存于专业科室的临床研究室，已完成的源文件应及时集中归档。

（2）源文件的安全性：应事先规定源文件和源数据的访问权限。

（3）源文件的保存期限：根据 GCP 及医疗文件保存的规定，规定本研究项目源文件的保存期限。

4. 源文件查阅的规定

（1）源文件查阅应遵循医院医疗文件查阅的规定，遵循药物临床研究机构档案室文件资料查阅的规定。

（2）监查员进行现场监查（SDV）时，临床研究机构应提供方便，并在规定的场所查阅。

（3）如果需要源文件的副本，应隐藏受试者的隐私信息。

五、一级检查

1. 各机构的主要研究者应任命质量检查员（QC），并制定质量检查清单。

2. 质量检查员依据质量检查清单，对本单位研究源数据的记录、数据报告、研究药物管理、不良事件等进行检查；检查频度至少每周 1 次。

3. 主要研究者应每周审核质量检查清单并签字，对存在的质量问题采取相应的措施及时处理。

4. 课题承担单位科技管理部门承担课题管理责任，包括研究人员的管理、经费管理、质量管理等。

六、二级检查（监查，课题负责人）

1. 制订监查计划

（1）对所有课题承担和参加单位进行监查，对全部研究记录进行现场数据确证。

（2）根据研究项目的规模，计划监查员人数和访视次数。

（3）根据研究的进度与质量，调整访视的频率。

2. 制订监查程序

制订监查程序，据此进行现场监查，内容包括：

（1）听取被监查机构的研究报告。

（2）研究者的职责执行情况。

（3）受试者的选择与知情同意。

（4）研究记录与数据核查（重点监查）。

（5）研究药物的管理。

（6）不良事件的处理与报告。

3. 委派监查员

（1）监查员应具有医学专业背景，并经过临床研究的监查培训。

（2）承担课题监查工作前，接受有关电子病例报告表与数据管理系统使用的培训。

（3）每次访视前，进入电子病例报告表与数据管理系统的监查端，了解被监查机构的研究情况，并仔细阅读机构内部的质量检查记录。

4. 现场监查

（1）源数据核查（Source Data Validation，SDV）

SDV 指电子病例报告表与源文件数据一致性的核查。这里的源文件包括研究病历和数据澄清表（DCF）。

监查员在各中心研究现场远程登录"电子病例报告表和数据管理系统"的监查端，进入数据监查 - 数据核查页面，审核源数据与电子病例报告表数据的一致性，或进入疑问管理界面监查 DCF 与电子病例报告表数据的一致性。

数据一致：在该字段数据后标记"已查"，表明被核实过的字段与数据的正确性；

数据不一致：在该字体数据后点击"疑问"，在弹出的对话框中选择疑问类别为"SDV 不一致"，"确认"后系统将自动发出疑问。

如果监查员对数据有疑问，同样点击"疑问"，在弹出的对话框中选择疑问类别为"其他"，"确认"后输入疑问内容后，发出疑问。

系统自动记录修正的数据及其隶属的病例报告表编码，修改者，修改日期和时间，所修正的数据自动进入数据库。

对于登录网络不方便的情况，监查员也可以采用下载电子病例报告表打印成纸制文件，进行现场核查源文件和源数据。所审核过的电子病例报告表打印稿上须有监查员的书面审核记录，并签署姓名与日期；发出的书面疑问须留有副本，与电子病例报告表打印稿审核记录一同存档；事后须登录系统进行数据审核与发出疑问的补操作。

（2）人工逻辑检查

利用电子病例报告表与数据管理系统课题组的监查员，在研究数据录入后即可随时进入系统 - 数据监查 - 人工检查界面，逐条点击检查清单，打开后按照系统要求进行检查，如无疑问，"确认"后通过；如有疑问，直接点击"发出疑问"后系统自动发出疑问。

5. 撰写监查报告

监查员每次访视后，撰写监查报告，内容包括：

（1）监查员的姓名与所在单位。

（2）接受监查的临床研究机构名称，以及联系人的姓名及身份。

（3）监查的目的与范围。

（4）接受监查人员及监查文件。

（5）监查发现。

（6）监查员基于监查发现做出的评价。

（7）改进建议及跟踪监查日期（必要时）。

（8）监查报告发送部门（被监查的机构、课题负责人，质控课题组）。

（9）监查员的签名与日期。

6. 对监查的异议

（1）监查员每次访视后，应当场与被监查机构和研究者交换监查的发现，听取被监查者的意见。

（2）被监查机构对监查报告持有不同意见，可以向课题负责人提出，或向质控课题组要求稽查。

七、三级检查（稽查，质控课题组）

1. 制订稽查计划

（1）对课题负责单位进行稽查，必要时对课题参加单位进行稽查。

（2）采取远程稽查与现场稽查相结合。

远程稽查：通过电子病例报告表与数据管理系统中的进程管理、疑问管理、稽查轨迹等功能实时监控各参加研究机构的研究进度与监查员的工作情况。

现场稽查：抽查 30% 的病例，对关键数据进行数据质量检查；源文件记录的真实性与一致性检查。

（3）根据研究项目的规模，计划稽查员人数和访视次数。

（4）根据研究的进度与质量，调整访视的频率。

2. 制订现场稽查程序和稽查清单（AUDIT CHECKLIST）

制订稽查程序和稽查清单，据此进行现场稽查，内容包括：

（1）听取被稽查机构的研究报告。

（2）研究者的职责执行情况。

（3）受试者的选择与知情同意。

（4）研究记录与数据质量检查（重点稽查）。

（5）研究药物的管理。

（6）不良事件的处理与报告等。

3. 委派稽查员

（1）稽查员应具有医学专业背景，并经过临床研究的稽查培训。

（2）稽查员每次访视前，应进入电子病例报告表和数据管理系统的监查 /稽查端，了解被稽查机构的研究情况，并仔细阅读监查报告。

4. 远程稽查

（1）稽查员定期或现场稽查前登录电子病例报告表与数据管理系统，查看机构的研究进程与监查员的工作情况。

（2）根据远程稽查情况调整现场稽查的日期与频率。

（3）根据远程稽查情况制订下一次现场稽查的程序与内容。

5. 现场稽查

（1）源文件记录的真实性与一致性

为证实源文件记录的真实、准确，应①电话核查受试者的真实性。②检查源文件记录是否规范，记录修改符合 GCP 要求，且有证据或经得起合理解释。③检查研究病历内相同信息、多次记录间的一致性，如姓名、性别、年龄；患者日志与知情同意书上受试者签名等。④现场核对研究病历与培训记录、发药记录、服药记录、实验室申请单、报告单、住院登记、门诊日志等源文件之间的一致性。

（2）数据质量定量检查

由项目数据管理员确定项目的关键变量。

稽查员在研究机构随机抽取 30% 的病例，进行电子病例报告表与研究病例或 DCF 的一致性核对，在稽查清单上记录不一致的数据。

数据管理员根据稽查清单记录计算数据质量（差错率），评判数据质量是否可接受。

稽查员与研究人员一道分析数据错误原因，在稽查报告中体现。

6. 撰写稽查报告

稽查员每次访视后，撰写稽查报告，内容包括：

（1）稽查员的姓名与所在单位。

（2）接受稽查的临床研究机构名称，以及联系人的姓名及身份。

（3）稽查的目的与范围。

（4）接受稽查的人员及稽查文件。

（5）稽查发现。

（6）稽查员基于稽查发现做出的评价。

（7）改进建议及跟踪稽查日期（必要时）。

（8）稽查报告发送部门（被稽查的机构、质控课题组、总课题组办公室）。

（9）稽查员的签名与日期。

7. 对稽查的异议

稽查员每次访视后，应当场与被稽查机构和研究者交换稽查的发现，听取被稽查者的意见。

被稽查机构对稽查报告持有不同意见，可以向质控课题组提出，或向总课题组办公室要求视察。

八、四级检查（视察，总课题组办公室）

1. 制订视察计划

（1）对所有疾病课题承担单位、各方案优化和质量控制课题组进行视察，根据监查和稽查报告抽查疾病课题的参加单位。

（2）根据研究项目的规模，计划视察员人数和访视次数。

（3）根据研究的进度与质量，调整访视的频率。

2. 制订视察程序和视察清单（CHECKLLIST）

制订视察程序和视察清单（表5），据此进行现场视察。

表5 国家科技支撑计划"重大疑难疾病中医防治研究"质量检查清单

课题名称：

机构名称：

主要研究者：

质量检查清单：

一、临床研究资料完整性的检查	
课题立项任务合同书	有□，无□
伦理审查批件	有□，无□
临床研究方案（各中心主要研究者签字）	有□，无□
研究者手册（包括研究病历样本、招募材料样本、知情同意书样本）	有□，无□
本课题临床研究的 SOP	有□，无□

临床研究药物验收记录（包括品名、来源、批号、编号、数量、质量检测报告）	有□，无□
研究者的培训与授权记录	有□，无□
受试者招募筛选记录	有□，无□
中心随机编码申请记录表（如果有）	有□，无□
研究药物使用记录表	有□，无□
已完成的研究病历，知情同意书	有□，无□
在研的研究病历，知情同意书	有□，无□
电子病例报告表登录	有□，无□
严重不良事件报告	有□，无□
QC 和监查员的检查记录	有□，无□
二、研究现场	
研究人员工作职责与通讯录	有□，无□
与各类研究人员谈话；工作职责与方案依从性	合格□，有缺陷□
方案要求的诊断设备或实验室设备	合格□，有缺陷□
三、研究数据记录的检查	
1. 数据记录的及时、准确、完整、规范、真实	
诊断指标符合方案规定	是□，缺陷□
观察指标符合方案规定，无缺漏	是□，缺陷□
电话核查受试者身份真实，治疗符合方案规定	是□，缺陷□
源数据的修改有证据	是□，缺陷□
电子病例报告表数据与研究病历数据 100% 的一致性	是□，缺陷□
在研病历：按时点记录、填报电子病例报告表及时	是□，缺陷□
不良事件：随访，严重不良事件的处理与报告	是□，缺陷□
2. 关联数据的核查	
研究者签字：研究病历上与授权签名表的一致性	一致□，缺陷□
药物编码：中心随机化分配、病历、研究药物使用记录表的一致性	一致□，缺陷□
受试者签名：药物使用记录表与知情同意书的一致性	一致□，缺陷□
病历受试者姓名、性别、年龄与理化检查报告的一致性	一致□，缺陷□
理化检查报告：报告与实验室 LIS 的一致性	一致□，缺陷□
理化检查报告：申请单与报告标本号的一致性	一致□，缺陷□

理化检查报告：异常值与不良事件报告的一致性	一致□，缺陷□
四、研究进展	
入组总例数： 完成总例数： 数据报告总例数：	
五、其他问题	
检查者签名： 日期：	

3. 委派视察员

视察员应具有医学专业或科研管理背景，并经过临床研究的视察培训。

视察员每次访视前，应仔细阅读监查和稽查报告，并进入电子病例报告表和数据管理系统的项目管理端，了解被视察机构的研究情况。

4. 视察的实施

（1）事先与被视察机构和主要研究者联系，商定视察日期和时间。

（2）听取被视察机构的研究报告。

（3）研究者的职责执行情况。

（4）受试者的选择与知情同意。

（5）研究记录与数据核查（重点视察）。

（6）研究药物的管理。

（7）不良事件的处理与报告等。

5. 撰写视察报告

视察员每次访视后，撰写视察报告，内容包括：

（1）视察员的姓名与所在单位。

（2）接受视察的临床研究机构名称，以及联系人的姓名及身份。

（3）视察的目的与范围。

（4）接受视察的人员及视察文件。

（5）视察发现。

（6）视察员基于视察发现做出的评价。

（7）改进建议及跟踪视察日期（必要时）。

（8）视察报告发送部门（被视察的机构、质控课题组、总课题组办公室）。

（9）视察员的签名与日期。

6. 对视察的异议

视察员每次访视后，应当场与被视察机构和研究者交换视察的发现，听取被视察者的意见。

被视察机构对视察报告持有不同意见，可以向质控总课题组提出，或向项目组织管理部门反映。

九、参考文献

［1］国家食品药品监督管理局 . 药物临床试验质量管理规范 . 2003

［2］WHO. Guidelines for Good Clinical Practice（GCP）for Trials on Pharmaceutical Products. 1995

［3］WHO. Handbook For Good Clinical Research Practice（GCP）：Guidance for Implementation. 2005

［4］ICH. Guideline For Good Clinical Practice. 1996

［5］US FDA. Guidance for Industry：Guideline for the Monitoring of Clinical Investigators. 1998

实例6 国家科技支撑计划"重大疑难疾病中医防治研究"基于 EDC 系统的研究数据管理操作规程

一、目的

为规范国家科技支撑计划"重大疑难疾病中医防治研究"的数据管理工作，特制定本规程，指导各重大疑难疾病课题组采用基于网络的"电子病例报告表与数据管理系统"，以保证临床研究数据报告及时，管理规范。

二、范围

本指南适用于承担和参加国家支撑计划"重大疑难疾病中医防治研究"的各课题组。要求所有疾病课题组均采用电子病例报告表和数据管理系统。

三、职责

1. 主要研究者

（1）制订临床研究方案。

（2）设计数据采集表格。

（3）指定研究助理（电子病例报告表数据报告），负责填报电子病例报告表和回答疑问表。

2. 数据管理员（质控课题组）

（1）设计特定研究项目的电子病例报告表和数据管理系统，并进行系统验证。

（2）对电子病例报告表与数据管理系统进行维护和管理。

四、制订临床研究方案

主要研究者负责制订临床研究方案，定义该研究项目的源文件和源数据。

五、设计数据采集表格（研究病历）

1. 确定数据收集项、收集时间、收集频率。

2. 定义数据项。

3. 设计数据收集项：问题及其提示、格式、编码、版面。

4. 关联文件设计：预备与追踪数据采集表格（册/页），数据采集指南。

5. 对照方案，检查一致性。

6. 审查：审查通常由研究项目组成员，包括主要研究者、监查员、数据管理员、统计学家及填写者（如 CRC），从不同的视角对数据采集文件及其关联文件进行审查，使其满足不同成员的需求，增强其可用性，提高数据质量，减少后期的数据清理程序。

7. 批准：课题负责人批准执行。

8. 版本管理：以书面的方式记录数据采集文件的设计、制作、批准与版本修订的过程。

六、设计电子病例报告表和数据管理系统

1. 依据临床研究方案和数据采集文件，制订数据库定义书。

2. 设计特定疾病课题专用的电子病例报告表和数据管理系统。

3. 设计逻辑检查。

4. 设计数据查询。

5. 电子病例报告表的系统验证。

采用模拟录入的形式进行两次验证，分别由数据库测试员（计算机程序员）、数据管理员进行验证，测试其完整性和正确性，同时完成"电子病例报告表和数据管理系统验证清单"。

测试过程中发现的错误，记录在"电子病例报告表和数据管理系统设计意见反馈清单"中，提交计算机程序员进行修改。

七、填报电子病例报告表

建议两名护士担任研究助理（电子病例报告表数据报告）的工作。

各研究中心的研究助理（电子病例报告表数据报告）负责按随访时点报告研究数据。

登录 http://www.njecdm.com（可根据各地网络接续情况，采用在线和／或离线的录入方式）。输入用户名、密码、附加密码后进入系统。

双份录入，使用在线的方式完成双份录入不一致数据的确认。

填写纸质的电子病例报告表登录记录表。

八、源数据现场核查（SDV）

监查员在各中心研究现场登录电子病例报告表和数据管理系统的数据监察端，采用两人读看的方式、100% 的核对电子病例报告表数据与研究病历等源数据的一致性。

在电子病例报告表的监察页面中标记每一个数据的审核单元格以表明被核实过的字段与数据，并完成"数据一致性检查报告"。

电子病例报告表与研究病历数据不一致时，监查员可以发出疑问表或进行有证据的修改电子病例报告表数据，并在修改原因中填写修改原因。

九、数据清理

数据清理工作分为两种方式进行，录入时即时检查和根据临床研究的进度分阶段性检查。基于网络发出疑问表，修正数据，具有迅速、高效的优点。

1. 电子数据逻辑检查

（1）简单的逻辑检查：如字段内的有效值范围（如年龄等超出纳入标准规定的数值）、自定义编码（如某症状量表规定等级记分）、数据格式（如文本、字母、数值）、缺失值等检查在数据录入的同时进行。录入时的逻辑检查能够防止录入错误，如对于自定义编码，只允许录入预设的编码；而对于其他的逻辑检查，出现错误信息后，如录入员核对研究病历无误，仍可保存，这些数据将以红色显示，便于监查员检查。

（2）复杂的逻辑检查：如字段间、数据收集模块间、病例间的检查，将在一份病例完成或一家机构的所有病历完成后运行，所有查出的错误信息将出现在疑问管理界面。

2. 疑问表的发出与管理

（1）数据管理员、监查员均有权发出疑问表。

（2）所有疑问表均按临床研究中心分类，并有电子病例报告表的编码（一般为研究药物编码），便于数据管理员对疑问表的追踪管理。

（3）研究者（数据录入员）直接登录"疑问管理界面"，核对源数据后，直接在"疑问管理界面"录入修改值与修改理由（无须进入数据录入界面，找到相应的数据收集模块界面去修改数据）。

（4）系统自动记录修正的数据及其隶属的病例报告表编码、修改者、修改日期，所修正的数据自动进入数据库。

十、数据库闭合

盲态审核后，数据管理员向项目管理者提出数据库闭合申请，同时提交盲态审核报告书与数据库闭合清单。数据库闭合清单包括以下内容：

1. 所有数据都已接收并得到处理，包括不良事件追踪检查的数据。

2. 所有疑问都已得到解决，并更新至数据库。

3. 已审核编码目录的完整性与一致性。

4. 已最后审核明显异常数据。

5. 根据标准操作规程要求，更新与存档所有文件。

6. 盲态审核报告已得到所有相关人员的签署。

项目管理者确认数据库闭合清单上所列的事项完成后，进行数据库有记录的审批手续，包括相关研究人员签名（如数据管理者、生物统计学家、监查员代表、临床研究代表）。一旦获得批准，取消数据库编辑权限，记录数据库锁定的时间点，作为编辑权限被取消的证据。

数据库闭合后发现错误：如果数据库锁定后发现错误，数据管理员记录这些错误，并与研究者、研究项目管理者、统计学家、监查员讨论如何处理这些错误。主要考虑这些数据错误对安全性与有效性分析的影响。不是所有发现的错误都要在数据库中更正，也可在统计或临床报告中记录这些错误。如果需要开启数据库以修正发现的错误，仍由数据管理员提出申请，得到相关人员的批准后，由有限的经授权的人员登录数据库修改数据。再次锁定数据库应遵循与初次锁定同样的通知／批准程序。

十一、参考文献

Society for Clinical Data Management. Good Clinical Data Management Practices. 2005

实例 7　国家科技支撑计划"重大疑难疾病中医防治研究"临床研究数据报告操作规程

一、目的

为规范国家科技支撑计划"重大疑难疾病中医防治研究"的临床研究数据报告工作，特制定本规程。要求所有疾病课题组均采用电子病例报告表和数据管理系统。

二、范围

本规程适用于承担和参加国家支撑计划"重大疑难疾病中医防治研究"的各疾病课题组。

三、职责

1. 主要研究者

指定两名研究助理，负责填报电子病例报告表和回答疑问表。

2. 研究助理

按随访时点报告研究数据，对疑问表进行答疑，两名研究助理分别填写各自的纸质电子病例报告登录记录表。

四、每周制订数据报告计划

1. 制订电子病例报告登录记录表。

2. 每周查阅研究药物使用记录表或中心随机化分配记录表（如适用），在电子病例报告登录记录表上填写受试者编码（药物编码）、研究者姓名和入组时间。

3. 根据电子病例报告登录记录表和随访时点的间隔时间，确定本周数据报告计划。

4. 根据本周数据报告计划，收集研究病历，按预定的时间报告。

五、报告程序

1. 研究助理收到研究病历后必须首先审查研究病历的项目记录是否完整。

2. 登录南京中医药大学附属医院网站（http://www.jshtcm.com/）根据各地网络接续情况，采用在线和/或离线的录入方式。

3. 输入用户名、密码、附加密码后进入系统。

4. 两名研究助理分别双份录入。

5. 按一致性核对结果，使用在线的方式校对原始数据并修改录入错误的数据。

6. 两名研究助理分别在各自的纸质电子病例报告登录记录表上记录报告时间。

六、答疑

1. 研究助理负责下载疑问表。

2. 疑问表提交研究者答疑。

3. 研究助理负责答疑表的网上录入。

实例 8 国家中医临床研究基地临床研究中随机化分配计划的标准操作规程

一、目的

保障医院中医临床研究基地内临床研究方案中随机分配计划的科学性、规范性。

二、适用范围

本规范适合医院临床研究基地临床研究方案中的随机分配计划工作。

三、职责

1. 主要研究者
负责临床研究方案的设计与撰写。

2. 临床研究方法学中心方法学相关研究人员
临床研究方法学中心方法学相关人员协助主要研究者进行随机化分配的设计。

四、随机化分配计划的内容

随机化分配计划的内容包括：临床研究目的与设计简介，随机化方法的名称，是否同时采用双盲法，随机数字（系列）的获取方法，分组组数及规定，随机化的参数（分组比例、分层因素及水平、区组大小等），操作步骤与程序，随机化分配的结果及其保存，随机分配卡的制作，随机化结果的隐藏方法，随机化结果的发布与执行。

五、附件：SAS 随机编码与分组程序

以下为 SAS 软件程序举例，随机分配可参考此程序标注设计编写。

```
OPTIONS FORMCHAR='|----|+|----+=|-/\<>*' PS=900 NOCENTER
NODATE；
PROC PLAN SEED=20111120；        /** 各家医院随机安排顺序 **/
FACTORS center=8；        /** 1= 广东省中医院大院 **/
                         /** 2= 北京中日友好医院 **/
                         /** 3= 北京中医药大学东方医院 **/
                         /** 4= 上海中医药大学岳阳中西医医院 **/
                         /** 5= 天津医科大学第二附属医院 **/
                         /** 6= 天津胸科医院 **/
                         /** 7= 补充医院 1**/
                         /** 8= 补充医院 2**/


PROC PLAN SEED=20111119；/** A、B 两组的随机安排 **/
    FACTORS group=2；        /**1=A 组，2=B 组，以此进行一级编盲 **/
PROC PLAN SEED=20111121；/** 试验与对照措施的随机安排 **/
    FACTORS treat=2；        /** 1=A 组，2=B 组，随机排在前面的组别
采用试验措施，此进行二级编盲 **/
PROC PLAN SEED=20111122；/** 随机分组 **/
    FACTORS block=40 rn=6；
```

```
OUTPUT OUT=B；
PROC PLAN SEED=20111123；/** 随机生成药物编码 **/
    FACTORS dn=240；
OUTPUT OUT=D；
DATA E；
SET D；
p_seq=_n_；
RUN；
```

```
/*** 以下根据上述的 center、treat 随机结果安排 ***/
DATA F；
SET B；
IF INT（rn/2）<rn/2 THEN group='B'；/*** 根据 treat 结果安排奇数为
B 组 ***/
ELSE group='A'；
p_seq=_n_；
IF    p_seq<=30   THEN center=4；/*** 根据 center 结果安排医院顺
序 ***/
IF 31<=p_seq<=60   THEN center=5；
IF 61<=p_seq<=90   THEN center=6；
IF 91<=p_seq<=120 THEN center=2；
IF 121<=p_seq<=150 THEN center=1；
IF 151<=p_seq<=180 THEN center=3；
IF 181<=p_seq<=210 THEN center=7；
IF 211<=p_seq<=240 THEN center=8；
```

```
IF center=4 THEN p_num=p_seq；

IF center=5 THEN p_num=p_seq-30；

IF center=6 THEN p_num=p_seq-60；

IF center=2 THEN p_num=p_seq-90；

IF center=1 THEN p_num=p_seq-120；

IF center=3 THEN p_num=p_seq-150；

IF center=7 THEN p_num=p_seq-180；

IF center=8 THEN p_num=p_seq-210；

RUN；


DATA G；

MERGE E F；

BY p_seq；

RUN；


FILENAME danlp‘f；\danlp.dbf’；/** 随机分配结果转出成 DBIII 数据
库 **/

PROC DBF DATA=G DB3= danlp；

RUN；


PROC PRINT DATA=g；

VAR center p_num group block rn dn；

PROC FREQ；

TABLES center*group/NOPERCENT NOROW NOCOL；

RUN；
```

实例9　国家中医临床研究基地交互语音应答中心随机分配标准操作规程

一、目的

保证临床研究语音交互式应答中心随机分配工作顺利规范地进行。

二、范围

适用于本临床研究基地内部临床研究的语音交互式应答中心随机分配工作。

三、职责

1. 研究组织者

负责根据研究目的、研究方案和可行性制订受试者招募计划。

2. 主要研究者

严格按计划完成受试者筛选与入组。

3. 质控员

协助研究组织者对已完成筛选和入组的受试者进行检查。

4. 临床研究方法学人员

按事先制订的随机分组方案上传到 IVR 中心随机分组系统中并进行测试、维护。

四、规程

1. 系统使用的前提

临床研究方法学中心与研究负责人根据临床研究场地和临床研究者的条件协商决定是否使用本系统进行随机化操作。

2. 系统使用场地的条件

该系统由参加试验的临床医师直接通过拨打电话操作；各个临床研究地点的临床医师由临床研究组长单位处获得各中心的参加试验医生编号和对应的系统登录密码；为方便管理，各位临床医师的医生编号和密码不能混用，且仅为一次临床研究使用；使用的电话机为音频直拨电话，广州市以外的城市必须使用长途直拨。

3. 使用前的准备工作

确认患者已经符合诊断标准、纳入标准、排除标准要求，并已签署知情同意书；已经填写好"病例筛选表"；准备纸和笔，以便记录电话语音播放的随机分配结果（药物编号）；记录结果应与传真结果和邮寄的随机分配卡仔细核对，确认无误后，将随机分配卡按要求贴好。分配结果一旦获得，应在 12 小时内予以执行。

4. 系统的操作

在全国范围内，临床医师用固定电话拨打 800-830-55××，用手机可拨打 020-863860××；为确保通过电话按键准确录入数据，按键速度不能太快；接通后，请仔细听电话播出的语音，按语音提示进行操作。

首先，你将听到系统的欢迎词"欢迎接通广东省中医院临床研究随机分配系统，请选择项目：1.……（如：生脉胶囊治疗心衰临床研究），2.……"；听完欢迎辞后，按 1 即进入"生脉胶囊治疗心衰临床研究"的随机分配程序，按 2 即进入其他试验的随机分配程序；系统要求输入医生编号和密码，确认后选择"1. 录入数据，2. 查询等"；按 1 录入患者资料，按 2 进行查询，按 3 修改医生密码；按 1 要求输入患者资料，先输入出生年月日、性别，男性输入 1，女性输入 3；再连续输入患者的入选条件编号（如 11111 00000

00000 0，数字个数 10~20 不等），此部分对于每一项临床研究，依据 CRF 和病例筛选的条件不同而截然不同，患者入选条件的编号，按"病例筛选表"的入选标准和排除标准的各条项目（填写"0""1"）顺序输入；系统确认符合入选标准后，提示"1.语音播放用药编号（随机分配结果），2.传真用药编号，3.重新输入患者资料"；按 1，将听到该例患者的随机分配结果，即药物编号，请记录该患者的药物编号；随后该例患者的随机分配结果将会即时传真到原先指定的传真机上，请核对传真与记录的结果，确认无误后，即可按此药物编号开出处方给该例患者。

正式打印的该例患者的随机分配卡也随后寄出，收到后请将随机分配卡按要求贴好。

操作过程出现误按键，系统会有语音提示，请按语音提示重复操作即可；操作过程出现任何异常情况，请即时与有关人员联系。

附系统操作流程图。（图 1）

接通后，听到以下语音提示

用固定电话拨打 800-830-55××（全国范围内免费电话），手机拨打 020-863860××

---

1. 生脉胶囊治疗慢性心衰临床研究　　　　　　　2. 随机分配系统测试

3. × 临床研究

请输入医生编号，按 # 号结束　　　（医生编号不正确，请重新输入）

请输入医生密码，按 # 号结束　　　（医生登录密码不正确，请重新输入）

请选择操作指令

  1. 数据输入

    请输入患者出生年月日（例如 1968 年 10 月 1 日输入 19681001）

    请输入患者性别，男性按 1，女性按 3

    请输入患者证候编号（预先约定编号）

      您的患者符合入选条件，请选择：

      1. 同意入选

请稍后，系统正在生成用药编号

用药编号已生成，请选择：

1. 语音播放用药编号

2. 传真用药编号

3. 短信发送用药编号

4. 输入新的患者资料

5. 取消

您的患者不符合入选条件，请选择：

1. 复读患者入选条件

2. 重新输入患者入选条件

3. 重新输入患者资料

2. 数据查询

1. 查询您最近一次输入的患者资料

2. 按患者顺序号查询

号查询全部

* 号返回

3. 修改医生密码

请输入新的密码，输入完毕后请按 # 号

请再次输入新的密码，输入完毕后请按 # 号

* 号返回

号重播

图 1　系统操作流程图

实例 10　国家中医临床研究基地临床研究药物编盲的标准操作规程

一、目的

保障医院中医临床研究基地临床研究方案中药物编盲的科学性、规范性。

二、适用范围

适用于医院临床研究基地内进行药物研究的临床研究方案中的药物编盲工作。

三、职责

1. 主要研究者

负责临床研究方案的设计与撰写。

2. 临床研究方法学中心方法学相关研究人员

临床研究方法学中心方法学相关人员协助主要研究者进行药物编盲的设计与实施。

四、药物编盲设计

先产生随机化编码，参照"随机编码产生标准操作规程"进行。

受试者接受何种处理措施与随机化结果的内容一一对应，药物按处理编码分配给受试者，随机化结果和药物分配安排编号对应，并进行编号包装，包装上应无法识别随机化安排和处理措施安排情况，仅标上受试者的顺序号和药物编号，此内容记录成文件，即成为盲底。

处理编码一般按受试者进入试验的先后顺序号码排列，处理编码应由有关人员进行核对，试验结束时，解读处理编码的方法应加以说明。

五、药物编盲的实施

按要求准备试验所需的全部药物的总量、规格及所有包装材料。

按试验方案设计一定使用间隔的药量进行分装和包装，并考虑受试者可能出现的延迟随访的情况所需增加的药量。

制作的安慰剂除了受试者顺序号和药物编号外，在剂型、规格、用法、外观、气味、味道、包装上应与试验药或模拟的药物一致。

药物发放、回收情况应准确记录。

六、药物标签与包装

药物标签和包装应与药物的准备同时进行，并遵循以下规程：

药物标签和包装应列出清单，计算小包装、中包装和大包装的数量，分别包含短时段（如 1 天）、中时段（如 1 周）和长时段（如全部疗程）的药量。小、中和大包装使用相同的标签。

标签应注明内容，如试验编号、试验名称、各种包装含量、厂家、批号、生产日期、有效日期、访问时点、药物名称、用量、用法及药物编码。

药物进行分装和贴标签。小、中和大包装的药物分装，按照随机化分配结果和处理编码内容在各种包装上贴上相应的标签，分装和贴标签应制订操作规程，可由具有资格的公司或机构完成。

提供整个过程的记录，以文件形成保存。

七、应急措施

从保护受试者安全、伦理原则和盲法实施的目的考虑，双盲试验的每一个受试者均应配备一个对应的应急信函。

信封：信封以不透光的纸张制成，封面注明试验编号、试验名称、药物编号、受试者顺序号及拆阅的条件和处理方法。

信纸：信纸内注明试验名称、试验编号、受试者顺序号、所属组别、处理编码和使用药物。

信纸装入信封，检查无误后密封。

每一个受试者配一信函，信函封面和信纸上的受试者顺序号、药物编号应确认与药物包装的标签一致；信函随药物和随机信封一起发放到临床研究者；拆阅应急信函的情况规定在发生严重不良事件和患者紧急抢救时，非规定情况不得拆阅；信函应与 CRF 或随机信封一起保存，以备紧急情况的处理。

拆阅信函应注明拆阅者、原因、日期和时间；信函不管拆阅与否，均全部随 CRF 一起回收。

八、盲底保存

同一研究的全部处理编码形成的盲底连同随机化操作的有关文件密封后分两处妥善保存于临床研究方法学中心。

实例 11　国家中医临床研究基地研究者手册设计的标准操作规程

一、目的

规范临床研究基地研究者手册的设计，指导临床研究人员按研究方案规定实施临床研究，保证研究获得较高质量和顺利完成。

二、适用范围

本规程适用于对临床研究基地内所进行的各类临床研究的研究者手册设计的要求。

三、研究者手册的结构

1. 封面页

包括研究课题名称，研究单位名称，研究项目编号，研究日期等。

2. 目录

列出所有的标题及副标题，以及相应的页码。

3. 保密声明

列出具体的保密声明。

4. 引言（概述）

对于药物临床研究来说，要介绍药物种类，适应证及特征，药物的药理、毒理、药代动力学及临床应用的有效性和安全性。对于非药物临床研究来说，介绍相应疗法的临床前及临床应用中的有效性及安全性等研究背景。

5. 研究方案

包括以下框架的内容：研究目标、研究设计、研究场所及对象、技术路线、临床实施方案、不良事件报告及评价、数据管理、质量控制、研究相关伦理学、总结与资料保存。

6. 课题组织管理及研究人员职责及分工

列出课题组织管理及研究人员职责及分工。

7. 参考文献

列出所引用的参考文献。

8. 附件

列出所需要的附件。

四、研究者手册设计的程序 / 步骤

1. 各部分内容汇总及印制

指定专人负责收集研究者手册编辑所需的部分资料，汇总资料，编辑成册。按照设定格式、排版要求进行编辑和印制。印制的研究者手册的部分内容应核实无误。

2. 核准

研究者手册经过审核批准方可交研究者使用。该手册通常由主要研究者、研究项目负责人审核和批准。一般经审核批准的研究者手册才进行印制、分发。

3. 更新

无论哪种形式更新研究者手册都应当按照研究者手册的编辑程序完成新信息的更新或补充。当完成新信息的审阅和筛选后，更新程序启动与否的决定必须以书面的形式记录和存档。

研究者手册的更新或补遗都应当有明确的版本编号，以便追溯。

研究者手册更新和补遗都必须存放在研究负责人的主档案 / 研究者手册子档案中。

研究机构收到的研究者手册更新和补遗，以及相关备忘录也必须存放在研究机构文档 / 研究者手册子档案中。

参考文献

[1] 赖世隆. 中药临床试验. 广州：广东人民出版社，2001：8-195

[2] North P M. Ensuring good statistical Practice in clinical research：Guidelines for

Standard Operating procedures（an update）. Drug Information Journal，1998，32：665

［3］赖世隆 . 中西医结合临床科研方法学 . 北京：科学出版社，2003：21-27

［4］Ddeborah J. Bennett. 随机性 . 严子谦，严磊译 . 长春：吉林人民出版社，2001

［5］Kuznetsova OM. Why permutation is more important in IVRS drug codes schedule generation than in patient randomization schedule generation（Letter）. Control Clin Trials，2001，22：69-71

［6］Hamilton SA. Dynamically allocating treatment when the cost of goods is high and drug supply is limited. Control Clin Trials，2000，21：44-53

［7］Schulz KF，Grimes DA. Allocation concealment in randomized trials：defending against deciphering. Lancet，2002，359：614-618

［8］Daniel Y T Fong. Data Management and Quality Assurance. Drug Information Journal，2001，35：839-844

［9］International Conference on Harmonisation of Technical Requirements for Registration of Pharmaceuticals for Human Use. ICH Guideline for Statistical Principles for Clinical Trials（ICH E9）. Statist Med，1999，18：1905-1942

［10］Martin Valania. Quality Control and Assurance in Clinical Research：A system of checks and examinations that helps ensure the quality of clinical trials［EB/OL］.Applied Clinical Trials，2006. http：//appliedclinicaltrialsonline.findpharma.com/appliedclinicaltrials/article.html

［11］Moher D，Hopewell S，Schulz KF，Montori V，Gøtzsche PC，Devereaux PJ，Elbourne D，Egger M，Altman. Consolidated Standards of eporting Trials Group. CONSORT 2010 Explanation and Elaboration：Updated guidelines for reporting parallel group randomised trials. J Clin Epidemiol，2010，63（8）

第一节　伦理审查申请 / 报告的类别

一、初始审查

符合上述范围的研究项目，应在研究开始前提交伦理审查申请，经批准后方可实施。"初始审查申请"即是指首次向伦理委员会提交的审查申请。研究方案，知情同意书，招募材料，提供给受试者的任何书面资料，以及研究者和人员配备，都应得到伦理委员会的批准。

二、跟踪审查

1. 修正案审查申请

研究过程中若变更主要研究者，或对临床研究方案、知情同意书、招募材料等进行任何修改，应向伦理委员会提交修正案审查申请，经批准后执行。为避免研究对受试者的即刻危险，研究者可在伦理委员会批准前修改研究方案，事后应在30天内将修改研究方案的情况及原因，以"修正案审查申请"的方式及时提交伦理委员会审查。

2. 研究进展报告

应按照伦理审查批件 / 意见规定的年度 / 定期审查频率，在截止日期前1个月提交研究进展报告；申办者应当向伦理委员会提交各中心研究进展的汇总报告。当出现任何可能显著影响研究进行，或增加受试者危险的情况时（如文献、安全监察报告、中期分析结果提示研究的风险 / 受益呈现非预期的变化；研究中心条件发生变化，对研究实施产生重大影响，减少受试者的保护措施或受益，或增加受试者风险的情况），应以"研究进展报告"的方式，在30天内报告伦理委员会。如果伦理审查批件有效期到期，需要申请延长批件有效期，应通过"研究进展报告"申请。超出批件有效期，没有提交研究进展报告并获得伦理审查批准继续研究的项目，研究者必须立即停止所有的研究活动，包括干预措施和数据收集。假若停止研究干预可能会对受试者造成伤害，研究者应当要求伦理委员会批准在研的受试者继续参与研究。

3. 严重不良事件报告

严重不良事件是指临床研究过程中发生的需住院治疗、延长住院时间、伤残、影响工作能力、危及生命或死亡、导致先天畸形等事件。发生严重不良事件，应在获知后15日内向伦理委员会报告；临床试验发生死亡，应在获知后7日内向伦理委员会报告。方案定义的需要向伦理委员会报告的不良事件，预期不良事件的频率或严重性非预期性地增加，以及非预期、与研究相关且给受试者或他人带来风险的不良事件，申请报告伦理委员会。申办者汇总的多中心临床试验的安全性信息报告，主要研究者需审阅签字后向伦理委员会报告。

4. 违背方案报告

需要报告的违背方案情况包括：①重大的违背方案：研究纳入了不符合纳入标准或符合排除标准的受试者，符合中止试验规定而未让受试者退出研究，给予错误治疗或剂量，给予方案禁止的合并用药等没有遵从方案开展研究的情况；或可能对受试者的权益／健康，以及研究的科学性造成显著影响等违背 GCP 原则的情况。②持续违背方案，或研究者不配合监查／稽查，或对违规事件不予以纠正。凡是发生上述研究者违背 GCP 原则、没有遵从方案开展研究，可能对受试者的权益／健康，以及研究的科学性造成显著影响的情况。③方案所定义的需向伦理委员会报告的违背方案的情况。研究者／申办者的监查员应提交违背方案报告。发现违背方案的情况到向伦理委员会提交报告的时限不超过 30 天。为避免研究对受试者的即刻危险，研究者可在伦理委员会批准前偏离研究方案，事后应以"违背方案报告"的方式，向伦理委员会报告任何偏离已批准方案之处并作解释。

5. 暂停／终止研究报告

研究者／申办者暂停或提前终止临床研究，应及时向伦理委员提交暂停／终止研究报告。

6. 研究完成报告

申请人完成研究，应及时向伦理委员会提交研究完成报告。

三、复审

上述初始审查和跟踪审查后，按伦理审查意见"做必要的修正后同意""做必要的修正后重审"，对方案进行修改后，应以"复审申请"的方式再次送审，经伦理委员会批准后方可实施；如果对伦理审查意见有不同的看法，可以"复审申请"的方式申诉不同意见，请伦理委员会重新考虑决定。

第二节　研究的风险与受益

一、研究的风险

（一）定义预期的研究风险

参加临床研究时，受试者面临的风险包括研究风险和医疗风险。所谓研究风险是指研究行为（包括研究干预措施和研究程序）对受试者可能造成的伤害或损伤。所谓医疗风险是指即使不参加临床研究也将承受的医疗风险。只有研究风险才在伦理审查的考虑范围之内。

研究风险的类别包括：①生理方面：身体的伤害，各种不适；②心理方面：情感折磨，心理压力；③社会方面：研究涉及的隐私信息一旦泄漏后受试者可能受到他人歧视，影响就学或就职；④经济方面：研究有关的花费，包括参加研究引起的误工费等。

在评估研究风险时，要考虑到除了研究干预措施，为了获得科学的研究结果而采取的一些研究设计和检查步骤，同样会给受试者带来风险。

应从研究设计类型、研究干预、研究程序等方面，同时考虑受试者人群的特点，全面分析并定义预期的研究风险。

（二）研究风险的程度和概率

研究风险的程度可分为最小风险、大于最小风险两类。

最小风险是指研究预期伤害或不适的可能性和程度不大于日常生活，或进行常规体格检查和心理测试时所遇到的风险。伦理审查对于最小风险的评估还应结合受试人群的特点。对受试者没有诊断、治疗或预防的直接受益前景的研究，或涉及弱势群体的研究，最小风险的评估以健康人群为参照；对受试者有直接受益前景的研究，最小风险的评估以研究目标人群为参照。

对于大于最小风险的研究项目，应特别关注高风险的评估。高风险是指发生严重而持续的，与研究相关不良事件有很大的可能性；或者关于不良事件的性质或者可能性有很大的不确定性。例如：涉及新的化学药物或装置，在人体几乎没有或完全没有毒性数据的试验。在临床试验的早期，由于了解和掌握的安全性和有效性数据有限，研究风险的不确定性相对较大。

研究风险主要源自研究干预措施。医疗器械可以根据我国的《医疗器械分类规则》评估其风险级别。试验药物可以根据生化特性和其作用机制特点进行评估，如可能导致机体重要脏器功能严重紊乱的药物，可能被认为是高风险的。

应参照文献资料、临床前和临床研究数据，对研究风险发生的可能性进行评估。

（三）研究风险的影响因素

影响研究风险程度和发生概率的因素很多，需依据研究干预措施的实验室研究资料、已有的临床经验、目标受试人群特征（如疾病状况、体质差异等）等，仔细分析影响研究风险程度和发生概率的因素。

（四）风险最小化的措施

针对预期的研究风险及其影响因素，采取研究风险最小化的措施。

方案中的风险防范措施及处理预案包括排除存在高危因素的受试者，严密监测，叠加设计，制定退出和中止研究的标准，数据与安全监察计划，确定急救措施（rescue therapy），紧急破盲流程等；确认研究步骤中每一个环节的科学性和必要性，尤其是侵入性检查，不会给受试者造成不必要的伤害；研究人员的资质和必要的急救设备符合研究要求。

二、研究的受益

（一）预期的受益

研究的受益包括受试者的受益，科学和社会的受益。预期受益的评估同样包括对其发生的可能性及受益程度的评估。

受试者受益是指研究对受试者具有诊断、治疗或预防的直接益处。免费提供研究干预，作为激励或报答向受试者支付的报酬或其他形式的补偿，不应被考虑为研究的"受益"。

个体研究受试者的福祉必须高于所有其他利益。尽管医学研究的主要目的是获得新的知识、促进人类健康，但绝不能因此而伤害受试者个人的权益。

（二）受益最大化的措施

应考虑研究受益最大化的措施，如反馈相关检查结果、提供医疗健康咨询、研究结果共享、帮助提高当地医疗和研究水平等，使得受试者或研究所在地区最大可能地通过参加研究而获益。

三、风险与受益的合理性

（一）对受试者有直接受益前景的研究

当研究大于最小风险，且对受试者有直接诊断、治疗或预防益处时，应确认：①研究干预与任何可得到的替代方法相比至少是同样有利的；②受试者的风险相对于预期的受益是合理的。

（二）对受试者没有直接受益前景的研究

对受试者没有直接诊断、治疗或预防益处的研究，依据受试者健康考虑优先的原则，评估受试者的风险相对于社会预期受益（可概括为知识）是否合理，并且不会给受试者造成严重的、不可逆的伤害。同时，还必须确认知情同意充分告知了风险，招募和知情同意过程中避免了过度劝诱。

四、持续监测

（一）涉及受试者及他人风险的非预期问题的条件

涉及受试者及他人风险的非预期问题应同时满足以下条件：①非预期的；②与研究有关的；③新出现或增加受试者或他人的风险并需采取相应的处理措施。

（二）涉及受试者及他人风险的非预期问题的列表

1. 不良事件属于非预期的、与研究有关的、新出现或增加受试者或他人的风险并需采取相应的处理措施。如：方案定义的需要向伦理委员会报告的不良事件，预期不良事件的频率或严重性非预期性地增加，以及非预期、与研究相关且给受试者或他人带来风险的不良事件。

2. 文献、安全监察报告、中期分析结果提示研究的风险／受益呈现非预期的变化。

3. 研究中为避免研究对受试者的即刻危险，研究者在伦理委员会批准前，偏离研究方案。

4. 为避免研究对受试者的即刻危险，未经过伦理委员会批准，即对研究方案进行了修改。

5. 偶然的或因疏忽未经伦理委员会批准，对研究方案进行了修改，且这种修改涉及受试者的风险，或有可能再次发生。

6. 任何提示非预期的风险，或研究者无法解决的受试者抱怨。

7. 研究中心条件发生变化，对研究实施产生重大影响，减少受试者的保护措施或受益，或增加受试者风险的情况。

8. 根据研究方案或申办者的要求，需要及时报告的事件。

不论在研究过程中、研究完成后，或在受试者退出或完成研究时发生的"涉及受试者及他人风险的非预期问题"，均需向伦理委员会报告。

第三节 知情同意

一、（实验性研究）知情同意书告知的信息

（一）研究项目的信息

1. 项目属于研究性质。

2. 研究目的。

3. 研究背景，研究的申办者，研究资金的来源，任何可能的利益冲突，研究人员隶属的机构。

4. 研究治疗方案，以及随机分到各组的可能性。如果是随机双盲的研究，说明在研究完成或破盲以前受试者不会被告知所分配的治疗方法。

5. 所需遵循的研究步骤，如各访视时点的检查项目（包括所有侵入性操作）。

6. 受试者的义务。

7. 说明哪些是常规医疗以外的研究性干预措施／程序。

8. 受试者参加研究可能被终止的预期情况和／或原因。

9. 受试者参加研究的预期持续时间，包括到研究中心随访的次数和时间。

10. 研究涉及受试者的大致人数。

（二）风险与受益

与参加研究相关的、给个人（或他人）带来的任何预期的风险、疼痛、不适和不便，包括给受试者配偶或伴侣的健康带来的风险，对胚胎、胎儿或哺乳婴儿带来的风险。

合理预期的受益，包括受试者预期的直接受益（诊断、治疗或预防的益处），对于社区或整个社会的预期受益，或对科学知识的贡献。如果对受试者没有预期受益，应加以告知。

不应做出关于研究的受益、风险或不便的不合理的保证，不能夸大受益，低估风险。

（三）医疗与保护

受试者可能获得的其他备选治疗或疗法，及其重要的受益和风险。

如发生与研究相关的损害事件，受试者可能获得的补偿和／或治疗。说明对研究损害负责医疗的机构与负责补偿的组织。说明受试者将不需要提出诉讼和举证就能获得补偿／赔偿和免费医疗。没有要求或暗示受试者放弃他们获得补偿／赔偿的权利。没有如果发生损害研究者将免于责任的文字。

说明哪些医疗风险不在补偿和免费医疗的范围内。

（四）研究相关费用

预定按比例支付给受试者参加试验的费用。参加研究所提供的免费检查和治疗项目，以及其他医疗服务项目和福利；受试者参加研究的预期花费（如有），以及相关的补偿（如有）。说明补偿的项目（如收入损失、路费）、金额、支付时间等。

对受试者参加研究所预定的、按比例支付的报酬（如有）。说明报酬的种类和数量，以及按比例的支付方式，什么情况下会扣除部分或全部报酬。

（五）隐私与保密

监查员、稽查员、伦理委员会和政府管理部门应被准予在法律和法规准许的范围内，在不侵犯受试者的隐私的情况下，直接查阅受试者的原始医疗记录，以便核查临床研究的程序和／或数据。受试者或其合法代理人在签署书面知情同意书时即授权这种查阅。

在法律和／或法规准许的范围内，有关识别受试者的记录应保密，不能公开泄露。如公开发表研究结果，受试者的身份仍然是保密的。

（六）受试者权利

受试者参加研究是自愿的，受试者可以拒绝参加或在任何时候退出研究，而不会因此受到处罚，并且其应得利益不会遭受损失。

如果出现可能影响受试者继续参加研究的信息，受试者或其合法代理人将及时得到通知。

需要进一步了解有关研究资料和受试者的权益时，以及发生研究相关的伤害时的联系人和联系方式。

有权选择是否被告知研究的总体结局和研究结果。通常每位受试者将被告知与他们自身健康状态有关的任何发现。

（七）其他

1. 知情同意书告知的信息与研究方案一致。

2. 研究所在机构的伦理委员会的联系人和联系方式。

3. 伦理审查委员会已经批准了研究方案。

4. 所有医学研究的受试者有权选择是否被告知研究的总体结局和研究结果。

5. 知情同意书应标注版本号和版本日期。

二、知情同意的过程

（一）知情同意的获取

知情同意是一个过程，从与一个可能的受试对象的初次接触开始，贯穿于研究的整个过程。通过向可能的受试对象告知信息，重复和解释，回答他们提出的问题，帮助每个人理解每项程序，研究者获取他们的知情同意，并在这个过程中表现出对他们的尊严和自主权的尊重。研究者必须给予每个人足够的时间以做出决定，包括同家属或其他人商量的时间。应为知情同意过程留有充分的时间。

伦理审查的送审文件（包括初始审查申请表）应有获取知情同意的责任者、获取知情同意的地点、获取知情同意的流程等信息。

（二）理解

受试者对知情告知信息的理解能力与个体的发育程度、智力和受教育程度相关。知情同意书的文字和语言表述、特别是医学名词术语、科学概念（如安慰剂、随机化）应适合受试者群体的理解水平；多中心临床研究涉及多民族地区，审查应注意不同地区受试者的语言和文化水平的差异，必要时需有不同文字版本的知情同意书。

在知情同意的过程中，受试者有充分的机会提问，并能得到研究者耐心、客观、准确、全面并令人满意的答复，能够帮助受试者理解研究信息。知情同意书应有鼓励受试者向研究者提问的表述，有告知受试者在研究前或研究期间的任何时间都可以向研究者提问的表述。

受试者在做出参加研究的决定前，有机会与其信任的人共同讨论，有充分的时间考虑，能帮助受试者理解研究信息，也有助于做出符合其意愿的决定。

（三）自主选择

受试者应在完全告知，充分理解，没有受到不正当影响的前提下，自主做出参加研究的决定。研究者应确定受试对象充分了解了参加研究的有关实情和后果，并有充分的时间考虑是否参加以后，才能征求同意。

受试者同意参加研究的决定应以书面文件表达。对于无知情同意能力的受试者，有其法定代理人签字并注明日期的规定。

（四）重新获得知情同意

对于以下情况，应考虑要求研究者重新获得受试者的知情同意：

1. 研究的条件或程序发生了显著的变化。

2. 得到了可能影响受试者继续参加研究意愿的新信息，如从该研究或其他途径发现了有关试验产品非预期的严重不良反应，或替代产品的新信息。

3. 长期研究项目，即使该研究的设计或目标没有变化，也应按事先确定的时间间隔，重新获取每位受试者的知情同意。

三、知情同意的例外：免除知情同意

（一）使用临床诊疗中获得的健康信息和生物标本

申请免除知情同意的研究者有责任向伦理委员会解释为什么没有获得受试者知情同意的情况下，该研究仍是符合伦理原则的。

对于利用以往临床诊疗中获得的健康信息和生物标本，申请免除知情同意的研究项目，应符合以下全部要点：

1. 研究目的是重要的。

2. 研究对受试者的风险不大于最小风险。

3. 免除知情同意不会对受试者的权利和健康产生不利的影响。

4. 受试者的隐私和个人身份信息得到保护。

5. 获得受试者同意已不可能，若规定需获取知情同意，研究将无法进行（患者有权知道他们的健康信息或标本可能用于研究。知情告知后招募对象可能拒绝或不同意参加研究，这不是研究无法进行，申请免除知情同意的正当理由）。

6. 只要有可能，应在研究后的适当时候向受试者提供适当的有关信息。

对于可能使用患者的健康信息和生物标本开展研究的医疗机构，最佳的做法是在临床医疗时就征求患者的意见，是否同意将来的医学研究利用其健康信息和保存的生物标本，给予患者自主选择的机会。对于获得"同意"的医疗记录和生物标本进行标记。将来若有使用这些医疗记录和生物标本的研究项目，在提交伦理审查时就可以申请免除知情同意。

（二）研究中获得的健康信息或生物标本的二次利用

一项研究获得的健康信息或生物标本可能被将来另一项研究所利用。研究中获得的健康信息或生物标本的二次利用，通常受到原知情同意条件的限制。因此，最好的做法是能够预见将来的研究计划，在获取该项研究知情同意时就征求受试者意见，是否同意将来另一项研究使用这些健康信息或标本。研究者应向受试者告知：将来是否还有研究将利用本次研究中获得的医疗记录和生物标本；这样的二次利用是否局限于使用这些材料的研究类型；匿名化处理的方式，即研究者销毁或去除病历或标本上个人标识符的计划；受试者拥有要求对生物标本、病历或他们认为特别敏感的病历部分（如照片、录像带或录音磁带）进行销毁或匿名的权利；如有必要，请求其同意允许其他的研究项目使用其在本次研究的病历或标本，或要求研究者在什么情况下可与受试者联系，为二次利用寻求再次授权。研究者应对获得"同意"的健康信息和生物标本进行标记、保存。将来的研究项目提交伦理审查时，研究者就可以申请免除知情同意。

对于利用以往研究中获得的健康信息和生物标本的研究项目申请免除知情同意，应符合以下全部条件：

1. 以往研究已获得受试者的书面同意，允许其他的研究项目使用其信息或标本。

2. 本次研究符合原知情同意的许可条件。

3. 受试者的隐私和身份信息的保密得到保证。

四、知情同意的例外：免除签署知情同意书

"同意"可以有多种方式表达，受试者通过自愿的行动来表示同意，或

口头同意，或签署一份同意书。通常，涉及人的生物医学研究要求受试者签署一份"同意"的证明文件，即知情同意书。

以下两种情况，可以考虑申请伦理委员会批准免除签署知情同意书：

1. 研究对受试者的风险不大于最小风险，并且如果脱离"研究"背景，相同情况下的行为或程序不要求签署书面知情同意。例如，访谈研究、邮件/电话调查。

2. 当一份签了字的知情同意书会对受试者的隐私构成不正当的威胁，联系受试者真实身份和研究的唯一记录是知情同意文件，并且主要风险就来自于受试者身份或个人隐私的泄露。在这种情况下，应该遵循每一位受试者本人的意愿是否签署书面知情同意文件。

免除受试者在知情同意书上签名，并不是免除知情同意的过程，仍然需要告知研究信息，并获得受试者的同意，只是不需要受试者签名。

如果受试者以自愿的行动来表示同意，如问卷调查或访谈研究，受试者对问题的回答就是其表示"同意"的证明。

第四节　中医药研究伦理审查 体系建设和 CAP 认证

在医学科技日新月异的今天，临床伦理审查已成为医学研究工作的重要前提和保障。尤其在基因、克隆、生殖、器官移植等领域，伦理审查更成为急需加强的重点工作。国内的"黄金大米"事件也凸显了伦理审查工作的重要性。我们不难看出医学伦理审查在避免科学不端行为，保障科学研究保持正常轨道发展发挥着重要作用。同时，加强伦理审查工作对医学临床研究也有着积极的促进意义。只有在医学伦理的监督下，医学科学技术的发展才能不悖于医学服务于人类健康的目的。

一、中医药研究伦理审查体系建设

中医药研究伦理审查在遵循国际公认伦理审查原则的基础上，结合中医药研究特色，在标准规范制定、伦理审查体系认证、伦理审查研究和人才培养等方面，开展了大量卓有成效的工作。

早在 2008 年，国家中医药管理局部署伦理审查研究与管理工作伊始，就委托世界中医药学会联合会承担了相关研究课题，为制定发布《中医药临床研究伦理审查管理规范》、伦理审查平台建设规范和质量评估要点等规范性文件奠定了扎实的研究基础。2011 年 11 月 18 日，世界中联伦理审查委员会在南京正式成立，委员会集合了国内外研究伦理领域的顶级专家，共同制定了《伦理审查体系评估标准》，并于 2013 年作为世界中联国际组织标准正式发布。2014 年世界中联伦理审查委员会主编出版了《涉及人的生物医学研究伦理审查指南》，成为我国首部指导伦理委员会委员进行科研伦理审查的指南，针对涉及人的生物医学研究的主要伦理问题及其伦理审查要素、要点，指导伦理委员会委员如何依据国际通行的伦理原则开展审查工作。

2012 年世界中联伦理审查委员会受国家中医药管理局科技司委托，组织开展中医药临床研究伦理审查平台（Chinese Accreditation Program of Ethics Review System for CM Research，CAP）的评估工作，以评促建，提升水平，推进中医药相关机构及开展中医药临床研究的机构加强伦理平台建设，得到了广泛响应。截至 2015 年初，全国已有 20 个省市 37 家机构通过了 CAP 评估，其中包括 4 家国内著名的西医医院。

2014 年 12 月 29 日，中医药研究伦理审查体系认证获得国家认证认可监督管理委员会批准，正式由评估上升为国家批准的认证项目。世界中联作为认证机构，制定了 CAP 认证机构管理程序文件、研发了"伦理认证机构管理系统"指引，2015 年 8 月启动了第一批 CAP 认证，上海中医药大学附属龙华医院、江苏省中医院等 7 家医院通过了 CAP 认证。2016 年 8 月，国家中医药管理局把是否通过 CAP 认证作为中医药临床研究基地验收的基本条件之一，又有西苑医院等 20 家单位通过了 CAP 认证。CAP 从评估到认证的跨越，是我国中医药临床科研伦理审查规范化的重大突破，是国家中医药管理局在科研伦理审查领域进行前瞻性部署以及积极响应落实国家科技体制改革"充分发挥第三方机构在科研管理中的作用"有关要求的结果。

截至 2016 年 12 月通过 CAP 认证机构的名单

2015 年通过 CAP 认证机构 7 家

- 上海中医药大学附属龙华医院

- 广东省中医院

- 曙光医院

- 第四军医大学第一附属医院（西京医院）

- 江苏省中医院

- 湖北省中医院

- 上海长海医院

2016 年通过 CAP 认证机构 20 家

- 中国中医科学院西苑医院

- 河南中医药大学第一附属医院

- 成都中医药大学附属医院

- 山东中医药大学附属医院

- 辽宁中医药大学附属医院

- 黑龙江中医药大学附属第一医院

- 北京中医药大学东直门医院

- 中国中医科学院广安门医院

- 中国中医科学院眼科医院

- 新疆维吾尔自治区中医医院

- 安徽中医药大学第一附属医院

- 湖南中医药大学第一附属医院

- 天津中医药大学第一附属医院

- 甘肃省中医院

- 中国中医科学院望京医院

- 浙江中医药大学附属第一医院

- 北京中医药大学东方医院

- 长春中医药大学附属医院

- 西藏自治区藏医院

- 首都医科大学附属北京中医医院

世界中联伦理审查委员会一直积极推动开展中医药伦理方面的研究与交流，通过 2014 年行业专项"中医药临床研究伦理审查体系建设与审查技术研究"等课题支持，对研究机构伦理审查体系的管理政策建议、中医药临床研究伦理审查的内容方法与关键技术环节、伦理审查体系认证规范、伦理审查技术与能力提升等方面开展研究，为我国伦理审查事业的发展提供理论支撑。同时，每年定期举办学术年会，大大促进了该领域学科发展。世界中联伦理审查委员会还组织编写了《中医药研究伦理审查培训教材》，多次举办伦理审查培训班，对伦理委员会委员、秘书和科管、临床一线研究人员进行受试者保护的培训。通过开展培训，伦理审查队伍的人员素质得到显著提高。这些培训，对于我国中医药伦理平台体系建设，产生了积极的促进作用。

二、CAP 认证的基本情况

认证是由国家认可的认证机构证明一个组织的产品、服务、管理体系符合相关标准、技术规范或其强制性要求的合格评定活动。我国临床研究伦理委员会审查制度在经过 20 余年的发展后，已完成了从无到有的飞跃，但因各种原因在质量上却良莠不齐，影响临床研究的发展。可见，实施临床研究的机构在伦理审查体系建设工作中寻求外部认证是提高伦理审查能力的重要途径。

CAP 认证是由国家认证认可监督管理委员会（CNCA）正式批准的认证项目（批准号：CNCA-R-2014-175）。CAP 认证填补了认证领域两项空白：是国家认证认可监督管理委员会正式批准的首个中医药领域认证项目，是我国医学伦理领域唯一的国家认证项目，也是国际范围内首个传统医药研究伦理体系和认证项目。通过了 CAP 认证，则标志着该医疗卫生机构已经建立了伦理审查体系并得到有效运行，伦理审查的能力和水平达到认证标准的要求。通过 CAP 认证，可以提升相关机构和人员的能力，保证伦理审查质量，控制临床研究风险，为政府加强监管提供依据。

CAP 认证拥有较高素质的审核员队伍，全部经过中国认证认可协会审核员资格确认可以从事相应的认证活动。审核员均是来自我国伦理审查研究领域和实践领域的突出专家和学者。与认证活动有关的认证人员（审核员、技术专家、项目管理员、认证决定人员）严格按照 GB/T19011/ISO19011《管理体系审核指南》、CNAS-CC01_2015《管理体系认证机构要求》的相关内容，和《中华人民共和国认证认可条例》《认证及认证培训、咨询人员管理办法》等国家认证认可的法规和规章，以及伦理审查体系认证的标准和规范性文件来开展认证活动。

三、CAP 认证的依据和主要内容

CAP 认证的依据是经国家认证认可监督管理委员会正式批准备案的《涉及人的生物医学研究伦理审查体系要求》（CNCA/CTS 0008-2014）。在该要求中明确规定了伦理审查体系认证的标准和细则，以及适用范围。

CAP 认证要求内容与 AAHRPP 类似，但在结构设置及考察要点编排方面，更符合中国习惯，法规制度方面也是以我国法规为基础，适合大多数中国机构参照执行。要求涵盖了伦理审查体系中医疗卫生组织机构、伦理委员会、伦理委员会办公室、研究人员这四个部分的内容，具体如下：

"医疗卫生组织机构"：包括伦理审查体系组织管理（含组织领导、研究项目管理、研究利益冲突管理、研究合同管理、经费管理、培训管理、与受试者沟通交流、质量管理）和伦理委员会管理（含伦理委员会的组建与换届、伦理委员会的资源、伦理委员会工作的独立性、伦理委员会工作的透明性）等方面的认证要求和标准。

"伦理委员会"：包括审查（含一般规则、初始审查/跟踪审查/复审的审查要素）和决定程序（含会议审查的决定程序、快速审查的决定程序）等方面的认证要求和标准。

"伦理委员会办公室"：包括管理制度指南与标准操作规程（含主要管理制度、申请指南、审查指南、SOP 制定类/组织管理类/审查方式类/送审项目管理类/研究项目审查类/传达决定类/监督检查类/办公室管理类的标准操作规程）和文件档案与信息管理（含文件分类、文件管理、计算机应用软件管理系统）等方面的认证要求和标准。

"研究人员"：包括受试者保护、研究实施等方面的认证要求和标准。

CAP 认证的审核要点与技术标准，较为全面地反映了涉及人的生物医学研究（特别是中医药研究）伦理审查体系的评估与衡量要素，体现出认证活动具有较高的质量水平和严格科学的评价方法。

四、CAP 认证流程

CAP 认证工作流程依据国家认证认可监督管理委员会的认证技术规范文

件和认证机构制定，较为规范。（图2）

1. 申请和受理

受审核方按认证机构要求提交认证申请文件的纸质版和电子版本。认证机构对认证申请进行审查，确认申请方是否具备相应的资格、符合认证范围等。如认证机构确定受理认证申请，将发出受理通知函，双方签订认证服务合同。

2. 审核第一阶段

签订认证服务合同后，认证机构将受审核方的申请文件发送至文件审核员，开始文件审核。文件审核员对伦理审查体系文件进行系统审核，草拟初步审核意见，分多次与受审核方沟通交流，要求受审核方在一定的期限内对审核意见进行反馈。如审核意见认为文件体系的规定需要匹配相应的设备或资源条件，可能到现场访查确认。审核员确认所有文件修改合规后，通知受审核方颁布修改的文件，向认证机构提交文件审核报告。认证机构收到文件审核报告后，向受审核方发送文件审核阶段完成通知函。

3. 审核第二阶段

（1）现场审核准备

认证机构与受审核方联系商定现场审核日期，发出现场审核通知函。受审核方根据认证机构要求应提交相关文件，并完成现场审核准备事项。包括：安排伦理审查体系相关部门人员出席现场审核首次会议和末次会议，准备接受访谈；准备首次会议PPT报告；安排伦理审查会议的观摩；安排向导帮助联系现场审核的面谈人员，调阅相关文件；准备伦理审查体系相关管理部门、伦理委员会、研究者的体系文件及其执行记录等。

（2）现场审核

审核员内部会议通报文件审核情况，确认审核员现场审核分工的安排。

到达审核现场后，召开现场审核首次会议，由审核组长通报现场审核计划与程序，人员分工。由受审核方报告伦理审查体系的概况。

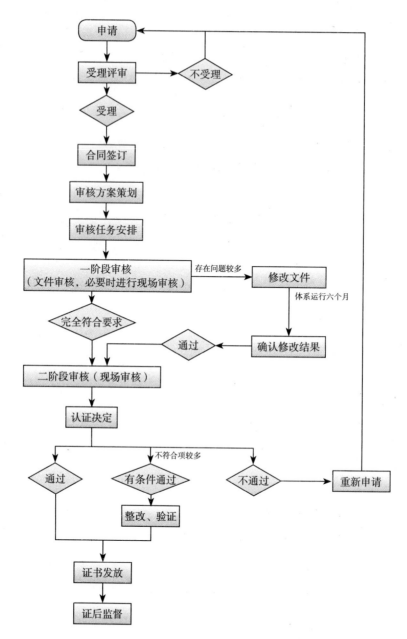

图2　CAP 认证工作流程图

　　实施现场工作时，审核员分组工作；通知受审核方抽样查验的研究项目、伦理审查项目的目录清单，访谈人员名单；观摩伦理审查会议；完成人员访谈和现场环境考察；查验伦理审查体系文件执行情况。

完成现场工作后，召开末次会议；现场审核组长向受审核方反馈现场审核发现，听取不同意见并讨论，努力解决对审核证据和 / 或审核发现有分歧的问题。审核组组长提交现场审核报由受审核方签字确认后提交认证机构。

现场审核完成后，认证机构将现场审核报告书面通知受审核方，并告知改进报告的审核方式。

4. 改进与验证

受审核方根据现场审核报告，制定改进计划。执行改进计划后，受审核方在 3 个月内向认证机构提交改进报告。收到受审核方的改进报告后，认证机构指定审核员对受审核方的改进报告进行书面验证或现场验证。验证内容包括：受审核方对不符合项所造成影响的全面自查结果与纠正情况，对不符合项所采取纠正措施及其效果评估等。审核员完成书面验证 / 现场验证后，将验证记录、受审核方的改进报告与见证性材料（包括补充的见证性材料）提交认证机构。

5. 认证决定

认证机构收到改进报告和验证记录后，召开认证决定小组会议，讨论现场审核报告，审核组内部讨论会议记录、受审核方的改进报告，以及对改进报告的验证记录，决定认证结果。审签认证决定，将认证决定通知受审核方。

6. 监督审核与再认证

监督审核每年进行一次，监督审核的程序和方法与初次审核一致。审核时间（人日数）一般为初次现场审核的 1/3。第 3 年认证到期前，若要保持认证资格，需进行再认证审核，以评价获证组织是否持续满足伦理审查体系标准的所有要求。

五、CAP 认证的意义

CAP 认证由国内外专家在国内法规和研究伦理审查实际情况的基础上参

考国际通行的伦理原则和认证项目而设计。CAP认证遵循国际先进的临床研究伦理理念，考察范围比较全面。认证不仅针对伦理委员会（IRB）的审查工作，而且着眼于对整个机构人体研究保护体系的考察。

CAP认证是我国目前研究伦理审查领域存在的唯一合法的自主认证项目，意义重大。CAP认证通过第三方认证的形式参与了行业监督管理，提升了相关机构受试者的保护能力，保证伦理审查质量，从而更好地控制临床研究风险，最终更好的保障中医服务人民健康发挥越来越重要的作用。CAP认证项目的实施，是对现有科研伦理政策、规范管理的完善，是中医药特色科研伦理研究的深入。认证有力地推动了中医药科技创新体系与伦理体系的规范化和协同发展，全面提升了中医临床研究伦理审查能力水平，支持了以伦理为核心，集政府监管、社会保障、法律救济、行业规范、机构审查为一体的全方位体系构建。

参考文献

[1] 卫生部. 涉及人的生物医学研究伦理审查办法（试行）. 2007
[2] 国家食品药品监督管理局. 药物临床试验质量管理规范. 2003
[3] 国家食品药品监督管理局. 药物临床试验伦理审查工作指导原则. 2010
[4] 国家中医药管理局. 中医药临床研究伦理审查管理规范. 2010
[5] 国家认证认可监督管理委员会. 涉及人的生物医学研究伦理审查体系要求. CNCA/CTS 0008-2014
[6] Expert Working Group. ICH E6. Guideline for good clinical practice. 1996
[7] World Medical Association（WMA）. Declaration of Helsinki，Ethical Principles for Medical Research Involving Human Subjects. 2013
[8] Council for International Organizations of Medical Sciences（CIOMS）. International Ethical Guidelines for Biomedical Research Involving Human Subjects. 2002
[9] World Health Organization（WHO）. Operational Guidelines for Ethics Committees That Review Biomedical Research. 2000
[10] WHO. Standards and Operational Guidance for Ethics Review of Health-related Research with Human Participants. 2011

第一节　临床研究质量控制与质量保证概述

提起临床研究，人们首先想到的是以人为受试对象的研究活动或药物临床试验，无论是研究活动还是药物试验，只要是在临床上进行的涉及人体的研究，就要遵守一定的原则，那就是安全性、科学性、符合伦理和质量保证。

在临床研究中，质量保证是指为保证研究的实施，必须使数据的产生、记录和报告都符合一定的质量管理规范所建立的有计划而系统的活动；质量控制是指在质量保证系统范围内所采取的操作技术和活动，以保证与研究有关的活动符合一定的质量要求。

在临床研究中，应建立中医药临床研究质量控制与质量保证系统，确保研究遵循研究方案和管理法规，保证临床研究中受试者的权益，确保研究记录和报告数据准确、完整可信。

临床研究质量控制主要通过制定临床试验标准操作规

程（standard operating procedure，SOP），确保临床试验自始至终遵循 SOP 的操作规程。质量保证主要通过独立于临床研究部门的质量保证部门实施，临床研究质量监查员和稽查员按照 SOP 进行系统检查，起到了解、反馈指导、评价和确认的作用。临床研究项目管理部门通过视察，对临床研究的质量进行监督管理，该过程对于中医药临床研究项目质量保证非常重要。不同的研究应该制定各自的 SOP。评价一个研究的好坏，一方面要看研究中是否建立了一整套科学可行的 SOP，另一方面要看临床试验是否自始至终执行了 SOP。目前，质量控制方法多参照《药物临床试验质量管理规范》进行，即 GCP（good clinical practice）原则。该原则于 2003 年颁布，2015 年进行了修订。GCP 的定义是为设计、执行、记录及报告有人类受试者参加的国际伦理及科学质量标准，遵循这项标准能够使试验受试者的权益、安全及健康得到保护，同时亦保证了试验资料的准确性、真实性及可信性。监查是 GCP 的基本要求，体现在 GCP 实施的方方面面。在临床试验过程中，监查是一项必需的常规工作，高质量的监查是临床试验顺利进行的重要保障。GCP 对监查的目的、监查员的概念、监查员的资质等进行了介绍，并规定了监查员的职责及监查内容。但由于中医药临床研究的目的、设计方法都有别于药物临床试验，所以应该在参照 GCP 原则的基础上，制订更加符合临床研究实际的质量控制方法。

一、中医临床研究特点

中医药学由于其自身的理论体系，使药物治疗的作用机理和治疗效果表达不同于西医，临床研究的目的往往不是进行药物临床试验。因此，应该制定适合中医临床研究的质量管理规范。

（一）中医临床研究设计与实施难度

中医临床研究的设计与实施难度主要有以下几方面：

1. 研究目的

中医临床研究的目的有多种，或许是解决一类问题，或许是对一类疗法的评价；从设计方法上看，可以是探索性的，也可以是确证性的研究；从评价指标上看，可以是综合的，也可以是生存质量等单一指标。所以，设计方法的选择成为关键和难点。临床研究设计和质控方法不应机械地套用新药已有的 SOP，而应针对自身的研究制定合适的 SOP，确保研究质量的可控性。现阶段对综合治疗方案的疗效评价研究比较多见。

2. 研究人群

临床研究诊断标准多建立在疾病诊断和证候诊断的基础上，疾病诊断多参照西医的诊断，而证候诊断则遵照中医诊断，因而给临床研究带来操作上的双重要求。

3. 治疗措施

与西医西药不同，中医治疗措施多数是复方、多途径给药，并结合一些治疗技术，往往是综合性的复杂干预，如内外治法合用、针药并用等才能取得最好的治疗效果，因此质量控制难度较大。

4. 疗效评价

中医药治疗效果的综合表现给疗效评价带来一定困难，它不像阿司匹林的退热效应评价那样单纯，治疗措施在每个指标上的效应也许并不突出，但评价指标往往是多重的，在多个指标上体现出治疗的持久性弱效应可以说是中医药疗效评价的特点之一。

5. 安全性研究的特点

迄今为止，中医治疗措施是以植物、动物、矿物等天然药物为主，在中医辨证论治原则的指导下，考虑药物配伍宜忌，使不良反应降到最低，多数临床研究在小样本中观察到的安全性问题极少，其安全性是化学药物所无法比拟的。但目前中医临床研究的安全性评价方法与西药的评价相同，因而给中医临床研究带来评价方法的困扰。

（二）质量控制难度大

中医药的发展历史受自然、传承等习惯的影响，研究设计时的质控意识比较淡薄，其执行过程中的质量控制难度相对较大；同时，随着中医药临床研究设计方法和设计类型的多样化，相对地，针对不同该研究设计类型的临床研究质量控制方法也需要做相应的调整。

1. 建立与执行 SOP 能力

经过国家中医临床研究基地建设的医院普遍对质量控制比较重视，建立和执行临床研究 SOP 的能力较强。但是，大多数医院的临床研究人员对质量控制重视不够，采取的措施不足以保证研究质量，因而必须加大培训和检查力度，提高临床研究单位建立并执行 SOP 的能力。

2. 质量控制专业人员和团队建设

随着疾病防治研究的关口前移、战略下沉，临床研究的深入开展，越来越多的中医药适宜技术转化与临床应用的推广研究、中医特色的社区慢病防治研究相继开展。这类研究普遍存在研究人员的素质能力参差不齐、研究方案复杂、随访期长及研究数据采集和管理的规范性不够等问题，其研究的质量控制与质量保证方法较之严格的 RCT 研究更复杂，并具有一定的特殊性；同时，其临床研究质量控制与质量保证工作也要求常态化、长期化。然而，中医药临床研究质量控制专业人才相对匮乏，团队较少，不足以应对目前的研究需要。在当前中医临床研究任务迫切、经费和项目支持较多的情况下，应加大培训力度，强化质量控制意识，在短时间内培养出高水平的质量控制研究团队已成为当务之急。

二、中医临床研究的质量控制要求

当前的中国乃至世界，因社会进步和经济发达而出现了人们重视健康保健、慢性非传染性疾病的高发与难治、新发传染病不断出现等医疗保健问题，从而促使中医药界有义务肩负起更大的责任。中医药界所面临的挑战是如何拿出中医药治疗既有效又安全的临床研究证据。因此，从"十五"开始，政府已加大了对中医临床研究的支持力度，开展了一系列临床多中心的疗效评价和安全性评价研究。为了保证研究质量，建立符合中医临床研究的质量控制规范，"十一五"国家科技支撑计划以"重大疑难疾病中医药综合治疗研究"项目为开端，在项目中设立"中医临床研究的方案优化与质量控制研究"课题，探索建立中医临床研究质量控制与质量保证体系方法，并将其推广到其他的临床研究项目中去验证。"十二五"中医药行业科研专项"中医防治慢病临床科研体系及其成果转化应用模式研究"中结合中医药理论及慢病中医药防治临床研究和临床实践的特点，建立了慢病临床研究过程管理和质量评估方法。总结起来，质量控制的基本要求包括以下几个方面。

（一）中医临床研究要遵循 GCP 和伦理的原则

从历史发展的角度来看，任何法规和标准的建立与变更都源于时代的要求，都会越来越完善，中医临床研究也不例外。科学证据的紧迫性要求中医加大研究力度，但在其研究过程中必须遵循现有最公认的法规和原则，即GCP 和伦理原则，以保证临床研究的科学性和伦理合理性。

（二）建立规范的四级检查制度

1. 一级检查（质控检查）

一级检查机制建立在承担临床研究的课题组或称分中心。课题组或分中心负责人应任命质量检查员，并制订质量检查清单。质量检查员的任务是依据质量检查清单，对本单位研究源数据的记录、数据报告、研究药物管理、不良事件等进行检查、核对和记录。

2. 二级检查（监查）

二级检查机制建立在临床研究的负责单位，负责单位的负责人委派监查员，制订监查计划，确定监查程序和监查表。监查员可通过远程或现场监查两种方式，按照程序逐项检查，内容包括：研究进度，研究数据真实性，研究数据准确性，研究药品质量及其管理，源数据核查等。监查后应听取对监查的异议，撰写监查报告。

3. 三级检查（稽查）

三级检查机制建立在临床研究负责单位的上级主管部门或项目组织单位，或者独立的第三方专业质量控制机构，由他们委派专业队伍进行稽查。稽查是由不直接涉及研究的人员所进行的一种系统性检查。

（1）制订稽查计划。①首先对课题负责单位进行稽查；②稽查内容包括两方面：一是对临床观察单位的监查机制和监查质量进行检查，二是进行类似监查的活动；③根据研究项目的规模，计划稽查员人数和次数；④根据研究的进度与质量，调整每次稽查任务的重点；⑤每次稽查完毕，要向委派稽查的部门提交稽查报告，并同时反馈给各被稽查单位负责人。

（2）制订现场稽查程序，设计稽查清单，据此进行现场稽查。包括：①研究进度；②二级检查机制运行情况；③撰写稽查报告。

（3）实现远程稽查，建立电子化数据管理中心，根据远程稽查情况调整现场稽查的日期与频率，并制订每次现场稽查的重点内容。

4. 四级检查（视察）

视察一般由项目组织单位委派专业技术人员进行，是最高层次的质量检查活动，多数是针对在临床研究中出现的具体问题进行现场调研，澄清或解决问题。

（1）制订视察计划，根据研究项目的规模，计划视察员人数和次数。

（2）制订现场视察程序，包括：①研究进度；②稽查机制的运行情况；③常规视察可抽查部分病例；④召开现场视察总结会；⑤撰写视察报告，形式上与稽查报告相同，但内容上应该重点对研究质量进行评估，对视察原因进行判断，对新发现的问题提出解决策略，针对一些重大问题提出整改意见，或是否有必要继续研究的建议，视察报告应反馈给委托部门和被视察单位备案。

（三）建立质量控制与质量保证体系并落实人员职责

相对固定的质量控制人员是保证研究的实施、遵循研究方案和 GCP，并保证研究数据准确、完整的前提。临床研究课题负责人在做课题经费预算和组建自己的研究团队时，需要特别设立质控人员以及设置专门的质控经费支出。当研究人员缺乏时，可以由课题负责人聘请独立的第三方质控机构来协助课题实施质控检查。对于所有承担临床研究项目的单位，其科研管理部门有责任对本单位开展的临床研究项目的研究质量进行检查和评估。

1. 课题组内部质量控制与质量保证

（1）临床研究负责人也就是课题负责人，负责建立本次所承担的临床研究任务的质量控制机制、对临床研究质量保障体系的选择和质控过程中的相关决策，包括委派监查员等建立二级监查制度。

（2）多中心临床研究分中心负责人，负责建立本单位临床研究的质量控制体系，指定一级检查员对本中心研究的质量进行定期检查。

（3）各研究单位科研管理部门负责对本中心承担的临床研究项目质量进行检查。

2. 项目组外部质量控制与质量保证

（1）质量控制组由临床研究主管单位的上级科研管理部门或独立的第三方专业质量控制机构组成，负责评价各项临床研究的质量控制体系是否有效运行，研究的实施是否遵循研究方案、GCP 和相应的 SOP，负责委派监 / 稽查员对临床研究进行监 / 稽查。

（2）质量控制办公室 / 项目组织单位负责委派视察员，对临床研究项目进行视察，评价质量控制与质量保证体系是否有效运行。

（四）制订质量控制方法与质量保证系统应用计划

开展临床研究，在设计阶段就必须制订合理可行的质量控制方法，根据研究的客观条件和研究规模，选择现有先进的应用计算机信息技术的质量保障系统来提高研究效率和质量，保证研究的顺利进行。要制定适合本研究的标准操作规程（SOP）。

SOP 是为有效实施和完成临床试验中每项工作所拟定的标准和详细的操作规程。

随着大规模、多中心临床研究的大量开展和人类自我保护意识的增强，对临床试验的要求也越来越高。制定和执行严谨、详细、可行的 SOP，是通过统一操作规程达到统一标准的有效方法。临床研究的标准操作规程主要包括以下几方面：

1. 临床研究方案设计中的标准操作规范包括临床研究项目人员组成的SOP（岗位 SOP）、临床研究实施方案设计撰写的 SOP、临床研究方案论证过程的 SOP、伦理委员会（EC）申报和审批的 SOP、临床研究中研究病历设计的 SOP 等。

2. 临床研究方案启动过程的标准操作规范包括临床研究实施方案和研究者手册准备的 SOP、研究病历表填写的 SOP、临床研究中培训的 SOP、执行知情同意过程的 SOP 等。

3. 中央随机系统和数据管理系统临床应用操作规范包括受试者筛选的 SOP、随机化方案设计和随机化及盲法实施的 SOP、紧急揭盲的 SOP、临床病例数据采集（获取）过程的 SOP、网上实时数据传递的 SOP、数据核查 SOP 等。

4. 临床研究实施过程的管理规范包括数据采集的 SOP、实验室 SOP 和实验室质控 SOP、药品管理 SOP、不良事件记录和严重不良事件报告的 SOP 等。

5. 临床研究数据统计工作标准操作规范包括统计分析计划书撰写的 SOP、统计分析阶段数据前处理的 SOP、统计分析报告撰写的 SOP 等。

6. 临床研究负责单位制定的 SOP 应具有可操作性，有详细的操作步骤以便执行。在临床试验前，应对所有参试人员进行相关 SOP 的培训。在试验开始阶段应认真监查 SOP 的执行。在执行过程中，应对 SOP 的适用性和有效性进行系统检查，对确认不适用的 SOP 要进行修改或补充。

（五）建立源文件和源数据的管理制度

每一项临床研究都会产生一系列的源文件、源数据、原始记录表等，而专人保管、专门的存储文件柜和电子计算机是这些资料能够规范管理的必备条件。

1. 源文件和源数据管理规定

一般源文件和源数据的管理在研究过程中由专人负责，可以是临床研究负责人任命的秘书，负责所有资料的分类保管。纸质资料的保管要有专门的文件柜（文件夹和档案袋），平时上锁，电子资料的保管要有专门的计算机，建立分类管理的文件夹。体现政策、任务、经费的源文件还要保存在科研管理部门或档案室。

2. 源文件和源数据的记录规定

源文件是临床试验数据记录的第一手资料，试验中的任何观察、检查结果均应及时、准确、完整、规范、真实地记录于源文件，源文件记录的责任者是主要研究者和研究者，源文件和源数据的修改必须有充分的证据，否则以首次判断（记录）为准。

3. 源文件和源数据保存和查阅规定

源文件保存于临床研究机构 / 医疗机构；在研的源文件保存于专业科室的临床研究室，已完成的源文件应及时集中归档；应事先规定源文件和源数据的访问权限，以保证其安全性；源文件的保存期限与 GCP、医疗文件保存的规定一致。

源文件查阅应遵循医院医疗文件查阅的规定，遵循药物临床研究机构档案室文件资料查阅的规定，监查员进行现场监查（SDV）时，临床研究机构应提供方便，并在规定的场所查阅；如果需要源文件的副本，应隐藏受试者的隐私信息。

第二节　中医临床研究质量控制与质量保证体系的建立

一、中医临床研究中的偏倚

中医临床研究中，无论研究规模大小、目的与内容如何，都必须考虑其研究结果的真实性与可靠性。由于研究过程中不可避免地受到各种因素影响，使研究结果与真实情况有一定的差异，故称为偏倚。偏倚的大小直接影响结论的可靠性。偏倚过大，则结论不准确，甚至是错误的。为了保证研究结果的可靠性，就应在研究设计、实施、资料整理分析等各个阶段都采取质量控制措施，控制其偏倚到尽可能小的程度。

中医临床研究的质量控制与质量保证体系是基于将偏倚控制在最小范围的考虑而建立的，它同时起着督促进度、控制质量、解决问题和提高管理绩效的作用，是搞好课题的关键。因此，中医临床研究的组织管理部门和承担单位，必须制定符合本行业特色和现状的质量控制和保证体系，以确保课题设计与实施的科学性、伦理的合理性，以及研究数据与结果的真实可信性。

（一）偏倚类型

偏倚（bias）是指因某些因素影响而使结果偏离真实情况，影响研究结论。按照偏倚产生的原因，可分为选择性偏倚（如选择研究对象不当、设计不当等）、测量性偏倚（信息采集、信息分析有误）、混杂偏倚（多因素混杂干扰引起误差）。

1. 选择性偏倚

选择性偏倚是指被选入到研究中的研究对象与没有被选入者在某些特征上存在差异所造成的误差，即选择研究对象的条件受限制或方法不正确，而使研究结果偏离真实情况。这种偏倚在研究设计阶段的研究样本确定、比较组选择时容易发生，也可产生于资料收集过程中的失访与无应答等。选择性偏倚在各类研究中均可发生，但以病例对照研究与现况研究较为常见。

选择性偏倚包括入院率偏倚、检出证候偏倚、易感性偏倚、存活偏倚、非同期对照偏倚、排除偏倚、无应答偏倚、失访偏倚、志愿者偏倚、时间效应偏倚等。

2. 测量性偏倚

测量性偏倚，又称观察性偏倚（observation bias）或信息偏倚（information bias），是指在中医临床研究实施阶段，自研究对象（试验组或对照组）获取信息时产生的系统误差。测量研究在各种研究中均可发生，可来自研究对象，研究者或测量仪器、方法、分类等。造成试验组和对照组变量衡量时，存在频度和强度的差异，使结果判断出现偏倚。这种情况在非盲法时尤易出现。

测量性偏倚包括回忆偏倚、诊断怀疑偏倚、暴露怀疑偏倚、报告偏倚、测量偏倚、不接受测量偏倚、错误分类偏倚、顺序偏倚、临床资料遗漏偏倚。

3. 混杂偏倚

评价被研究的因素和疾病间的关系时，若存在外来因素与研究因素和疾病皆有关系，使这种外来因素的效应与研究因素的效应混合在一起，歪曲（太大或掩盖）了研究因素与疾病间的真实关系，便产生混杂偏倚（confounding bias）。

（二）控制措施

1. 选择性偏倚

一般情况下要纠正中医临床研究中存在选择性偏倚的资料是十分困难的。防止选择性偏倚的最好办法是通过科学的临床设计，以及在实施过程中严格的质量控制。控制选择性偏倚主要有以下几个方面：

（1）选择科学的设计方案：前瞻性随机性对照试验是检验中医临床假设最可靠的方法，能保证受试者有均等的机会进入各组。除研究因素外，使试验组与对照组间的其他条件都保持相对一致，从而在各组间减少了选择性偏倚的发生，具有良好的可比性。随机化分组还可对在设计阶段未考虑到的混杂因素起到一定的平衡作用。但中医随机化临床试验是在高度选择的患者中进行的，临床研究结果范围有限，外推比较困难。另外，也存在志愿者偏倚、失访偏倚与脱落等问题。

（2）对照组的设置：在中医临床研究中，研究对象多来自于医院就诊患者，因此存在入院率偏倚问题。一般采用多种对照的办法，如选用两个或两个以上的对照组，或不同证候、不同治法的比较等，通过不同对照组的比较，避免出现选择性偏倚。在队列研究中，亦应多设对照组，以减少选择性偏倚，如不仅在暴露人群内设立对照组，也要考虑设立比较队列或与全人群资料作比较。

（3）诊断金标准及严格的纳入、排除标准：研究病例的诊断尽可能采用金标准或国际上认可的标准，中医诊断应是国家认定的标准或得到公认的标准，要防止在标准的选择上出现问题，出现选择性偏倚。为课题研究制定的标准要经过权威专家的审核评定，对研究病例的纳入、排除标准，必须根据研究目的严格而明确。纳入病例尽可能为新发病例，避免出现病例偏倚。

（4）设计完善的研究表格：按照中医临床研究的目的，应设计科学、完善的病历研究表格，所列项目要反映临床试验方案的内容。在保证质量的基础上，项目既要齐全，又要简单、明了、可操作性强，便于总结、统计，对研究方案所规定的客观检测项目要按时点进行检查，临床症状要客观真实，防止出现选择性偏倚。

（5）多中心临床试验：多中心临床试验是指按同一研究方案，有两个以上单位参加的中医临床研究。多中心临床试验不仅可以在较短的时间内收集临床研究所需的病例数（尤其是新发病例），而且能使研究结果更客观，更能减少选择性偏倚的出现。但多中心试验对研究者的要求也更高，如方法要一致、人员要培训、检测要标准化、要有监测人员等以保证研究的进度与质量。

（6）改善依从性、提高应答率：在中医临床研究中，签署知情同意书是提高受试者依从性的一个重要环节。应采取各种措施尽可能方便患者，减少患者不必要的痛苦，提高应答率、到诊率，减少失访、脱落，失访率不应超过5%。

在调查研究中应宣传研究意义，讲明目的，调查表格设计要简单明了，填写方便，少用问答题形式。对无应答者要分析原因，及时补救。无应答比例不能超过10%。

（7）研究人员的培训与研究过程的监查：在中医临床研究设计完成后，应向参加研究的人员提供研究者手册，并进行培训。培训的目的是使每一位参加人员都了解研究的目的意义及要求，这是保证临床研究质量、防止偏倚的重要环节。特别在中医诊疗技术的研究中，如针灸、推拿、正骨等涉及技术方法、手法时，要求在各中心间能保持一致，这样才能保证各中心间不出现偏倚。

在中医临床研究的实施过程中，研究监查（或称监查）员是保证完全按研究计划实施的另一个重要环节。监查员不仅要设，而且要合格。在许多中医临床研究项目中，常见有课题负责人兼任监查员，这对提高研究质量、防止偏倚具有重要作用。

2. 测量性偏倚

（1）实施盲法：盲法是避免研究者和受试者发生测量性偏倚最有效的方法。因为如果不实行盲法，研究者不管动机如何，对结果都会有主观倾向性；受试者虽然签署了知情同意书，但是一般在得知自己的分组后，在报告病情变化时也会有倾向性，从而造成研究结果的衡量和判定的偏倚，而盲法可以消除其影响。

（2）信息客观化：中医临床研究中，许多信息多为主观描述症状。将定性的症状量化，形成中医证候量化标准，是当前中医临床研究中防止测量偏倚的一种方法。这种方法不仅在中医临床研究中使用，而且在国际上对某些疾病如老年痴呆生存质量等方面也有比较多的应用。

（3）测量方法标准化：在中医临床研究中，计量指标在许多临床研究中具有十分重要的地位，如高血压患者的血压值、糖尿病患者的血糖值、高脂血症患者的血脂值等。而要保证这些数值不发生测量性偏倚，就要保持测量方法一致、试剂及仪器设备合格、测试结果可比。

（4）制订标准操作规程：制订研究中的标准操作规程是保证研究质量、防止测量偏倚的重要项目，也使监查有据可循。因此，对中医临床研究的各个环节均要制订标准操作规程，具体可参考 GCP 规范实施办法。

（5）减少回忆偏倚：在中医临床研究中，受试者接受调查或询问病史时，常由于记忆力的限制而出现回忆偏倚。其防止办法是提高研究人员信息采集的技巧，统一培训，统一方法，统一标准，争取受试者最大限度的合作，提供较为准确的信息，对提供的信息尽可能与客观记录（检验、心电图、X 线记录、超声记录等）核实。

（6）资料的统计分析：研究者将采集的信息资料交由不参加课题研究的统计员进行统计、分析，称为统计、分析的盲法，能减少结论的偏倚。目前已在不少中医临床研究与新药临床试验中实施。

3. 混杂偏倚

（1）分层随机化：控制混杂偏倚，应在研究设计阶段就要考虑随机化，使潜在的混杂变量在各组间均衡分布。如果对混杂因素比较清楚时，可采用分层随机法。

（2）匹配法：在临床试验病例对照研究中采用匹配的方法（个体匹配或成组匹配），可排除某些混杂因素。但匹配因素太多时，则丢失的信息也多。因此，应列入主要的、明显的混杂变量。

（3）入选条件限制：在研究设计时，应对研究对象的入选条件予以限制。如性别、年龄、病情、合并症等应根据研究目的而定，以减少潜在混杂因素的混杂作用，但这会对研究对象总体代表性有一定的影响。

（·4）统计分析方法：在中医临床研究中，常因研究者对混杂因素认识不足，而未能在设计阶段予以控制混杂。此时，在资料分析阶段可借助统计分析方法，如采用 Mantel-Haenszel 分层分析方法、多因素 Logistic 回归模型分析法等对混杂偏倚予以控制。

二、质量控制和质量保证措施

随着多中心临床研究的大量开展，中医临床研究的质量控制与质量保证显得越来越重要。临床研究的结果与质量控制是否严格有着非常密切的关系。从"十一五"国家科技支撑计划重大项目"重大疑难疾病中医防治研究"到"十二五"中医药行业科研专项中医慢病防治项目均制定了统一的《中医临床研究质量控制与质量保证规范》（以下简称《规范》），从而规范临床试验的操作过程，保证临床研究的科学性和伦理合理性。

（一）一级检查（质控检查）

1. 目的

一级检查是从课题承担／参加单位自身角度进行的针对本机构课题执行质量的自检。一级检查的目的是使主要研究者了解本机构课题的执行情况，掌握课题进度，及时发现在执行过程中所出现的问题，提出相应的解决措施，并对下一步工作进行及时调整。

2. 质控检查程序

（1）检查员的选派：由各承担／参加单位的主要研究者在课题组内指派一名专职的质量检查员进行临床研究的"质控检查"，质量检查员在本机构主要研究者的指导下负责把好质量第一关。专业质控员必须接受临床研究方案和相关法规的培训，并取得培训合格证书。同时，质量检查员还应保证有充足的时间对试验全过程进行不间断质控。

（2）检查前准备：①检查员需反复学习实施方案及和临床研究相关的各种 SOP，对各检查环节的规范要求熟记在心，以便及时发现问题而进行有效指导。②每次检查前要拟定检查计划和检查清单。检查计划包括检查时间、地点、人员安排、被检查课题名称、被检查单位名称、课题负责人、联系人及其联络方式、明确检查所需提供的材料和现场配合检查的人员等。检查清单包括被检查课题名称、检查时间、被检查单位名称、课题负责人姓名、参加检查的人员姓名、检查内容及具体条目、存在的问题、检查意见、检查员姓名等。③检查员要提前准备好检查所需物品，如打印检查清单（若干）及携带笔记本、录音笔、相机、笔、复写纸等。④确定适合的检查频次。检查频次的确定主要依据研究进度和临床研究质量要求的高低，一般一级检查频度为每周 1 次。

（3）检查内容：在四级质控体系中，一级检查要求最为细致全面。其检查内容涵盖研究进度、全部源数据核查、真实性核实、电子数据上报及药物管理等方面。

① 研究进度：检查员首先要了解本机构的研究进度，并核对临床研究的病例数是否与临床研究方案及实际临床研究病例数相一致。其次要认真核实入组例数、在研例数、完成治疗例数、完成随访例数、电子数据上报例数、脱落及失访例数等。依据本机构任务总例数及完成时限，督促研究者适当调整研究进度，并向主要研究者报告，以便及时改进和调整，确保本机构病例的纳入数量，并能按时完成。

② 研究方案实施：此方面主要考核的是研究者和患者的依从性。检查内容包括：a. 核实受试者的选择是否符合方案诊断纳入标准和排除标准要求

（肾功能异常、心电图异常等），若发现不符合诊断纳入标准的患者参与临床研究，则要视具体情况处理或剔除。b. 确认研究者将研究药品仅用于合格的受试者，使用剂量遵照研究方案中的规定。患者依医嘱每日按时、按量服用药物，将多余药物及包装及时返回。c. 盲法：研究用药和安慰剂药物除外观包装相同外，其性状、颜色、质地、味道甚至口感也应尽量相似，检查员可现场将不同组间的患者用药开袋品尝，以确定是否一致。另外，在临床研究中也可以通过询问患者或研究者对治疗用药分配情况的猜测来评估实施盲法的程度。d. 随机化执行情况：检查患者是否按照随机编号入组，入组日期与编号顺序是否相符，是否按药物编号依入组时间顺序发放药物。e. 检查员还应确认筛选时患者是否及时进行安全性检查或检查项目是否全面，疗程结束时是否按规定时点进行复查、随访，是否存在较多的失访。

③ 真实性核实：真实性是根基，如果受试者或数据都不是真实可信的，那么其他一切都没有研究的价值。a. 受试者的真实性：检查员 100% 核实患者的真实性。可以临床研究者的身份通过电话（信件或直接拜访）询问患者姓名、年龄及参加本临床研究的起始时间、病史、临床用药名称、剂量、是否发生不良事件，以及联合用药等有关情况，以判断疾病陈述和用药与记录是否一致，进而确定受试者的真伪。b. 数据的真实性：查看研究病历中每位受试者的入组资料、研究数据、相关证明、联合用药、不良事件等内容是否与原始资料对应一致。对实验室检查数据进行现场溯源，核对报告单的姓名、性别、年龄、检验数据、检验流水号、送检和报告日期是否与检验室留存的书面或电子文档资料相符。现场核对研究病历与培训记录、发药记录、服药记录、实验室申请单、报告单、住院登记、门诊日志等源文件之间的一致性。

④ 药物管理：检查员应核实研究用药品按照有关法规进行供应、储藏、分发、回收，并做相应记录。a. 药品供应：应检查研究药物的验收 / 接收记

录、进货渠道和药物质量检测报告。验收/接收记录应包括药品名称、品牌、剂型、规格、生产日期、有效期、批准文号、产品批号、合格证、生产厂家、厂址、供应商、验收数量、验收人、验收日期等信息。验收中药饮片包括中药饮片品名、生产企业、生产日期、合格证等内容，实施批准文号管理的中药饮片还应确认药品批准文号。分批多次采购的饮片应保证进货渠道一致，每次进货后应留样鉴定，产地应具体到县一级。b. 药物储存的条件；研究用药应由专人、专柜加锁保管。一般药品于室温、避光、干燥、阴凉、密闭状态下保存，有特殊保存需要的药品须放入冰箱低温冷藏。中药饮片的保管，应选择阴凉干燥通风的库房，严格控制水分和储存场所的温度、湿度，避免日光和空气的影响。c. 药物使用；查看药品的使用、发放制度和记录。依据临床用处方单或专门的领药单，核对药品名称、总量、发放量、剩余量、（代）领药人姓名、（代）领药时间、发药人姓名，核对研究药物的使用是否与研究进度的例数一致，是否与病历随访给药记录一致等。若存在不一致，需详细查看药物每日是否按标准用量使用。d. 药物回收；查看药物回收制度和记录，清点归还药及回收试验药物的外包装；清点药物的剩余数量，以便核实试验期间的实际用药量。若使用量与回收量不符，需进一步查看药品发放与回收不符的说明、记录及存档。e. 药物销毁；查看销毁记录，包括药物的名称、规格、数量及销毁过程、销毁见证人签字及时间。回收后的研究药物，若阳性对照药仍在有效期内时可继续用于临床，其他情况均应销毁。f. 盲法与随机化；对于通过药物包装检查试验盲法的执行，主要看研究用药和安慰剂及对照药物名称、生产厂家、规格、用量及外包装设计是否相同，是否没有任何不同的标识。临床研究中随机方法的实施主要是根据确定好的随机分组方案在相应药物或模拟剂的外包装上印有观察对象序号。因此，对随机化的检查主要是通过查看发放药物记录表，以确定是否按照入组时间的先后顺序发放相应序号的药物，即考核是否按照随机方案所确定的顺序分配序列号及发放药物。同时，药物发放表应记录每个受试对象的姓名及其获取的药物序号，发放药物和记录人员姓名也必须记录在案。

⑤ 研究病历：检查员应对全部研究病历进行检查，以确认研究病例内容是否填写完整、准确，修改是否符合规范。检查范围包括：a. 及时性：要求每次随访按 SOP 规定的时间及时填写研究病历表，逾期则视为脱离时间窗，须及时补填。b. 完整性：检查每页研究病历，确保所有项目填写完整，如检查每页记录受试者身份代码和随访日期的标头处有无漏项；患者基本信息、临床用药情况、量表评分记录等有无缺项；检查所有合并用药的情况是否被详细记录，包括商品名、通用名、剂量、用法和服药开始 / 结束日期；检查理化检查数据填写是否全面详细；检查所有不良反应是否被完整记录，如发生严重不良反应，还应检查严重不良反应表格是否完成等；与研究者一起核对空缺或字迹不清处，若发现任何漏填项，需询问原因，告知研究者及时补充，并于下次检查时重点查看。c. 准确性：检查研究病历所有内容是否与原始记录（原始病历记录、实验室检查结果、影像学检查等）一致。d. 规范性：首先确认研究者是否用黑色圆珠笔、钢笔和中性笔填写研究病历，若使用铅笔填写则不符合规范。其次，检查每处改动是否有证据或经得起合理解释，所有错误或漏项是否均已修正或注明，并附研究者签名，署明日期。若随意改动并未说明修改理由、签名及署明日期，则被视为涂改。e. 关键性指标修改：原则上，疗效评价指标、结局评价指标及各种评分量表是不允许修改的，尽管有修改理由和说明，但仍难排除修改带有主观意见。对由于责任心不强而造成虚假资料程度较轻者，予以限期改正，研究资料是否录用，由质量监测委员会讨论决定。对蓄意造假者，应宣布其研究资料作废，并停止其从事临床研究工作。f. 每次检查完成后，质控员必须在研究病历上留存签名及检查日期。

⑥ 知情同意：知情同意书的签署所反映的是伦理管理。伦理不仅是中

医临床研究，也是医学研究居于首位的原则性条目。对知情同意检查的主要内容包括：a. 签署的知情同意书份数与参加研究的受试者人数是否一致。b. 检查知情同意书签署的内容是否齐全，包括受试者（监护人）签名、电话号码（手机和座机）、签署日期及研究者签名等。c. 检查日期、姓名与研究过程及病历资料的相符性，如核实知情同意书的研究者签字是否与研究病例一致、受试者签字是否与患者日志一致。当不一致时，需由研究者做出解释。知情同意的签署者应是受试者或其法定代理人，必要时可向受试者电话核实。d. 检查知情同意书的签署时间是否在入组之前，必要时可与研究者讨论有关获得知情同意书的过程。e. 检查有无给受试者一份签字后的知情同意复写件。

⑦ 电子数据：检查员登录电子数据采集系统，输入用户名、密码、附加密码后进入数据检查端，对上报的电子数据进行核查。检查内容包括：a. 双人录入：查看课题组是否对数据实行双人双录；b. 及时性：依据 SOP 规定，在完成纸质研究病历后的规定时间内及时填写电子研究病历，超过规定时限时则视为脱离时间窗，需告知数据录入员及时补录；c. 完整性：查看电子数据内容填写是否齐全，是否有漏填、缺填的现象。若存在漏填项，需按照纸质研究病历补充完整。d. 准确性：逐项核对电子研究病历的内容是否与研究病历一致，不一致时以纸质研究病历为准，及时修改。

⑧ 理化数据检查：原始资料中的理化检查数据必须能够溯源，必要时对临床检验部门（如临床检验科、影像室、各种检查室等）进行核查，以核实临床检查数据的真实性。理化检查包括：a. 可溯源：查看住院病历中是否有原始报告单，对每位受试者检验报告单进行溯源，并确定在检验室查见相应的书面或电子文档资料；b. 及时性：按随访时点查看相应的理化检查报告，以确定每一个访视时点是否有相应的检验报告单等，查不到理化单时则要求研究者尽快补充；c. 完整性：检查理化检查报告信息是否齐全，如检验报告书（原件）是否有患者姓名、性别、年龄、检查时间、结果分析、报告人、

报告日期等，若发现漏填项目时应及时注明，并将复印件返回原单位，请研究人员补充填写，补充后资料完整或次要项目无法补充的资料可以录用，对重要项目无法补填的资料（如患者存活与死亡不详）应予以剔除；d. 准确性：核实报告单的姓名、性别、年龄、检验数据、检验流水号、送检和报告日期是否与检验室留存的书面或电子文档资料一致，若不一致时，需将复印件及时返回原单位，请研究人员核实，确属填写错误的，应予以改正，如男误写为女、出生日期误写为随访日期等，改正后资料可录用。

⑨（严重）不良事件：检查员应确认研究者是否记录了试验过程中出现的所有不良事件，是否及时报告了严重不良事件。a. 不良事件判断：首先要对不良事件和不良反应进行区分，通过研究者组内讨论或专家分析的方式探讨其产生是否与治疗之间存在因果关系。若与治疗之间存在因果关系，或至少有某种可能性，即不能排除因果关系，则被视为不良反应；若不一定与治疗有因果关系时，则是不良事件。虽然不良事件不一定是与治疗有因果关系的不良反应，但是所有被确认的不良反应首先是作为不良事件被发现和记录下来的。b. 及时性：检查研究者是否在发现的第一时间，将不良事件准确详细地填写在病例报告表中的不良事件报告表内，内容包括病名或症状、起止时间、程度及发作频度、并用药物、是否需要治疗。如需要，应记录给予的治疗和不良事件的结果。如发生严重不良事件，应检查研究者是否在 24 小时内报告上级主管部门和伦理委员会。c. 准确性：在填写（严重）不良事件报告表时，检查员应检查受试者姓名一栏，以保证姓名填写准确，并核实不良事件的叙述是否准确，有无实验室数据支持。

（4）检查反馈：每次检查结束后，检查员要当场将检查发现的问题反馈给课题主要负责人及相关人员。详述对进度、源数据核查、真实性、电子数据、药物管理、（严重）不良事件等方面的检查结果，重申临床试验的相关规范要求。与（主要）研究者讨论解决措施，并听取他们的意见。

（5）形成检查报告：每次访视后需以复写方式形成一份书面报告，同时主要研究者应每周审核质量检查清单并签字，对存在的质量问题应采取相应措施并及时处理。报告应述明检查日期、时间、课题名称、陪同检查人员、检查员姓名、检查发现及建议等。检查员留原件存档，复写件交由课题主要负责人。

3. 质控检查中应注意的问题

一级检查的重点是对全部源数据的核查，因此检查员工作一定要认真细致，坚持原则，不能为了检查而检查，应付了事。一级检查属于本机构的自检，检查员往往又是课题组内成员，对于发现的问题往往难以开口，这是不可取的。检查频度的确定既要避免过于频繁的重复性工作，又要能够保证对临床试验进行有效的质量控制。

（二）二级检查（监查）

1. 目的

监查是在课题组自我管理的基础上（一级检查），由课题承担单位定期对课题参加单位进行的全面检查，以保证研究的实施遵循研究方案和各项SOP，并保证研究数据准确、完整，且能由源文件证实。通过对分中心的监查，使课题承担单位负责人全面了解本课题的进展情况、执行水平和存在问题，有利于协调和安排各分中心的工作，从而保证本课题按时、按质、按量完成。

2. 监查程序

（1）监查员的选派：课题承担单位主要负责人委派监查员对各参加单位实施二级检查。监查员应具有医学专业背景，并经过临床研究的监查培训，熟悉临床研究方案与药物临床试验管理规范及有关法规。承担课题监查工作前，应接受有关电子病例报告表与数据管理系统使用的培训。

（2）监查前准备：①制订监查计划：监查是课题承担单位对分中心实施的检查。一般来讲，多中心临床研究的课题至少有 2 个分中心，因此监查计划要列出具体的针对不同分中心的监查安排，具体内容包括各分中心的监查时间、地点、人员组成，以及被监查的课题名称、分中心名称、分中心负责人、联系人及其联络方式，明确监查所需提供的材料和现场配合监查的人员等。必要时召集其他分中心的人员参加，以便于在监查过程中互相交流，取长补短。②与被监查单位取得联系，告知其监查计划及具体安排。③制订监查清单。具体内容包括：监查员姓名与所在单位、接受监查的临床研究机构名称及联系人姓名、接受监查的人员及监查文件、监查发现及评价、改进意见、监查员的签名与日期等。④准备监查所需的物品（同一级检查）。⑤根据研究的周期、进度与质量来调整监查方式和频率，保证临床研究质量控制的需要。

（3）监查内容：监查的目的是评价各课题参加单位是否遵守研究方案和实施方案的要求，跟踪研究进展。

① 研究进度：监查员要全面了解各课题参加单位的研究进度，核对各分中心病例的纳入是否按照临床研究方案正常进行，具体监查内容可参考一级检查。对于确因实际情况无法按计划纳入或纳入有困难的单位，监查员应向课题承担 / 参加单位的主要负责人汇报，适时调整各分中心病例分配数，避免由于个别单位进度迟缓而影响课题的整体进度。若要变更分中心病例数，需由课题承担单位向项目组织管理部门递交书面申请，不可私自随意更改。

② 研究方案实施：实施研究方案是对研究者与受试者依从性和依从程度的侧面考量，也是评估研究结果可靠性的重要方法。中医临床研究中的研究者、受试者，如果不能按照或部分按照研究方案去实施，所得结果将会产生偏倚。因此，监查工作的重点是研究方案的执行情况，具体内容参考一级检查。受

试者依从性的评价方法可通过药片计数法和到诊率法来评价。

药片计数法的计算公式为：

$$药片计数依从率 = \frac{受试者已用药量}{预定药量} \times 100\%$$

如某药的预定药量是 100 片，已经用了 70 片，剩余 30 片，其依从性为 70%。

到诊率法的计算公式为：

$$到诊率 = \frac{实际到诊次数}{应到次数} \times 100\%$$

例如，某针灸研究课题按规定应针灸 10 次，每次间隔 1 天。如果 10 次全到，到诊率为 100%，依从性好。如果到了 5 次，到诊率为 50%，依从性差，可能会影响疗效的评价，应分析原因。

③ 原始资料：这是指与研究相关的原始数据被第一次记录的文件。原始资料是指原始病历（住院病历或门诊病历）、实验室检查、影像学检查、ECG、Holter 等检查的原始记录，而用于临床研究记录的病例报告表（CRF）则不应被视为原始资料。原始资料的监查包括：原始病历是否存留，研究病历中记录的每位受试者入选时的基本状况（姓名、性别、年龄、一般情况、生命体征、病史、既往用药史等）、实验室检查、试验用药过程、同期联合用药、不良事件等内容是否与原始资料对应一致。另外，原始病历的留存方式可为直接留存，若患者仍需持门诊病历到其他医院就诊，则可将原件进行复印、扫描、拍照，若医院采用电子病历系统，则监查时可直接调用查看。

④ 药物管理：重点是查看药品的储存、使用和管理，具体内容参照一级检查；清点已用药、待发药、归还药和已销毁药；核对查看所有有关药品的入、出记录和档案，以及入与出不符的说明、记录和存档。

⑤ 真实性核实：在已入组的患者中随机抽查 30% 病历，根据研究者提

供的联系方式，监查员通过电话、信件或直接拜访等方式了解患者临床用药情况，以核实真实性。同时还要确认研究病历中的所有内容是否与原始资料一致。

⑥ 知情同意：具体内容参照一级检查。

⑦ 研究记录与数据：监查员应对全部研究记录进行现场数据确认。包括：a. 首先查看研究病历是否完整，有无缺页或挖补，如有缺页、漏页，应询问研究者原因。其次，核实试验中的任何观察、结果是否及时、准确、完整、规范，并真实地填写在病例报告表中，具体内容参照一级检查。再次，对于确因填写错误需做更正的数据，要检查原始记录是否清晰可辨，是否留存更正者签名和时间。最后，检查各种实验室数据记录或原始报告复印件是否按照时间顺序粘贴在研究病历的相应位置处，化验单据内容是否齐全，是否为机打。b. 电子数据的具体内容参照一级检查。当电子病例报告表与研究病历数据不一致时，监查员可以发出疑问，或进行有证据的修改，需填写修改原因。c. 每次监查完成后，监查员必须在研究病历上留存签名及检查日期。

⑧ 实验室（数据）检查：监查员除了对实验室数据的及时性、完整性、准确性进行常规检查外，还需查看实验室是否建立日常操作规范，实验室数据的填写、更改、识别、收集、索引、存档等是否按照程序规范进行。查看所有检定或校准报告或证书，必要时可以抽样进行检测和 / 或校准测试。

⑨（严重）不良事件：重点检查（严重）不良事件的上报情况，具体内容参照一级检查。对于严重不良事件，除检查是否在 24 小时内上报外，还应在原始资料中查看何时、以何种方式（电话、传真或书面）、向谁报告了严重不良事件。

⑩ 质量控制：监查员应查看各课题参加单位的质量控制资料。包括：a. 培训；培训记录是否全面涵盖以下内容：培训计划、培训时间、培训地点、培训者、培训对象、培训题目、培训方式、培训结果、改进措施等。b. 一级

检查；查看一级质量检查员的检查计划、检查清单及记录，查看有无该机构科技管理部门的定期检查记录。

（4）监查反馈：监查员每次访视后，应当场与被监查机构和研究者交换监查意见。若被监查机构对监查报告持有不同意见，可以向课题负责人提出，或向稽查组提出稽查要求。

（5）形成监查报告：监查员每次对研究单位监查后，需及时完成监查报告交至课题承担单位。监查报告中应包括监查的内容及有关重大发现或事实、偏差和不足、结论、为保证依从性已采取或将要采取的行动及建议、措施的陈述等，疾病课题负责人应审核监查报告并签字。监查报告发送部门包括：被监查机构、课题负责人、方案优化与质量控制课题组。对于不能依进度按时完成试验或严重违背试验方案及法律法规的研究单位或研究者，监查员有义务及时通知质控组或总课题组。

3. 监查中应注意的问题

监查员作为研究者和管理者的纽带，应具有良好的沟通意识，对监查过程中发现的问题要做到不错报、不瞒报，凡事多请示，多沟通，不可好为人师、信口开河、乱发议论。此外，监查是面向课题承担单位的全部源数据的核查，工作量较大，因此，监查员在保证检查质量的前提下，要注意提高工作效率，合理安排监查程序。

（三）三级检查（稽查）

1. 目的

独立的 QA 稽查属于第三方的质量控制。稽查可由项目组织管理部门或课题负责单位委托专门的组织或单位承担。"十一五"支撑计划"重大疑难疾病中医防治研究"项目的稽查由质控组承担实施。稽查的目的是评价各疾病课题的质量控制体系是否有效运行，研究的实施是否遵循研究方案和各项

SOP，所有研究数据是否真实可靠。由于检查立场和角度不同，三级检查主要起督促作用，稽查内容比较宽泛。同时，作为管理部门与研究者之间的主要联系人，稽查员及时将监查情况向管理部门进行反馈，起到了桥梁的沟通作用。

2. 稽查程序

（1）稽查员的选派：稽查员应是独立于课题之外的第三方。稽查员应具有医学背景，经过临床研究的稽查培训，了解研究方案及其全面的情况，具有评估文档资料的能力和经验，具有一定的交流能力和独立解决问题的能力，编订有效的稽查计划。

（2）稽查前准备：①稽查员首先要联系被稽查单位，告知其具体的稽查计划；②提前制订现场稽查程序和稽查清单；③准备稽查所需物品，具体同一级检查；④根据研究项目的规模计划稽查员人数和访视次数，根据研究的进度与质量来调整访视的频率，每半年向质控总课题组提交一份稽查报告。

（3）稽查内容

① 试验进度：稽查员应与研究者保持密切联系，了解各研究承担单位和参加单位的研究进程。确保各研究单位按时完成受试者入选工作，对于不能按照计划入选受试者的研究单位，稽查员应与研究者共同分析原因并协商解决办法，同时及时上报上级组织管理部门。

② 研究方案实施：稽查员需确认研究者是否严格按照已批准的临床研究方案开展试验，入组合格的受试者是否按照正确的研究程序进行试验。确认研究者药物发放和使用量是否遵照研究方案中的规定。盲法和随机化的执行均正确规范。

③ 原始资料：具体内容参照二级检查。

④ 真实性核实：稽查员现场随机抽查 10%～20% 的研究病历，进行患者真实性和数据真实性检查。

⑤ 药物管理：具体内容参照二级检查。

⑥ 知情同意：具体内容参照二级检查。

⑦ 数据质量检查：首先，稽查员在研究机构随机抽取 10%～20% 的病例，查看研究病历填写是否及时、准确、完整、规范。然后由项目数据管理员确定项目的关键变量，稽查员就所抽取的病历进行电子研究病历与研究病例的一致性核对，在稽查清单上记录不一致的数据。数据管理员根据稽查清单记录计算数据质量（差错率），评判数据质量是否可接受。稽查员与研究人员一道分析数据错误的原因，并在稽查报告中体现。

⑧ 实验室（数据）检查：稽查员首先应核实实验室数据是否及时、完整、规范，并可溯源。其次，需查看实验室资格证书、实验室正常值范围、实验室报告单样本、仪器设备等。仪器设备包括就诊设施，实验室设施，计算机设施，仪器保养、维修，监测记录和档案等。

⑨（严重）不良事件：具体内容参照二级检查。

⑩ 试验相关文件：稽查员应确认所有试验相关文件均备案归档及专人、专柜、加锁保存，督促研究者按规定妥善保存必备的试验文件，如课题任务书/协议书、临床研究方案、临床研究 SOP/研究工作手册、临床协调会议资料、研究病历表、患者签署的知情同意书、研究者文档、患者身份名单、原始病历、临床研究批件、伦理委员会批件、研究药物的质量检测报告、研究药物的验收/接收记录、研究用药品发放及回收记录表、一级检查记录、二级检查报告、参加试验的研究人员签名录等。

⑪ 质量控制：稽查员应查看课题承担单位/参加单位的质量控制资料。包括：a. 培训：培训记录是否全面详细，是否进行多个分中心研究者一致性的培训，并进行考核，记录考核结果。b. 一级检查：参照二级监查。c. 二级检查：查看监查员是否形成监查报告，监查报告内容是否详细全面。

（4）稽查反馈：在每次访视后，稽查员将与研究者讨论试验进展及实施状况，以评估该试验中心及研究者的表现，听取被稽查者的意见。若被稽查机构对稽查报告持有不同意见，可向质控课题组提出，或向总课题组办公室要求视察。

（5）形成稽查报告：稽查员通过填写稽查报告的方式定期向总课题组和项目管理部门汇报。对于不能依进度按时完成试验或严重违背试验方案及中国法律法规的试验单位或研究者，稽查员有义务及时通告总课题组和相关管理部门。

3. 稽查中应注意的问题

稽查属于第三方的质量检查，最大的优点就是独立、客观。因此，稽查员要注意从客观监查结果出发，去评价课题质量，指明存在的问题，提出稽查意见。对于课题组提出的问题，要知无不言、言无不尽，尽量为他们出谋划策，保证课题的顺利进行和如期完成。要及时将课题组的要求和意见反馈至相关管理部门，以便在最短时间内给予解决。

（四）四级检查（视察）

1. 目的

视察是由项目组织管理部门负责对临床研究的质量控制与质量保证体系实施的官方审查，是监管部门对临床研究实施监督管理的重要手段。"十一五"支撑计划"重大疑难疾病中医防治研究"项目由项目组织管理部门和质控总课题组实施四级视察，既可使管理部门全面掌握该项目所有41个课题组的总体进展情况，又可发现课题组普遍存在的问题并从管理层面提出建议，同时还可将某些课题的质量管理经验进行推广，互相取长补短。

2. 视察程序

（1）视察人员组成：选派视察员应尽量选择该学术/专业领域专家，富有临床试验和医学经验的人，以及统计专家、科研管理人员和行政管理人员等。视察员需经过临床研究的视察培训。

（2）视察前准备：①视察员通知被视察单位（课题承担单位/课题参加单位）具体的视察计划和安排，使被视察者做好必要准备，包括视察资料的准备、汇报形式和人员的准备；②提前制订现场视察程序和视察清单，具体同稽查；③提前准备视察所需物品，具体同一级检查；④根据研究项目的规模，计划视察员人数和访视次数，并根据研究的进度与质量来调整访视的频率，视察频度一般为6个月一次。

（3）视察内容：视察目的是确保临床试验遵循研究方案，确定试验资料、数据完整可信，确认临床试验的过程，最大限度地减少受试者风险。

① 研究进度：视察员通过听取被视察单位的汇报，了解各课题组研究进度。依据结题时间安排，督促研究者适当调整研究进度，确保各研究单位按时完成受试者入选工作并顺利结题。对于不能按照计划入选受试者的研究单位，视察员应与研究者协商解决对策。

② 研究方案：实施临床试验必须严格按照试验方案进行，违背试验方案可能会使受试者的临床数据不可评价。方案依从性视察包括：是否制定并执行了保证依从方案执行的 SOP，并得到符合研究方案要求的数据；试验各步骤的实施方法及完成时间是否遵从研究方案的要求；各级监查员是否自始至终按要求进行了监查，是否发现并报告了有关问题。

③ 研究病历和原始资料：研究病历上的所有数据均应在原始资料中查到相应记录。视察员抽查 10% 的病例，查看研究病历填写是否及时、准确、完整、规范。并核对所抽查病例报告表的记录、数据是否与门诊记录、住院病历等首次记录资料一致。

④ 真实性核实：视察员可现场随机抽查 10% 的研究病历进行患者真实性和数据真实性核实。

⑤ 药物管理：具体内容参照稽查。

⑥ 知情同意：具体内容参照稽查。

⑦ 电子数据：电子数据的视察首先要确认数据录入时间，确认有无潜在的数据修改。可随机抽取 10% 病例报告表与数据库内数据进行核对，确认抽查的研究病历记录是否与数据库内的数据一致。

⑧ 实验室检查：视察员除了对稽查所涉及的常规项目进行检查外，还需对实验室资质进行检查。如查看实验室是否经过 ISO 900015189/17025 认证，主要疗效指标是否制定了 SOP，标本采集、仪器、试剂、测试方法是否执行 SOP，主要疗效指标是否为实验室室间质评指标等。

⑨（严重）不良事件：安全有效是药物临床试验的基本原则。（严重）不良事件的视察重点除了查看是否及时填报外，还包括：病历报告中的所有不良事件是否在研究报告中准确统计分析；所有发生不良事件的受试者是否得到相应的医疗保护。

⑩ 试验相关文件：除与稽查相同的内容外，还应视察是否留存稽查报告，并对报告的规范性和对稽查发现问题的解决情况进行重点检查。

⑪ 质量控制：视察员应查看课题承担单位 / 参加单位的质量控制资料。包括：a. 培训：视察员应确认研究单位所有参加研究的人员应具备相当的资格并接受了如何依从研究方案实施临床试验的培训，一般情况下，视察人员将核查参试人员的个人简历，特别是研究人员接受临床试验相关法规、研究方案如何填写、病例报告表填写等培训的记录。b. 一级检查、二级检查：同稽查。c. 三级检查：查看稽查员的稽查报告，稽查报告内容是否如实、全面。

（4）视察反馈：视察结束后，应将视察中发现的问题告知研究单位的人员，并与研究人员讨论，使之能够及时纠正。同时，还应与监查员讨论和核实所发现的问题，以便在书面报告中消除误解。

（5）形成视察报告：视察结束后应将视察结果写出书面报告，由项目组织管理部门负责人审核视察报告并签字。视察报告应写明发现的问题、有关人员的叙述、将采取的措施等。视察人员在解决完非正式提出的问题后，应在报告中写明需要改正和追踪的问题。视察人员能从发现的个别问题中辨别出问题的重要性。一般来说，重复出现的问题可能会是严重的问题，应引起高度关注。同时，视察员还应根据视察的内容，范围定性或 / 和定量地评估有意义的视察结果，并提供证据。

3. 视察中应注意的问题

作为最高级别的由项目组织管理部门负责实施的视察，应根据课题实施水平和具体情况，公正客观地评价研究质量，本着鼓励支持的原则，督促课题组把临床试验做好。对于质量管理好的课题应推广经验，而对于问题较大、可能影响到最终结果的课题就要进行口头或书面警告，甚至是处罚。另外，通过实地视察，认真听取被视察单位的意见，确认实际存在的困难和问题，给出相应的指导性意见。

（五）联合监查

1. 目的

以四级质控方法为基础，采取组织形式上的联合监查也是有效进行质控的途径之一。在以往的四级检查过程中，各质控组都是独立进行的，对存在的问题独立解决，因而对检查要求的尺度掌握不尽一致。在前期安排的时候，只将监查安排告知被检查课题组，没有引起相关管理部门的重视。采用三、四级联合监查的模式能充分发挥各级管理部门的作用，现场分工明确，安排合理，使得监查工作更加深入细致，更全面地了解各课题组的进度和质量，通过推广优秀质量管理经验，解决课题组间的不平衡，为课题组提供有效的帮助和参考。

2. 联合监查程序

（1）联合监查人员安排：联合监查员应经过临床研究的监查培训，了解药物临床试验管理规范及有关法规，熟悉研究方案及各种操作规范。联合监查员的选择可为该学术/专业领域专家、统计专家、科研和行政管理人员。一般来讲，监查一个课题的适当人数是6~10人，其中包括项目组织管理部门1~2人、总课题组2~3人、质控组2~3人，以及其他相关管理、科研、统计、临床人员1~2人，也可以根据需要进行适当调整。在分工监查过程中，如果人员数量许可，研究记录、实验室检查和电子数据上报的三项监查任务，每项应至少分配2人进行。

（2）联合监查前准备

① 首先应对监查人员进行讲座、交流讨论、自学、考试等不同形式的培训学习，制订统一的工作流程。监查员每次进行访视前，应仔细阅读稽查和视察报告，可以通过监查核心小组讨论的方法，对于容易引起歧义的监查条目进行讨论，对于难以把握的监查尺度交换意见，最终达成统一认识，保证检查标准、质量控制标准的一致性。

② 制订联合监查计划，说明监查目的、对象、具体工作安排（监查人员组成、组织形式、汇报形式、时间、内容）和日程安排（监查时间、地点、被监查课题、课题负责人姓名、承担单位和参加人员）。

③ 在进行监查工作之前，还应与各课题组进行充分沟通。例如："十一五"科技支撑计划"重大疑难疾病中医防治研究"项目三、四级联合监查时，支撑计划中医药项目办公室首先将三、四级联合监查的通知下发到各省市中医药管理局和卫生局中医处，引起各级卫生管理部门的高度重视。随后又通过各级卫生管理部门将联合监查通知中所布置的汇报形式、重点内容、具体时间和地点传达给课题所属大学科研处、医院科研管理部门，进而通知到课题组。这种自上而下的通知方式，不仅能及时和各级管理部门进行沟通，同时也使得各课题组在准备的过程中有的放矢，保证了监查工作顺利高效地进行。

④ 提前准备好检查所需的物品。

⑤ 确定适合的联合监查频次。联合监查没有固定频率，主要依据课题组试验进度和质量而定，对于研究质量较好的课题可以适当减少监查次数，对于质量较差的课题则要增加监查频率。

（3）联合监查内容

① 听取课题组汇报：汇报时间不宜过长，一般以 10～15 分钟为宜，课题组主要根据不同阶段课题的进展情况、存在问题和解决措施等进行有重点的汇报。通过听取课题组汇报而掌握课题承担单位／参加单位的研究进度。

② 分工监查：主要对药物管理、原始记录、实验室理化检查、电子数据上报、质量控制和资料档案保管等六方面进行检查。

③ 药物管理内容：参照四级质控要求。

④ 原始记录：首先与研究者谈话，内容包括如何选择受试者、如何签署知情同意书、何时记录研究观察，以及如何记录量表等，以确认是否熟悉研究方案并遵照操作规程执行。同时，还需检查知情同意的获得和研究病历的填写，并进行真实性核实。

⑤ 实验室理化检查：重点是实验室数据的真实、完整和可溯源性，以及不良事件的处理和实验室资质的评定。具体内容参照四级质控要求。

⑥ 电子数据上报：内容同四级质控要求。

⑦ 质量控制：具体内容参照视察。

⑧ 资料档案保管：具体内容同视察。

3. 联合监查中应注意的问题

（1）应确定合适的联合监查频率

过少则监查力度不够，难以较好地发挥第三方监督作用；但是过于频繁则会影响课题组的临床日常工作，妨碍课题正常有序地进行。因此，要根据课题进度和质量有针对性地监查。目前，所尝试的联合监查的模式为稽查和视察的联合，但同时也可以考虑一、二级，二、三级，二、四级和二、三、四级的联合监查，以增强监查力度，节省成本，提高效率。

（2）联合监查反馈

由于各部分内容的监查是分头进行的，因此结束后联合监查组长要召集所有监查员，对监查中发现的问题汇总，形成全面意见。反馈时，除主要研究者外，科研管理部门也需参加。

（3）形成联合监查报告

指派联合监查组内一人担任科研秘书，对现场监查反馈进行记录（录音），并收集监查员对自己检查部分的记录资料，综合汇总各方意见，现场形成联合监查报告，并由所有的监查员确认并签名。若时间有限亦可延后整理，但形成的最终报告须以电子邮件的方式发给所有参与检查的监查员，待其确认无误后附上电子签名，返回至科研秘书处。

（六）量化评价

1. 量化评价使得质量控制工作更加细化、精准化

在对临床研究进行质量控制的过程中，除了通过现场或远程电子化数据管理系统对研究项目进行质量检查定性评价外，还建立量化评价指标体系，对不同研究项目，或同一研究项目的不同分中心研究的执行情况进行质量的定量评价。实现临床研究项目的科学管理与评价，促进中医药临床研究整体水平提高。

首先，研究质量的量化评价实现了对研究课题的执行水平的基本判断。依据任务目标，课题组各研究单位的各项工作应循序渐进地展开，病例的纳入、研究记录的填写、电子数据的上传，以及分中心的质控等都应该随着时间而推进。具有较强执行力的研究单位会按照预先制订的计划，分步实现阶段目标；而执行力较差的研究单位缺少总体安排和计划，缺乏处理应对突发

问题的能力，未能及时沟通协调，延缓了课题的进度并影响了研究质量。

其次，研究质量的量化评价实现了对研究单位课题目标能否实现的预测。课题的执行和实施是一个动态的过程，不同阶段会稍有差异，但从整体上看，质控水平高的课题研究单位无论从最终目标的完成情况，或是取得的成果，都远远优于质控水平低的课题研究单位。因此，可通过中间执行阶段的质控水平对课题最终的结果进行预测。

最后，研究质量的量化评价对研究项目质量控制具有导向和监督功能。课题组通过制订评价指标，细化评价内容，有针对性地对研究过程中的关键环节进行质控检查，发现问题及时反馈研究单位，引起研究者的重视，尤其对于存在的问题，会着力加强改善，这就起到了研究质控的导向作用。临床研究质控评价的监督功能表现在依据课题既定的目标及临床研究的操作规范，对课题实施进行质控检查，采取现场反馈、信函反馈等多种方式，对于执行过程中的偏差给予纠正，从而保证研究结果的真实、公信。

2. 量化评价指标的设计原则

量化评价指标的设计需要考虑以下几个方面：第一，全面性。即质量控制设计得越全面，对课题开展质量整体评价越客观。第二，科学性。即在定性指标的基础上，尽可能提取更多的指标进行量化，便于总结、统计，使考核更具说服力。第三，可操作性。即在符合各项科研管理要求的前提下，要结合本研究项目的实际情况，制订切实可行的量化评价指标。第四，便捷性。即质量评价指标设计要简明扼要，提高工作效率。

3. 量化评价指标的筛选与评价

首先，基于临床研究实施过程中影响研究质量的关键因素，如量表或主观症状的评价问题、检测指标的准确性和一致性问题、受试者选择及疗效评价偏倚问题、研究数据的记录和管理问题等，通过查阅文献、采用专家经验、核心小组讨论等方法进行评价指标的筛选。结合领域以往的研究成果和专家经验，能够更大限度地提高指标选取的正确性。

其次，构建研究的递阶层次结构，将研究问题（总体目标）分解成不同的组成因素，按照因素间的相互关系及隶属关系，把因素按不同层次聚集组合，形成递阶层次结构，用目标树图将各层评价目标标示出来。根据研究的不同特点，可以用目标、子目标、准则、子准则、方案、要素、指标等命名不同层次。

需要指出的是，任何量化的评价指标都需要经过信度、效度检验合格后，才能够进行科学的评价。

第三节　中医临床研究质量控制与质量保证的实施

一、制订监查计划与培训监查人员

（一）制订质量监查计划

1. 制订监查计划

监查员对自己的监查工作要有计划地进行，根据研究项目的规模计划决定监查人数，依据被检查机构的研究进度与质量，确定监查频次，并能保证临床研究质量控制的需要。制订总体计划和具体计划；总体计划内容比较宽泛，而具体计划则针对性较强，主要针对问题较多的课题。计划内容应包括：监查时间和地点、被检查的课题名称及课题承担单位、课题负责人和联系人、监查人员组成及联系方式、明确监查所需提供的材料和现场配合监查的人员等。在每次监查前要提前将具体的监查计划告知被监查单位，使其有目的地进行准备。监查计划的发放不仅局限于被监查课题组，也可通过自上而下的通知方式，即先告知各级卫生管理部门，随后通过各级卫生管理部门将联合监查通知中所布置的汇报形式、重点内容、具体时间和地点传达给课题所属大学科研处、医院科研管理部门，进而通知到课题组。这样不仅能及时地和各级管理部门进行沟通，同时也使各课题组在准备的过程中有的放矢，保证了监查工作顺利高效进行。

2. 明确监查程序

在进行监查工作之前，应制订监查程序，并与各课题组进行充分沟通，确定监查的时间、地点、参加人员和汇报形式。若进行现场审查前听取课题组汇报，则需对汇报形式、重点内容和时间限制做具体要求。具体来讲，汇报形式一般采用幻灯片演示的方法，由课题负责人将课题的具体执行情况、质量控制方法、存在的问题及拟解决的措施做出具体汇报，时间限制在 10 分钟左右为宜。重点内容根据所处不同阶段而有针对性地汇报，比如中期监查课题组应着重于入组进度、数据上报、脱落（失访）率、不良事件、质量控制、研究中存在的问题等方面；若是终期监查则应展示研究结果（成果），并说明经费使用、人才培养、绩效成果产出等。听取汇报后，监查员主要进行现场监查，约见主要负责人、数据录入员、质量监查员、临床研究者和其他相关研究人员，提问或探讨有关的事宜，包括研究者的职责执行情况、受试者的选择与知情同意、研究药物管理、不良事件的处理与报告等，并直接现场查看相关研究资料，主要是研究记录与数据质量。监查资料时，临床研究机构应提供相关资料，由监查员独立进行，课题研究者需陪同，对监查员的疑问做出必要的解释。监查后现场填写质量监查清单，将监查发现及时反馈给被监查机构和研究者，听取被监查者意见。

3. 委派监查员

监查员是课题承担单位与研究者之间的主要联系人，其人数取决于临床研究的复杂程度和参与试验的医疗机构的数目。监查员应有适当的医学、药学或相关专业学历，了解临床研究管理规范和有关法规，熟悉有关研究用药品的临床前和临床方面的信息，以及临床试验方案及其相关的文件，并经过临床研究的监查培训和电子病例报告表与数据管理系统使用的培训，对统计学知识有一定了解。监查员需保证有充足的时间对试验全过程进行不间断监控，具备评估文档资料的能力和经验，一定的交流能力和独立解决问题的能力，吃苦耐劳，工作认真，办事负责。监查员的主要任务是监督研究单位执行研究方案，核查研究数据。

（二）培训监查人员

1. 监查相关规定和规范的培训

监查相关规定和规范的培训，包括学习中医临床研究管理规范和有关法规，掌握监查课题所涉及的各种 SOP：①各类研究人员（主要研究者、研究者、研究助理、质量检查员、监查员）活动的 SOP；②建立伦理审查体系的SOP；③研究人员培训 SOP；④知情同意 SOP；⑤病例报告表记录 SOP；⑥研究方案要求的诊断设备或实验室设备操作的 SOP；⑦研究药物管理 SOP；⑧不良事件记录、处理与严重不良事件报告 SOP；⑨质量控制与质量保证SOP；⑩（基于 EDC 系统）研究数据管理的 SOP，包括登录电子研究病历的SOP、申请中心随机化分配的 SOP（必要时）等。

2. 监查内容的培训

首先，要对监查人员进行课题研究方案的培训，使监查员全面掌握被监查课题的研究设计方案、纳入和排除标准、样本量估算方法、治疗方案等相关内容，做到监查时对课题实施方案了然于胸。其次，通过对质检清单中的研究药物管理、研究记录填写、数据报告、质量控制和资料档案管理等方面具体检查条目的学习和培训，使监查员统一思想，尽量减少歧义。对于难以把握的监查尺度，可以通过监查核心小组讨论的方法互相交换意见，以便最终达成统一认识，保证检查标准、质量控制标准的一致性。

3. 电子数据采集系统的监查培训

（1）电子数据一致性核查

监查员登录电子数据采集系统，输入用户名、密码、附加密码后登录电子病例报告表和数据管理系统的数据检查端，采用两人读看的方式核对电子病例报告表数据与研究病历等源数据的一致性。在电子病例报告表的监查页面中标记每一个数据的审核单元格，以表明被核实过的字段与数据，并完成"数据一致性检查报告"。

（2）电子数据填报时间窗核查

在纸质研究病历填写完毕后，应在 SOP 规定的时间窗内上传电子数据。若电子病例的上传时间与纸质研究病历填写时间的间隔超过规定时间，则视为脱离时间窗填报。

（3）发出疑问表

当电子病例报告表与研究病历数据不一致时，监查员可以发出疑问表或进行有证据的修改电子病例报告表数据，并在修改原因中填写修改原因。

4. 监查过程 SOP 培训

在明确监查程序之后，需对其中主要的现场监查 SOP 进行培训。包括：伦理管理时如何确定抽查受试者数量；现场电话核实受试者真实性时的语言、措辞；随机抽取研究病历的方法；计算研究病历的修改率、差错率等；确定实验室溯源检查的主要内容；电子数据上报率的计算方法；电子数据一致性核查方法，以及如何发出疑问等。

5. 清单填写

监查员每次访视后，需及时撰写监查报告。监查报告包括：①监查员姓名与所在单位；②接受监查的临床研究机构名称，以及联系人的姓名及身份；③监查的目的与范围；④接受监查的人员及监查文件；⑤监查发现；

⑥监查员基于监查发现所做出的评价；⑦改进意见及跟踪监查日期（必要时）；⑧监查报告发送部门（被监查机构、课题负责人、方案优化与质量控制课题组）；⑨监查员的签名与日期；⑩研究机构陪同监查者确认监查报告内容后的签名与日期。

其中，对于不能依进度按时完成试验或严重违背试验方案、法律、法规的研究单位或研究者，监查员有义务及时通知课题负责人、项目组织管理部门。根据国际上的做法，检查的结果一般分为三种情况：①合格；②基本合格，但需要对某些问题进行限期整改；③不合格。在最后一种情况下，该研究机构所得到的研究数据在结题验收时往往不被接受，因为其科学性和可靠性值得怀疑，不能依此作为证实治疗方案或治疗药物有效性的依据。

6. 培训考核

首先，培训者要强调中医临床科研实施质量控制的重要性和必要性，其根本目的就是控制偏倚。其次，详细介绍何为偏倚，中医临床常见的偏倚类型、产生原因及纠正措施。最后介绍中医科研的基本知识，包括任务书、实施方案、研究者手册、患者手册、知情同意书、研究病历等，以及在临床实施过程中的具体操作规范要求。

培训结束后，应就培训内容进行书面考核。凡考卷答案仍存在错误者，培训人员应就此内容重新讲解，被培训者集体讨论，在澄清问题后当场修改，考核合格后方可进行临床监查工作。考核后，由培训机构根据被培训者的成绩，颁发不同等级水平的培训证书。

二、中医临床研究现场检查

（一）必要性

课题前期申报通过及完成临床研究实施方案的设计与优化，研究任务下达以后，各研究课题承担单位及分中心即按照课题研究计划实施课题的研究工作。由于科研工作者普遍存在重视申请课题立项和成果申报，而对课题实施过程不够重视的现象，因此出现研究过程未按有关 SOP 严格执行的情况，造成课题进行中出现许多不该出现的问题。课题管理部门对课题管理如果只采用提交进度报告和听取汇报等形式，而不能通过实地检查源文件、原始科研记录、核实实际研究状况等现场检查的方式来准确了解项目进度、经费、质量目标完成情况，就不能真正发现课题实施过程中存在的问题并及时纠正，很难真正起到过程质量监管的作用。

为了确保科研项目按计划实施，强化科研项目执行的过程管理，在"十一五"国家科技支撑计划重大项目"重大疑难疾病中医防治研究"项目和"十二五"中医药行业科研专项"中医慢病防治研究"中，专门设置了与临床研究质量控制相关的课题，负责制定了《中医临床研究质量控制与质量保证规范》，明确质量控制的目的、范围、各级人员职责，指导各研究课题建立质量控制体系，明确各级检查的内容、时间、频率、重点等，尤其是规定了详细的现场检查内容，设计了各级质量检查清单。分别从研究进度、药品管理、原始记录、实验室检查指标、电子数据报告、质量控制、资料档案管理等方面进行了定性和量化检查，完成了全部课题的监查和稽查报告。

（二）检查前的准备

1. 中医药管理部门的准备

（1）行政参与

由于中医重大临床科研项目一般采取多中心参与的方式，给现场检查工作带来一定难度。为确保中医药科研项目现场检查工作的顺利进行，增加检查力度，以达到预期的检查效果，管理部门要依靠行政手段，以文件的形式正式发文，文件发至省市卫生主管部门，以及医院科研管理部门，以引起相关部门的重视。同时也可以督促科研管理部门关注科研开展情况，以发挥各级科研管理部门监督管理的作用。"十一五"国家科技支撑计划重大项目"重大疑难疾病中医防治研究"在质量检查前分别发布《关于支撑计划"重大疑难疾病中医防治研究"项目三、四级联合监查》《关于支撑计划"重大疑难疾病中医防治研究"项目上海市三、四级联合监查的通知》等文件，对现场监查进行布置，通过各省市中医药管理局、卫计委中医处、所属大学科研处、医院科研处等多级科研管理部门的积极参与，取得了良好效果。

（2）组织准备

负责组织现场检查队伍，要求素质高、有科研管理经验、对所检查的科研项目熟悉、能够保证检查时间。可以请科研行政管理部门领导、项目管理部门科研管理专家、科研质量控制人员、临床研究管理人员、统计学人员、临床医学人员参加。

（3）明确要求

要对现场检查所涉及的范围、具体检查内容、检查时间、需要被检查单位准备的材料、材料报送时间和方式、现场汇报要求、检查方式等做进一步要求，以便被检查单位做好各方面准备。明确联系方式及联系人，以方便及时沟通协调。

2. 检查组的准备

（1）制订现场检查的详细安排

由于重大中医科研项目参加的单位多，甚至涉及全国多个城市的医院、社区，为了最大限度地提高效率，节约检查人员和被检查单位的时间和资金，在实施现场检查前，检查组应有专人负责与被检查单位充分沟通协调，制订详细的检查计划，并提前通知被检查单位现场检查的具体日程安排。

（2）制订检查清单

针对被检查课题的特点，设计完善的检查具体内容，制作检查清单，包括课题管理、研究药物管理、实验室检查、数据管理、研究病历、相关资料检查、质量检查开展情况等内容，再细化为各项检查要点。这样可以使检查人员能够按统一标准进行检查，以免随意化、人为化。"十一五"国家科技支撑计划重大项目"重大疑难疾病中医防治研究"质控课题组设计完成检查清单，包括7大项共61个定性指标，而且随着课题检查工作的逐渐展开，提炼出10个定量指标，使检查更加可行。

（3）现场检查人员进行职责分工

明确检查组各级各类检查人员的职责，对具体检查任务进行分解，并根据检查人员专业特点进行严格分工。这样可以避免在检查中出现重复、漏项等问题。同时，要建立课题各中心所有研究人员、课题承担单位科研管理部门、质控课题组、伦理委员会秘书、检查组成员等人员通讯录，保证沟通渠道的畅通。

（4）检查人员培训

对所有参加检查的人员进行培训，培训内容除包括对行业规范的培训，如临床研究相关法规、指南与知识的培训外，还应包括针对不同项目的具体培训内容，如研究药物管理、实验室检查等。培训可以采用讲课、交流、考试、网络授课等多种形式，最好进行检查小组成员检查工作的一致性评价，以及时发现问题并不断提高现场检查的效果。

（5）熟悉课题方案及进展情况

每一项临床科研课题都各有特点，检查人员不可能对所有课题的细节都了解，这就要求检查人员在检查前要对所检查的课题进行充分准备，熟悉研究课题的具体研究方案，对课题上报的实际开展情况的材料要提前进行分析，做到心中有数。这样才能做到有准备、有目的、有重点地带着问题去检查，也才可能做到及时发现问题并真正为科研工作者解决问题。

3. 被检查单位的准备

（1）被检查单位应重视监查工作

课题承担单位的科研管理部门要做好质量管理现场检查的宣传和组织工作，课题组要按检查文件要求的内容积极进行准备。按时、实事求是上报课题的各种材料，包括课题进展情况、课题开展过程中存在的问题、解决措施、需要上级主管部门和检查组协助解决的问题等。准备好现场检查时各种文字资料和汇报材料，包括幻灯等。

（2）被检查单位应积极配合检查工作

课题组要指定一名联络员，负责检查工作的具体落实和与检查组的联系，包括具体时间、检查地点等。检查时课题组成员应尽量到场，检查课题牵头单位时，最好邀请各分中心代表参加，以保证分中心及时、准确掌握会议精神，及时传达给分中心的研究者。要指定一名人员陪同检查组进行检查，按检查组要求协助开展检查工作，以保证检查工作的顺利进行。

（三）中医临床研究现场检查的实施

1. 研究实施的条件检查

（1）研究队伍

① 研究中心：由于多中心研究可以在较短的时间内收集研究所需的病例数，且收集的病例范围广，用药的临床条件广泛，故研究的结果更具说服力，对将来的应用也更具代表性，故目前临床研究一般采用多中心研究。但多中心研究给科研管理带来一定的难度，因而前期对参与临床研究的各医院的性质（中医院或西医院）、规模、临床专业水平（科室对所研究疾病的门诊或住院收治数）、科研能力（既往承担大课题经验）、预期的可能影响纳入病例数的事件、研究疾病发病季节和环境因素等的全面审核显得尤为重要，否则会由此带来诸多问题。

检查内容与方式：a. 要多中心临床研究，要求有 2 个以上单位参加，每个中心的每组病例数一般以不少于 20 例为宜；b. 核查临床研究机构的资质，可以通过检查各种资质证明材料，如对医院执业许可范围证明文件、财务独立证明文件等进行检查，大型中医临床研究项目要求承担单位具备一定的规模和较高水平，一般要求三甲医院；c. 课题承担单位要有伦理委员会，能够保障受试者的权益；d. 查看既往完成课题的文字证明材料、研究疾病门诊量和住院患者数报表；e. 实际工作开展能力可以通过检查各研究中心研究进度的一致性、科研质量，以及到门诊、病房现场查看等方式进行监查。

常见问题：a. 课题负责单位缺少多中心临床研究管理经验，组织协调能力不足，对分中心缺乏有效管理。如检查中发现个别分中心不服从负责单位管理，对于研究情况、经费使用情况不汇报，不接受检查，甚至个别分中心未纳入一例患者。b. 参加研究单位的科研、临床等能力有限，不能保证足够的病例来源。如部分课题承担单位选择社区或乡镇医院作为参加研究的单位，科研及临床经验不足，造成病例纳入困难。c. 分中心选择不当，未考虑医院性质、地域因素、客观条件等影响，造成研究进度、研究质量差别大。如中医临床研究受试者希望接受中医治疗，造成西医院患者来源不足。d. 由于课题进度严重不一致，部分课题存在自行调整分中心、分中心研究病例数重新分配等问题，但未按要求上报审批。

解决措施：a. 加强课题管理的各级组织建设，建立健全科研管理制度、实施细则、例会制度、项目进度管理制度、质量管理制度，制定进度管理目标，加强课题承担单位对分中心的管理力度；b. 建立本项目组织管理体系网络、网站及课题成员的联系表，加强各相关单位之间的纵、横向联系，建立多种沟通渠道；c. 慎重选择分中心，应注意研究基础、科研能力、临床能力等审核，要以实事求是的态度对待项目可行性研究工作，避免课题立项后存在先天不足，影响课题实施；d. 中医临床研究难度大，要充分考虑多种影响因素，如兼顾中医治疗疾病周期长的特点、突发事件的影响、地域气候因素影响等；e. 必要时进行分中心及研究病例数量的调整，要及时向项目管理部门报告，获得批准后方可实施。

② 研究人员：中医临床研究项目的实施需要多方面人员参与，研究人员的学科结构、专业能力应能满足课题研究的要求，承担课题的科研团队应包括中医临床研究者、研究药物管理员、统计人员、数据管理员、监查员等。课题负责人应具备承担该项临床研究的专业特长、资格和能力，并保证充足的时间和精力，课题成员要有明确的分工，制订各自的职责。课题成员要参加相关知识培训，熟悉研究方案和岗位职责，可以采取多种形式，培训合格后才能参与科研工作。

检查内容与方式：a. 资格证明检查，包括课题负责人 / 主要研究者的履历、学历、职称、培训经历、工作业绩等，各级质量检查人员具有医学研究背景的证明资料，研究人员的学历、专业构成情况与培训经历；b. 检查研究队伍中所有人员针对本次临床研究的各种培训证明文件，包括培训会议记录、培训资料、培训笔记、培训签到表、培训合格证明等；c. 以现场提问的方式对主要研究者、研究人员和参加临床研究的护理人员、药物管理员、实验人员、质量检查员等进行关于中医临床研究相关知识的考核；d. 核实研究人员能否保证有足够的时间用于临床研究；e. 研究人员稳定性检查，特别是课题负责人和主要研究者，负责人变动要上报项目管理办公室批准，研究者变动要及时进行培训。

常见问题：a. 课题负责人 / 主要研究者身兼数职，主要精力多放在临床医疗、教学、管理工作上，或承担多项课题，用在该课题科研上的时间相对不足，承诺的每年参加科研工作时间难以保证，而课题第二负责人管理不到位；b. 课题负责人或主要成员在课题实施期间出国、工作调动、生病等主客观原因导致研究迟缓、暂停或停止，有的课题甚至更换课题负责人，中断研究工作连续性，给课题的实施带来困难；c. 课题负责人更换未报课题管理部门审批；d. 研究人员稳定性差，尤其作为课题具体实施的研究生频繁更换；e. 培训不到位，包括检查各种培训登记、合格证书等材料，尤其是流动性大的研究生未进行及时培训；f. 现场提问可发现研究者对研究方案及相关职责和工作流程不熟悉，如各种量表的填写、理化检查的意义判定等。

解决措施：a. 课题负责人要尽量保证科研工作时间，或委托第二负责人组织课题的具体实施工作；b. 要采取措施保持主要研究人员的稳定，充分发挥研究队伍中每个成员的工作积极性和主动参与意识；c. 课题负责人或主要研究者变动要及时报项目管理办公室批准备案；d. 制订针对不同岗位研究人员的培训计划，编制培训文件、考核文件，科研管理部门的管理人员应带头参加课题培训，以加强管理的规范性、科学性，以提高管理水平，对课题成员进行科研管理知识、技能、实施方案、标准操作规程（SOP）等的培训，普及、提高中医临床科研人员的水平，确保课题顺利实施；e. 对于新增研究人员或人员变更及时进行培训补课。

（2）研究方案

中医临床研究实施方案的设计是否合理，将直接影响临床研究质量和研究水平，必要的方案优化过程是保证课题顺利开展的根本。课题优化需要在取得课题组共识的前提下，征求行业知名专家意见，并得到医学统计等多学科专家认可后，制订研究方案。研究设计方案及其附件，包括研究病例报告表、知情同意书、知情同意告知书等，都需要经过伦理委员会批准后方可执行。

① 检查内容与方式：a. 研究方案制订过程的相关记录，邀请课题参加单位及行业内外相关知名专家进行论证的文字证明材料，如会议签名；b. 执行研究方案，优化相关会议记录和决议的证明材料，临床研究设计方案优化应召集同行专家进行讨论，包括临床流行病学、统计学等多学科专家的参与；

c. 经伦理委员会通过盖章的优化后临床研究方案原件；d. 研究方案的科学性、合理性、可行性。

② 常见问题：a. 研究方案设计科学依据不足，前期工作不够扎实，研究方案设计只注重从专业角度制定目标，缺乏对人力、物力、研究期限、经费预算等主客观因素的考虑。如某些疑难病发病率低，治疗方案复杂，短期内难以按计划完成病例入组，使进度受影响。b. 由于大部分临床科研人员没有接受过专门的科研研究培训，多为临床思维或者是根据实践经验制订研究方案，缺乏循证医学、临床流行病学、统计学等多学科专家的参与。如有的课题过分强调安慰剂空白对照，未考虑某些疾病不适合使用空白对照，以致未能获伦理委员会通过。c. 对中医临床研究的特殊性认识不足。如疑难病治疗难度大，设计观察周期短则难以观察到效果。d. 未进行研究方案优化或未采纳优化专家建议。e. 由于课题涉及医院多，学科广，研究方案优化时间相对较长，因而课题实际开展时间拖延，造成研究周期长的课题需申请延期完成。

③ 解决措施：a. 加强课题的可行性、合理性、科学性论证，尤其要强调可行性；b. 客观分析研究基础、科研能力、研究期限、资助经费等因素，不能为了获得课题而制定难以实现的研究目标；c. 充分考虑中医临床研究的特殊性，分析所研究疾病的特点，有针对性地制订研究方案；d. 组织相关专业专家对研究方案进行前期优化，要涵盖科研管理、临床、科研、统计学、临床流行病学、循证医学等领域有丰富经验的专家，才能使研究顺利进行。如 "十一五" 国家科技支撑计划 "重大疑难疾病中医防治研究" 项目下专门设立了 "中医临床研究的方案优化与质量控制研究" 课题，制定了《"十一五" 国家科技支撑计划中医临床研究方案优化参考原则》，对项目下的 41 个课题全部按照要求进行了临床研究方案的优化，为课题顺利开展提供了帮助。

（3）硬件条件

课题承担单位要为课题研究的实施提供必要的工作条件，才能保证临床研究工作的顺利实施。

① 检查内容与方式：a. 工作场地：包括开展临床研究必要的病房、门诊，能在研究周期内收集到足够的研究病例，保证科研工作的开展。开展中医临床研究单位的设施与条件，必须符合安全、有效地进行临床研究的需要，检查方式主要为实地考察。b. 仪器设备：根据研究工作需要提供必要的试验环境、配备相应的检查治疗设备，放置地点合理，环境条件应符合不同设施的要求。有专人负责保管，有仪器设备保养、校正及使用方法的标准操作规程。对仪器设备的使用、检查、测试、校正及故障修理等应详细记录，确保仪器设备的性能稳定可靠。以实地检查环境条件和仪器设备的运行情况、操作人员资格证明和各种记录、现场提问操作人员等不同方式进行检查。c. 专用药房：设立专门的科研药房存放研究药物，符合药物存放管理要求，包括安全、防火、防潮等。研究用药应专人进行管理。检查主要是现场查看研究药物存放保管的条件，有无丢失、发霉、过期等药品，查看各种交接、发放记录。

② 常见问题：a. 由于承担临床研究的单位多为三级医院，门诊患者和住院患者多，医疗环境设施不足，不能保证相对独立的研究用门诊和病房；b. 研究设备放置地点环境较差，无专人负责保管，操作人员对本研究相关操作规程不熟悉；c. 未设专门研究用药房，不符合药品存放要求。

③ 解决措施：a. 提高医院管理者及课题负责人 / 主要研究者对中医临床研究的重视程度，提供必要的研究场所，如有些医院开设研究疾病的专病门诊，保证充足的病员并方便管理；b. 配备必要的研究设备和实验环境，专人负责管理，保证仪器的正常运行；c. 设立科研药房，符合药品存放管理要求，专人负责管理。

2. 临床研究资料的管理

医院科研档案，是医院科技人员在从事与医学相关科学研究活动中，直接产生的各种文字、图表、声像等不同形式的历史记录，最原始地记载了科学研究的详细内容和过程；是一种卫生资源，对科研工作的先进性、科学性及实用价值的鉴定起着重要的作用。一套完整规范的医学科研档案既可以随时为研究者提供科研进展状况，又是科研管理规范化、科学化、信息化的一个重要标志。尤其是中医科研有其特殊性，多数研究时间跨度大，周期长，对科研档案资料进行严格管理尤为重要。

（1）检查内容与方式

① 所有科研档案的存放要有独立资料室或专用档案柜，档案柜要上锁，保证档案存放的安全性，档案资料的保管主要通过实地查看的方式进行。

② 档案资料要设专人进行管理，可以采取现场提问档案管理员的方式进行。

③ 各种书面资料按要求整理保存，资料存放安全有序，避免水浸、墨污、卷边，应保持整洁、完好、无破损、不丢失。

（2）档案资料包括的内容

① 相关管理文件：中医重大科研项目根据管理机构不同，相关管理文件也不同。

② 研究工作相关文件：包括课题任务书、研究合同、经费划拨证明，研究方案、研究病历、病例报告表样本、研究者手册、附有签名的方案和方案修正案、伦理委员会及其成员的相关资料、伦理委员会通过的知情告知同意书样本、知情同意书样本、伦理委员会通过的研究相关资料、伦理委员会的所有会议及其决议的书面记录，研究方案优化的过程记录、伦理审查过程与审批结果的记录文件。

③ 标准操作规程文件：包括方案及其附属文件设计、（方案优化）定

稿、审查的 SOP、临床研究伦理审查体系操作指南、研究人员培训的 SOP、知情同意书设计指南、知情同意书操作指南、研究药物管理的 SOP、研究方案要求的诊断设备或实验室设备操作的 SOP、病例报告表记录的 SOP、不良事件记录处理与严重不良事件报告的 SOP、临床研究监查的 SOP、质量控制与质量保证的 SOP、临床研究质量控制保证体系操作指南、质量检查清单、临床研究数据管理操作指南。

④ 研究者履历 / 培训记录文件：包括课题负责人 / 主要研究者的履历、学历、职称、培训经历、工作业绩等，各级质量检查人员具有医学研究背景的证明资料，研究人员的学历、专业构成情况与培训经历证明文件，中医临床研究者、研究药物管理员、统计人员、数据管理员、监查员等参加培训的会议记录、培训教材、培训签到记录、培训反馈与评估记录、培训合格证明及培训计划等。

⑤ 质量检查文件：包括质量检查计划，设计完成的质量检查样表，已完成的各级质量检查员的质量检查记录与报告和后续处理的记录文件。

⑥ 会议资料：课题启动会、协调会、培训会、专家咨询会、伦理委员会会议、方案优化会、各种检查会等的会议资料、会议内容及会议地点、时间、参加人员签名等记录。

⑦ 研究病例相关内容：已签名的知情同意书、原始医疗文件、病例报告表、研究者致课题负责人的严重不良反应报告、受试者筛选表与入选表等。未完成的研究病例相关材料可保存在病房或门诊。

⑧ 其他研究相关的实验室检测：正常值范围、医学或实验室操作的质控证明、研究用药品的标签、研究用药品与研究相关物资的运货单、研究用药品的药检证明、设盲研究的破盲规程、总随机表、研究者签名留底。

（3）常见问题

①无专门研究资料档案室或档案柜存放资料，各种资料混乱，有的在

病房，有的在门诊，有的在研究者办公室，检查时造成部分资料找不到的情况；②档案室或档案柜未上锁，作为临床研究的重要资料，存在极大的安全隐患；③无专人负责研究资料的管理，不同资料如研究病例、药品相关材料、质量检查报告分别由研究者、药品管理员、质量检查员负责，造成管理混乱；④档案资料不全。

（4）解决措施

①中医临床研究涉及多个单位和部门，资料种类繁多，保存时间长，必须设立针对本研究的资料档案室，有困难的也必须有专用资料档案柜；②档案室或档案柜上锁，保证研究资料的安全管理；③专人负责档案资料的管理，要有责任心，熟悉档案管理的相关规定；④不同的资料可以按项目或类别分别进行归档保存，列出保存临床研究资料的目录和存放地点，便于资料的收集和查阅。

3. 研究进度检查

中医临床研究的课题进度管理是十分必要的。按课题计划进度开展科学研究是科研按期结题的重要保证，将课题进度管理作为重要的监控内容，对于保证科研课题保质保量完成将起到促进作用。

（1）检查内容与方式

①研究进度包括课题负责单位及各分中心病例任务数、筛选病例数、入组病例数、正在进行观察、治疗已完成、随访已完成、剔除病例、脱落病例数，以及上述所占比例，采取课题组汇报及现场核对的方式检查；②与研究计划方案中的预期研究进度计划进行比较，检查实际完成情况；③课题组对影响研究进度的原因分析及有效的解决措施。

（2）常见问题

①多种原因造成临床研究进度迟缓，特别表现为分中心进度不一致，甚至个别分中心未纳入病例而影响整个课题研究进度。②造成进度迟缓的原因

是多方面的，可分为人员、管理、设计、技术等通过努力可以改进的主观因素，也存在课题本身、自然因素和突发事件等不可预测的客观因素；既有项目承担单位的原因，也有管理部门的原因；既有在前期立项时造成的原因，也有在项目实施过程中产生的原因。③课题组未能对影响课题进度的原因进行深刻分析并找到解决办法。④对严重影响进度，导致不能按时结题的问题，未及时报告项目管理部门协助解决并申请延期。

（3）解决措施

①课题实施方案设计时要充分考虑实际操作中的复杂性和不确定性，科学、客观地制订进度计划；②加强科研管理力度，包括项目管理部门、课题负责单位、医院科研管理部门等，对课题开展情况进行有效监管，如制订奖惩制度、加强各级质控检查等；③加强课题负责单位与各分中心之间的协调、沟通、协作；④对影响临床研究进度的原因进行分析，找出影响课题进度的关键因素，制订科学可行的解决措施并付诸实施；⑤针对分中心完成比例严重失衡，个别分中心甚至尚未纳入病例的问题，可以采取及时调整分中心、调整分中心观察病例数、行政协调等方式解决；⑥解决措施与研究方案有重大调整的，如调整分中心及研究病例数要报上级管理部门审核批准备案；⑦确需申请延期的课题，及时书面上报项目管理办公室审核批准。

4. 研究药物管理检查

（1）检查内容与方式

① 药品存放：a. 保存地点：实地检查是否设有专门的药房存放研究药物，保存空间面积足够，可以存放在中心药房、科研专用药房或专门的房间，药品存放数量要充足。b. 保存条件：保存研究药物的房间要符合药品存放条件，包括安全、温度、湿度等，一般药品室温、避光、干燥、阴凉、密闭状态下保存，有特殊保存需要的药品须放入冰箱低温冷藏。c. 保存记录：记录保存研究药物的名称、生产厂家、剂型、批号、有效期、合格证书、接收

数量、发放数量、回收数量、销毁数量、剩余数量、日期等。

② 药物管理员：设专人负责研究药物的管理，明确药物管理员的职责，通过现场提问的方式对研究药物的管理办法进行考核；负责药物的验收、分送、保存、发放、回收、处理等工作，对研究药物进行全程管理，对每一环节进行详细记录，检查各种相关记录。

③ 药品质量：药品质量直接影响临床用药的安全性、有效性，尤其是目前采用多中心临床研究的课题越来越多，参加研究的临床单位范围广，临床研究用药质量管理不善将直接影响课题质量。

中药材及中药饮片质量：原药材的种属、产地（产地需具体到县一级）、采集、加工时间、加工方法，以及质量标准、质量等级与临床研究方案的一致性；不同批次饮片是否留样鉴定；提供中药材、中药饮片质量检测报告，如在研究中更换了批号，应对新批号送检，保存新批号药检合格的证明；对临床研究使用较大批量的原药材，应尽可能在定点标准化的种植基地统一采购，统一配送；药品有效期检查。

单味中药配方颗粒：单味中药配方颗粒使用药材的质地、档次的选择、提取有效成分的种类等直接影响疗效的因素，是否实行的是标准化管理；颗粒剂不能混装，混装不符合药品管理规定；若用配方颗粒进行研究，应使用国家食品药品监督管理局确定的配方颗粒试点生产企业生产的配方颗粒；汤剂或组合型中药免煎颗粒都应附有使用说明书；提供药物质量检测报告，如在研究中更换了批号，应对新批号送检，保存新批号药检合格证明；药品有效期检查。

④ 各种交接记录

接收验收记录：应记录临床治疗方案的编码、研究用药的名称/编码、质量检测报告、数量、生产单位、生产日期、有效期、批号或代码、储藏条件、包装、发送人及接收人的签字并签署日期。如果研究用药由一个研究组长单位发送至另一个研究协作单位时，发放的研究单位的记录必须说明数量、日期、运输方法、签字并签署日期，接收的研究单位应记录接收数量、接收时研究用药的状况及接收的方法，签字并签署日期。

发放记录：药品名称、剂量、数量、用量用法、开始日期、结束日期、发放日期、研究者签字、患者签字。发放药物要有依据，如医生处方或专门的领药单，核对药品名称、总量、发放量、剩余量、（代）领药人姓名、（代）领药时间、发药人姓名。

使用记录：患者记录研究药物实际使用情况，包括研究药物名称、使用数量、使用方法、使用时间、误服漏服情况并说明、患者签名。

回收记录：药品名称、剂量、数量、回收日期、研究者签字、患者签字。

药物销毁：查看销毁记录，包括药物的名称、规格、数量及销毁过程、销毁见证人签字及时间。

⑤ 研究用药一致性核对：试验用药品的名称、包装、剂量和用法与研究方案一致；溯源药检报告的批号与试验药物管理各环节记录的批号是否一致，抽查负责单位接收药物不同批号记录与各分中心分发记录、发放记录、回收药物批号的一致性；研究药物的使用记录和实际研究用药的数量应保持一致，所有不一致的情况均应核实或做出说明，抽查并计算使用记录用药量和实际用药量的一致性；临床试验用药物的接收数量、发放数量、回收数量及剩余数量之间的关系对应一致。计算以上各数量与实际药品剩余量的关系。

（2）常见问题

① 药品存放：有些医院由于存放空间紧张，无专门的药房存放研究药物，有的堆积在医生办公室，甚至存放在地下室；由于存放空间阴暗潮湿或温度较高，容易造成药品发霉变性；无药品接收验收记录或记录项目不全。

② 药物管理员：药品无专人管理，有些为护士或医生代管；药品管理员无相关培训证明，现场提问对药品管理不熟悉；无药品发放验收、保存、发放、回收、处理的记录或记录不全。

③ 药品质量：无药物质量检测报告，或无不同批次研究药物的质量检测报告；药品进货渠道不一致，饮片产地未具体到县一级，尤其是各分中心饮片不能保证一致；药物名称与试验用药不一致；不同批次饮片未留样鉴定；颗粒剂混装，不符合药品管理规定；汤剂或组合型单味中药配方颗粒未附使用说明书；研究药品过期。

④ 各种交接记录：与药品生产单位之间无药品接收验收记录，或缺少签字、日期、数量等主要信息；研究药物由组长单位发送至分中心时无发送、签收记录或记录单项目不全；药品发放无处方等凭据或处方无医生签名及日期；无药品发放记录，或项目不全，或缺少签字、日期、数量等记录；无药物使用记录或使用记录项目不全，缺患者签名等重要信息；药品回收无记录或无医生、患者签字及日期；无药品销毁记录或记录项目不全。

⑤ 研究用药一致性核对：研究用药物名称与研究方案不一致；研究用药物的使用记录和实际应用数量不一致；药物接收、分发、发放、回收与剩余数量之间的关系出现不一致。

（3）解决措施

①药品存放在中心药房或专门的科研药房，以保证存放条件符合规范，确实没条件的可存放在专门的房间或专门的药品柜中；②设立专门的药物管理员，最好为药剂人员，熟悉药品管理的相关规定，同时要对药品管理员进行针对本次临床研究的相关培训；③加强药品生产、运送、接收、使用、有效期等环节的管理，统一进货渠道，保证药品质量，确保用药安全；④完善各种交接手续，制订标准统一的各类表格，对相关人员进行培训，严格按规定接收、发放药品并填写记录，项目要齐全。

5. 研究病历和源文件 / 原始文件检查

（1）检查内容与方式

① 研究病历的设计：研究病历中各条项目与内容应与临床研究设计方案保持一致，既要全面、科学，也不能过于烦琐。设计方案应提交课题组讨论并进行预填写测试，以及时发现问题并完善。

② 规范性检查：研究病例报告表应保持完整、整洁，不得缺页、拆开、损坏；病历记录应使用钢笔或签字笔书写，字迹应规范、工整、清晰；记录应使用规范的专业术语，采用国际标准计量单位；填写规范要符合病例报告表制订的填写说明；临床研究中的化验报告单和知情同意书等应按顺序粘贴在研究病例报告表中。

③ 信息填写的完整性和及时性：为了保证临床研究结论的科学性、严谨性，应严格按照病例报告表内容，在规定的时间内收集和填写数据，形成完整的病例报告表。

④ 填写错误与不合理修改：试验中的任何观察、检查结果均应及时、准确、完整、规范、真实地记录于病历和正确地填写在病例报告表中，不得随意更改，确因填写错误，须做更正时应保持原始记录清晰可辨，由更正者写明理由并签署姓名和时间。

⑤ 病例报告表（CRF）与原始资料的一致性：原始资料包括门诊病历和住院病历、筛选记录、受试者入选登记表，以及各种理化检查如检验的原始记录、放射、超声诊断的原始记录等，病例报告表中的数据来自于原始文件，所以应与原始文件保持一致。现场核对研究病历与源文件之间的一致性。

⑥ 研究方案的执行：是否按要求分配受试者的随机号码；受试者是否符合纳入标准和排除标准；受试者是否按研究方案规定的访视时点进行访视；实验室检查结果，尤其是异常结果有无记录；记录前后的一致性核对。

（2）常见问题

① 病例报告表的设计：设计内容遗漏重要信息，如无药品使用回收记录，未做到每一页都有患者代码、用药编号、填表日期和填表者签名等项目，用药情况、证候分型结果在病历中不能体现。设计不合理、不严谨，如不同观测时点的观测项目记录未分页设计，各种量表评分标准不明确，量表设计不严谨从而造成各分中心评价不一致。对病例报告表设计不重视，如各研究中心之间格式不统一、出现多处错别字、未设计页码等。

② 规范性问题：用铅笔记录，最后擦除后统一用签字笔确认，有为了达到研究目的人为修改数据的嫌疑，影响研究结果的可信度；字迹书写潦草，不易辨认，造成对数据的质疑，尤其是各种主观量表的分值辨认不清将直接影响疗效判定；有些病例报告表的计量单位与实际检验值的计量单位不一致，容易造成填写错误；检验报告单原件或复印件未粘贴在病历中。

③ 信息填写的完整性和及时性

基本信息漏填：包括缺研究者签名、患者签名、审核者签名、日期、入组号、研究中心编码、药品编号、电话号码等基本信息。

理化检查结果未填写：原因为未做相关检查；未按访视点及时检查；已检查但未及时填写；有些特殊检查在保留原始检查资料的前提下，为了统一标准，需由专家集中出具检查报告。

各种量表：量表是评价临床疗效的重要指标，量表中包括许多主观感觉项目评分和诸如中医四诊重要信息的舌脉表现，一旦漏填是无法弥补的，将直接影响临床疗效的评价。

诊疗信息：包括病史、入选标准、合并用药、四诊信息、诊断、证型、治疗、不良反应/事件等信息填写不全。

其他信息：知情同意书、药品使用回收记录、疗效判定等重要内容填写不全等，影响临床研究的真实性。

④ 填写错误与不合理修改

填写错误：填写不认真，如化验单数值抄错、量表积分计算错误；对填写要求不熟悉，如某些研究要求选项填写"×"，有些则要求填写"√"，容易填写错误而直接影响结果；研究者培训不到位造成对各项标准掌握不一致，如量表填写错误、疗效判定选择错误。

数据修改不合理：少量经得起合理解释的修改是允许的，但应严格按照修改规定，修改处签名、注明修改日期、做合理解释；修改不符合规定，尤其是重要数据的修改，将影响研究结果的可信度，不排除为达到研究效果人为修改研究指标尤其是主观评价指标的可能。

⑤ 病例报告表与原始资料一致性：现患者多使用门诊病历一本通，不能在医院留存，若不留存复印件，无法与原始病历核实；外院各种检查结果无原件及复印件，尤其是关键的检查指标；病例报告表内容与原始资料不符，如检验报告单结果与填写数值不符、日期不符等。

⑥ 研究方案执行情况：未按患者就诊顺序分配随机号码；不符合纳入和排除标准，如年龄不符合研究方案规定、符合西医诊断标准但不符合中医证候标准；受试者未按规定时点进行访视；实验室异常检查结果未做临床意义判断；研究病历记录前后矛盾。

（3）解决措施

① 设计科学的研究病历：按照中医临床研究的目的，设计科学完善的研究病历，项目既要全面反映临床试验方案的内容，又要做到简单、明了、可操作，便于研究人员填写，也要便于总结、统计。对研究病历进行预填写，以不断发现问题，及时修订完善。

② 加强对研究人员的前期培训：研究人员应认真学习研究方案各项目的定义、研究病历各项目填写的规范要求，进行研究病历填写的一致性测评和考核，以保证临床研究数据记录的准确性。

③ 提高认识：提高研究人员对研究病例填写重要性的认识，增强责任心，严格按照研究方案执行，加强监督检查力度、频次、数量，对于编造数据等行为要严肃处理。

④ 保存备案：对于门诊病历、外院检查单等原始资料，可以留存复印件，或将原始病历拍照保存备案。

6. 知情同意

（1）检查内容

① 知情同意书设计：知情同意书设计要符合完全告知、充分理解、自主选择的原则，内容包括受试者的义务、责任和权益，研究的安全性及风险，补偿和赔偿，医疗监护或救护的设施和措施及保密等；语言表述应适合受试者群体的阅读和理解水平，避免复杂句型和技术术语的使用；知情同意书的修改获得伦理委员会的批准，修改后的知情同意书须再次获得受试者同意。

② 知情同意书签署：检查知情同意书签署的内容是否齐全，如日期、电话号码等；研究者签名是否及时规范；患者或受试者的法定代理人签名是否及时规范，是否有伪造他人签字现象，必要时可向受试者电话核实；签字日期是否在入选日期之后，核对真实性；检查签署的知情同意书份数与参加研究的受试者人数是否一致，是否有未签署知情同意书的情况；知情同意书应一式两份，一份交给患者，一份留存在病历中。

③ 受试者真实性核对：可以抽查一定比例的患者，采取现场电话随访的方式，询问患者病情、服药情况、病情改善情况等，核实受试者的真实性。

（2）常见问题

① 知情同意书设计：内容过于复杂和格式化，使用了太多的专业术语，患者不易理解，甚至影响患者入组；在知情同意书中使用诱导性词语，是比

较容易发生的问题；修改未及时获得伦理委员会批准；修改后的知情同意书未与受试者再次签署；知情同意书出现错别字等。

② 知情同意告知：让受试者自己阅读知情同意书后签字，造成受试者对信息的了解不全面、理解不准确；个别研究者采取不告知风险，或模糊告知风险，或降低风险的程度来获得受试者的同意。

③ 知情同意书签署：未与患者签署知情同意书；项目不齐全，如缺患者签名、研究者签名、签署日期、电话；伪造患者签名；签署知情同意书在进行临床研究之后；知情同意书未交给患者复印件。

④ 受试者真实性核对：由于未留存患者电话或未留手机号码，造成无法与受试者联系核实；受试者不了解研究相关情况；遇上某些特殊病种，如与老年性痴呆患者沟通困难，或遭某些家属拒绝，难以核实；与登记电话联系，被告知此号码不存在，出现受试者是否真实性存在的问题。

（3）解决措施

① 知情同意书设计要经过有经验的专家审核并经伦理委员会审核通过。尽量使用简单、通俗易懂和非专业化的语言，使受试者更容易理解。

② 掌握知情告知的技巧，研究者与受试者采取互动交流的方式，使受试者能充分了解并完全理解有关研究的信息。不需要将研究的技术路线和方法等纯专业内容告诉受试者，但必须如实地向受试者告知参加研究的风险，让受试者能够充分考虑对于风险的承受能力，自主选择。

③ 可以采取对受试者进行适当补偿的方式而使更多受试者接受。

④ 严格知情同意的监督管理，质量检查员对每一份知情同意书进行检查核实，要求项目齐全、真实。

7. 不良事件

在临床研究的过程中，受试者出现不良医学事件，无论是否与治疗有关，都应视为不良事件。严重不良事件是试验过程中发生须住院治疗、延长住院时间、伤残、影响工作能力、危及生命或死亡、导致先天畸形等事件。应严格按照《不良事件及严重不良事件处理及报告标准规程》的要求处理。

（1）检查内容与方式

① 现场考核研究者对不良事件的认识，包括概念、处理、记录、报告等要求，尤其是对不良事件和不良反应的区分。

② 检查是否有不良事件，是否有未报告的不良事件。

③ 不良事件的书面记录，包括不良事件的临床表现、出现时间、频率、严重程度、处理措施、转归，判断是否与本研究有关。

④ 是否有严重不良事件，是否有未报告的严重不良事件。

⑤ 严重不良事件除在研究病例中记录，还应填写专门的严重不良事件报告表，并签名、署明日期。

⑥ 严重不良事件应及时向管理部门、项目负责人、伦理委员会、省食品药品监督管理部门报告，并尽快通知其他参与研究的单位。在原始资料中应记录何时、以何种方式、向谁报告了严重不良事件。

⑦ 如果是双盲设计，应该紧急破盲，并采取相应的诊治措施。在研究病历中详细记录破盲原因、日期并签字。该受试者作为脱落病例处理。

（2）常见问题

① 研究者对不良事件概念不清，将不良事件与不良反应的概念混淆。

② 研究者对不良事件记录、处理与严重不良事件报告的 SOP 不熟悉。

③ 不良事件记录不全，如症状、出现时间、持续时间、处理措施、处理经过等记录不全面，未判断其与治疗的关系。

④ 严重不良事件未按规定上报，如严重不良事件未及时向医疗管理部门及临床研究基地负责人报告，未在 24 小时内向伦理委员会、国家和省市食品药品监督管理局上报，未及时向各参加研究单位通报。

⑤ 伦理委员会接到严重不良事件报告后，未启动快速审查程序。

（3）解决措施

① 加强对不良事件概念、不良事件记录处理与严重不良事件报告 SOP 的培训。

② 加强对不良事件漏报的检查。

③ 加强对不良事件报告、处理、记录规范性检查。

8. 电子数据管理

数据管理是贯穿临床研究各个环节，以保证研究质量为目的的综合过程，为保证研究数据的真实性及课题及时有效的管理，应通过网络即时将各临床研究单位的研究数据上报到数据管理中心。

（1）检查内容及方式

① 应有专人负责电子数据管理，一般至少应设 2 名数据管理员，负责临床课题组研究数据的录入、核查、上报、答疑等工作。

② 查看电子数据管理员的培训证明材料，并进行相关知识的现场提问。

③ 采用的数据管理软件形成的数据库是否合格，是否符合项目组管理和课题的统一要求，是否委托第三方进行数据管理。

④ 应及时按随访时点实时录入研究数据，一般按照 SOP 的要求在完成纸质研究病历的规定时间内录入，否则视为脱离时间窗。同时要求进行数据的独立二次录入，并对数据的准确性进行自检。

⑤ 是否按时提交数据，能否及时答复数据管理者发出的疑问。

⑥ 数据现场核对，即抽查纸质研究病历与已上报的电子数据进行一致性核对，尤其是关键指标的核查。

（2）常见问题

① 课题研究者对电子数据作为研究数据的真实性和实时质控保障的重要性认识不足，认为电子数据只作为后期数据统计用，故不能按观察时点录入。

② 网络及数据库本身存在问题，造成不能及时录入数据甚至未启用。

③ 未设置专门的电子数据录入员及核查员，未做二次审核。数据未提交第三方管理，不能通过网络实时监测各分中心的进展情况。

④ 提交的电子数据与研究病历数据不符。

⑤ 对数据管理发出的问题未及时解决。

（3）解决措施

① 提高课题负责人、数据管理员、质量检查员、研究者对电子数据报告重要性的认识，必要时以项目管理部门发文等行政手段，加强管理力度。

② 设立专门的数据录入人员，一般要有 2 名人员负责数据录入、核对、答疑、数据库管理等相关工作。

③ 质量检查员和第三方数据管理员要切实起到监管、服务责任，及时发现、解决相关问题。

④ 数据管理员和质量检查员必须接受电子病例报告表与数据管理系统如何使用的培训。

9. 质量管理

中医科研全程质量管理已成为行业普遍关注的问题，加强课题实施过程的动态管理，是保质保量、按计划完成项目任务的关键。

（1）检查内容与方式

① 各级质量检查员的资格审查，包括具有医学研究背景的证明资料、临床研究检查培训、电子病例报告表与数据管理系统如何使用的培训。

② 现场考核质量检查员对质量检查相关内容的掌握情况。

③ 是否制订切实可行的检查计划并制订质量检查清单。

④ 是否按规定时间、规定数量、规定内容进行检查。

⑤ 参加研究单位的科研管理部门对课题的监管情况。

⑥ 查看质量检查报告，是否对研究数据记录、数据报告、药物管理、

不良事件的处理与报告等进行了全面检查。

⑦ 对照质量检查报告中提出的问题所采取的措施和实际整改情况。

⑧ 是否接受第三方质量检查，如项目组织管理部门或委托专门的组织或单位承担稽查工作，并对稽查工作发现的问题及时处理。

（2）常见问题

① 主要研究者对质控工作不够重视，未指定专门的质量检查员、监查员。

② 质量检查员／监查员未参加质量检查培训或数据管理培训，对质量检查工作不熟悉。

③ 无切实可行的质量检查计划，未制订质量检查清单或检查清单内容过于简单。

④ 各级质量检查不到位，包括未按规定时点／规定数量进行检查、质检报告流于形式，不能及时发现问题并监督整改，检查报告无签名及日期等。

⑤ 参加研究单位的科研管理部门未参与到课题管理中来，无检查记录。

⑥ 对稽查反馈的问题无整改措施。

（3）解决措施

① 在多中心试验中，检查／监查员的作用十分重要。项目组要设立各级质量检查员，不仅要有医学研究背景，还要有较强的责任心，认真对待质控工作。必须接受临床研究检查／监查培训、使用电子病例报告表与数据管理系统的培训。

② 明确各级质量检查人员的职责，包括检查范围、内容、频率、数量。

③ 质量检查员要制订检查计划，质量检查清单按规定程序、统一标准进行以保证质量。

④ 发挥、调动参加研究单位科研管理部门的作用。

⑤ 采取向上一级质量管理组织定期上报质量检查总结报告的形式，督

促质量检查工作。其目的是保证各中心严格按方案执行，对严重违背方案者及时上报。

⑥ 对于检查发现的问题不仅要督促整改，还要积极为研究者解决问题，以取得研究者的配合和信任。

10. 依从性检查

尽管有一个确有疗效的试验药物和设计良好的临床研究方案，但如果研究者或患者执行临床研究方案的依从性差，则整个临床研究就有可能失败或导致错误的结论，故在临床研究中关注和改善依从性十分必要。

（1）检查内容与方式

① 研究者依从性检查的内容主要是研究者对研究方案的了解情况，如是否了解方案的研究目的、纳入标准、排除标准、设计类型。可以通过现场提问、研究实际开展情况与研究方案一致性检查等方式进行。

② 在研究过程中，受试者在药物的使用、接受访视、随访等方面不能依从临床试验方案执行，受试者的药物服用率、到诊率低时，势必影响研究结果，甚至造成研究病例脱落。所以，脱落病历的比例可以反映受试者的依从性。脱落病例的数目占入组病例的比例，一般不宜超过 10%～15%。对脱落病例要以家访、电话、信件等方式与受试者联系，记录最后一次服药时间，完成所能完成的评估项目。研究者应将受试者退出的原因进行分析，并如实记录在病例报告表中。在分析原因的基础上，制订提高受试者依从性的有效措施。保留所有脱落病例的观察资料，研究结束时应交组长单位汇总，进行统计分析。

（2）常见问题

① 研究者依从性：由于研究者不熟悉研究方案，出现受试者不符合纳入标准的情况；研究者对量表、关键指标，甚至疗效判定等标准掌握不一致，影响研究结果。

② 受试者依从性：脱落病例的数目占入组病例的比例超过 15%；脱落病例处理不符合规定，如未及时与受试者联系，不了解受试者最后一次服药时间和病情等相关情况，造成所需的评估项目空白；未对受试者的脱落原因进行分析、记录和总结；提高受试者依从性措施不力，没有积极采取有效措施，提高依从性。

（3）解决措施

① 提高研究者依从性主要通过加强质量控制、制订标准操作规程、加强研究人员培训、进行评价标准一致性检验、提供研究者手册等方法解决。

② 提高受试者依从性，则要分析受试者依从性差所产生原因，包括：中医临床研究的防治措施过于复杂，以致患者不易坚持；知情同意书过于烦琐，专业性太强，过分强调风险，患者难以理解而退出；中医临床研究多为慢性疾病，治疗疗程及访视间隔过长，且长年服用汤药存在一定困难，受试者难以坚持；与受试者的经济原因、外地患者及疾病性质有关。

③ 制订提高受试者依从性的措施，包括：应让受试者尽量理解研究目的及本试验给患者带来的益处及风险，使受试者了解研究方案；简化方案，尽可能减少给受试者带来的不便；知情同意书应尽量通俗易懂，使用受试者容易理解和接受的语言，能站在患者角度，降低受试者的不良感觉，取得受试者理解和配合；改善受试者的就医环境，开设专病门诊，减少排队时间；制作受试者便携卡片，提醒患者按时服药和随访；长期随访研究应制订随访跟踪计划，定期提前通知患者按计划随访；研究之外提供周到的医疗服务，如健康教育、研究结束后补偿性治疗。

11. 实验室检查

（1）检查内容与方式

① 实验室资格认证文件和实验室接受质量控制合格的相关证明文件。

② 是否制定实验室设备操作的 SOP，包括仪器使用和维护，试剂、质

控品、校准品的使用等，以避免或减少因操作者不同而引起的误差。有无关键疗效和安全性指标检验操作程序的 SOP，包括标本采集要求、运送要求、标本预处理、标本的保存条件与时限、检测的仪器与方法、操作人员的资格、指标的正常值范围。对实验人员掌握的情况和实际操作进行现场考核。

③ 实验员培训合格证明，相应岗位的上岗资格证明。

④ 有无各分中心实验室检验结果一致性的措施。对于跨省、市或地区的多中心临床研究，应有因不同医院而使实验室条件、所用仪器设备、实验室化验结果不一样时的处理措施。

⑤ 抽查一定比例研究病例报告表中的关键指标，对检验报告单进行溯源，核对受试者姓名、检验数据、检验流水号及送检和报告日期与试验过程是否相符。

（2）常见问题

① 个别实验室人员无上岗资格或未经过本研究的相关培训。

② 在研究病例报告表中，实验室检验结果无法在实验室溯源，或检验时间、检验数值不符。

③ 各分中心实验室的检测方法、指标范围、单位或操作程序不一致。

（3）解决措施

① 严格实验人员岗位管理，必须经过研究方案要求的诊断设备或实验室设备操作的 SOP 培训，必须具备上岗资格。

② 采取有效措施保证各分中心检验结果的一致性。如统一由中心实验室检验、进行检验方法和步骤的统一培训和一致性测定。中心实验室可以有效地避免不同实验室存在的差异，提高临床试验的质量，这对于实验室指标作为主要疗效指标时尤为重要。

③ 加强检验数据真实性检查，对伪造、更改数据的行为严肃处理。

12. 研究设计方法执行情况检查

临床研究设计类型的选择主要取决于临床研究的目的和内容，临床研究设计类型又决定了临床研究实施的主要框架。对于随机对照试验，需要对随机的执行情况进行检查，如果采用盲法，还需要查看盲法的执行。

（1）检查内容与方法

① 分中心的选择及研究病例的分配：多中心临床研究至少包括 2 个以上的研究单位参与；各分中心研究病例的分配例数和样本量选择要合理。

② 随机化的执行情况：随机化的方法和过程应在研究方案中阐明；根据确定好的随机分组方案在相应药物或模拟剂的外包装印上药物编号；受试者应严格按照研究用药物编号入组，查看发放药物记录表，以确定是否按照入组时间的先后顺序发放相应序号的药物；药物发放表应记录每个受试对象的姓名及其获取的药物序号、发放药物和记录人员姓名。

③ 队列研究：查看是否有控制选择性偏倚的措施，可根据两队列筛选与入选比差异的显著程度进行合理推断，若有疑问可进一步核实。若为整群随机，如选取该医院某个时间段的门诊患者，可进入 HIS 系统，查看是否连续纳入病例。

④ 盲法的执行情况：检查研究用药和安慰剂，以及对照药物名称、生产厂家、规格、用量及外包装设计是否相同，没有任何标识；研究用药和安慰剂药物除外观包装相同外，性状、颜色、质地、味道，甚至口感也应尽量相似，检查员可现场将不同组间患者的用药开袋品尝，以确定是否一致；由不参与临床研究的人员根据已产生的随机分配表对研究用药物进行分配编码即药物编盲，编盲过程应有相应的监督措施和详细的编盲记录；盲底应一式两份，密封，其中一份交临床研究负责单位保存，不得随意拆封。

（2）常见问题

① 研究病例分配不合理：如三级医院和基层医院、中医院和西医院在

诊疗水平和治疗技术上存在很大差异，导致组间的非处理因素不均衡，将直接影响研究结论的真实性；有些分中心纳入病例困难，研究病例数少于20例。

② 未严格执行随机化方案：随机化方案不是由第三方提供；随机化的方法和过程未在试验方案中阐明，未使用中心随机；无专人负责管理装有随机化分配方案的不透光信封，随机化分配方案未对临床研究者隐藏；未制作紧急破盲信封以满足紧急状态下任何一个受试者破盲的需要；受试者的入组日期与相应编号的药物不相符，破坏了随机化。

③ 未按要求执行盲法：无相对独立于本试验研究的人员参与设计、密码、盲底的保管工作；安慰剂在外观包括形状、大小、颜色或味道上与研究药物有差别；应急信件未与药物一起发放到临床研究者手中，或被拆阅；出现严重不良事件时，未按应急破盲 SOP 执行。

（3）解决措施

① 研究方案的制订需有流行病学、统计学等方法学专家参与，对保证临床试验的设计、实施和报告质量十分重要。

② 以信封法为例，按医院分层随机的研究，分给每家研究机构的随机编码应比分配的病例数略多，以 1~2 个区组长度为宜，以适应实际研究中每家机构的实际纳入病例数比分配病例数多的情况。如果继续扩大样本量，应以书面报告的形式请示。如果使用在线随机，则不存在上述问题。

③ 随机化和盲法执行是关系到试验好坏的关键环节，要对临床研究人员进行统计学的相关知识和执行中各关键环节知识的培训，以防止随机化和盲法被破坏。

13. 课题经费的使用

（1）检查内容与方式

是否符合任务书预算的使用范围，是否符合任务书预算的使用额度。

（2）常见问题

经费的使用与课题实际开展的进度不符，包括：①不符合课题任务书经费使用的预算，超范围、超额度使用研究经费；②个别课题经费由于进度滞后，使用极少，造成大量专项经费未使用。

（3）解决措施

严格按照国家相关部门的要求和课题任务书预算、课题实际开展需要使用专项经费。

14. 课题的绩效

（1）检查内容与方式

①发表与课题相关的论文，写明论文的全部作者、论文题名、发表杂志及其年、卷、期、起止页码，以备核查。②出版与课题相关的著作，写明书名、全部作者、出版社、出版年、版次及印刷次数、字数，以备核查。③申请与课题相关的专利，写明专利或申报书名称、类型、申报年或批准年，提供相关证明材料。④培养研究生，写明研究生的姓名、年级、专业、授予学位单位和时间、学位论文题目，提供相关证明材料。

（2）常见问题

未按照课题任务书制订的标准完成发表论文、出版著作、申请专利、培养研究生等工作。发表课题相关论文、著作未标明课题名称、课题号。

（3）解决措施

鼓励临床研究人员针对阶段研究结果多出有价值、有科学性及探索性的科研论文和著作，并给予一定奖励。论文、著作应标明课题名称、编号。

三、基于临床研究风险的集中化监查

监查是指为了保证临床试验中受试者的权益受到保障，保证试验记录与报告的数据准确、完整无误，保证试验遵循已批准的方案和有关法规而采取的相关活动，它是临床试验进行质量控制的重要措施之一。前文花了大量篇幅介绍现场监查，是因为现场监查被视为最有效的一种传统监查访视方式。通过对开展临床研究的单位进行现场监查评估，能够发现数据输入错误及资料记录中数据的丢失，评估研究人员对方案和相关程序的熟悉程度及对方案的依从性等。现场监查能够让项目负责人对一个中心的研究实施情况和质量有总体的了解。在研究的早期，特别是研究方案比较复杂，研究者对方案不是很熟悉时，采用现场监查对于提高临床研究质量是很有帮助的。但是，传统的现场监查主要是对已发生的问题回顾性地进行纠正，如此，容易出现已发生的问题难以修正、同样的问题因预防不到位而大范围出现等情况。

如今，随着可以远程登录的电子数据采集系统在临床研究中的广泛应用，临床研究的设计及实施的复杂性增加。为了提高临床研究的质量和效率，一些新的监查理念和方法也应运而生。

（一）集中化监查

集中化监查是对临床研究进行的一种远程监查模式，除了拥有和现场监查所具有的部分能力，还具有自身的优势。集中化监查通过电子 CRF（eCRF）和电子数据采集系统（electronic data capture，EDC）等将数据进行集中分析，不仅可以对原始数据进行远程核对，以减少现场监查的次数，从而节约了大量的资源和成本；而且还能发现现场监查难以发现的数据趋势（如不同访视期间数据的异常情况的比较），找出存在较高风险的研究中心（指异常数据出现多，方案偏离、失访或脱落高），然后根据发现的风险因素进行现场监查，形成对研究过程的系统化管理，有效预防和降低错误发生的风险，也使得现场监查更具针对性，可以大大提高现场监查效率。同时，对研究过程进行持续实时的监控，增加了监查活动的整体效率。

通过这种集中化监查，可及时了解监查员、研究管理人员需要关注的问题，如入组拖延、数据录入不完整、不良事件率异常等，再结合监查现场访视收集的特定信息，对出现多的问题及时汇总，对研究者进行培训和再培训，对方案的不足进行及时修改，提高整体试验质量。

（二）基于风险分析的监查

基于风险分析的监查是指识别影响临床试验质量和患者权益的风险，对最可能出问题的重要环节进行风险评估，包括出现的可能性、影响程度。从而，针对这些关键的风险因素进行有效监查，避免资源浪费。

1. 风险分析

风险分析是指鉴别研究中需要监查的与受试者安全和研究完整性相关的关键数据和过程。通常包括：知情同意书的签署过程，入排标准，药品的计数和管理，试验终点和不良事件相关的记录和报告，受试者脱落，盲法、分配隐藏的实施，特殊事件的判定等。风险分析应尽早在设计及准备阶段进行，整个过程需要研究相关人员参加。

2. 风险评估

风险评估是指对影响关键数据收集或关键过程执行的风险本质、来源和潜在诱因进行分析，然后决定风险是否需要通过适当的监查来避免。风险评估时，需要考虑错误发生的可能性，错误对受试者的权益和关键数据的影响及这些错误被检查到的可能性。

3. 制订监查计划

在风险评估的基础上，制订监查计划需要考虑以下几个因素：试验设计的复杂度、试验终点的类型、研究人群的临床复杂性及其地理分布、与研究者相关的临床研究经验和申办者与研究者的合作经验、电子数据采集、研究药物的相对安全性、临床研究阶段及数据质量。这样的优势在于把监查工作的重点从现场访视结束后评价转到试验前设计和监查的实施过程中来，最大化集中资源安排监查活动，使试验的质量风险尽可能处于受控状态。

四、质量检查报告

（一）质量检查报告的撰写

质量检查报告是各级质量检查人员（组）根据中医临床研究质量检查的要求和内容，将检查的发现和评价汇总并向课题承担单位 / 承担者和课题管理部门报告的文件。

1. 制订质量检查报告的目的和意义

（1）制订质量检查报告的标准文件：便于各级质量检查人员按照统一形式、统一标准进行检查，避免随意性，保证检查结果评价的一致性和可信度。

（2）质量检查报告：作为中医临床研究质量检查的证明文件，可以起到了解、评价、反馈指导、确认和监督管理的作用。

（3）现场检查：作为临床研究过程管理的重要内容，质量检查报告是双方认可的重要文字档案，将成为临床研究结题验收和评奖的重要参考。

2. 制订质量检查报告的依据

（1）中医临床研究质量检查报告中的各项检查要求，要符合科技部、财政部、国家中医药管理局等有关管理部门对科研的相关规定。

（2）中医临床研究质量检查报告中的各项检查要求，要符合针对本项目制订的各项管理规定和适合本项目的特点。

3. 质量检查报告制订的原则

（1）全面性：质量检查报告应全面体现各级质量检查所需涵盖的全部内容，避免对某些检查项目，尤其是影响研究质量的重要信息的遗漏。质量检查报告设计得越全面，对课题开展质量整体评价越客观。

（2）科学性：考核指标要保证科学性，在定性指标的基础上，尽可能提取更多的指标进行量化，便于总结、统计，使考核更具说服力。

（3）可操作性：在符合各项科研管理要求的前提下，要结合本研究项目的实际情况，制订切实可行的考核指标，避免指标空洞使考核无意义。

（4）便捷性：质量考核指标的全面性并不代表烦琐，内容设计既要项目齐全，但同时又要简单明了，便于检查者填写，以提高工作效率。

4. 质量检查报告的内容

（1）基本信息：接受检查的中医临床研究课题的名称、临床研究机构名称、课题负责人／主要研究者、陪同稽查者姓名、陪同视察者姓名、监查／稽查／视察日期、视察员／稽查员／监查员签字。

（2）质量检查清单：将检查内容进行细化，明确各条目的检查标准，提出具体要求，旨在规范中医临床研究质量检查标准。①研究概况：如研究进度、研究中心与主要研究者变动、对课题管理部门文件的执行情况；②研究药物管理：如药物管理员对于药物管理流程的掌握情况、研究药物的验收／接收记录、研究药物的使用记录、研究药物的质量检测报告、研究药物的包装（重点是盲法）、研究药物的保管条件、研究药物发放执行随机化规定、研究药物数量一致性核对；③研究记录：如研究者对研究方案的掌握情况、知情同意书的签署、受试者的选择、按随访时点及时记录、病历记录修改、研究病历随访给药与药物使用记录的一致性、受试者的真实性核对、不良事件填报、检验检查结果溯源等；④实验室主要理化检查指标：如实验室经过 ISO 9000 15189/17025 认证、主要疗效指标制定了 SOP 及标本采集、仪器、试剂、测试方法执行了 SOP、主要疗效指标是否为实验室室间质控测评指标；⑤数据报告：如在规定的时间窗内填报电子研究病历、在合理的时间窗内答疑、对电子研究病历与纸质研究病历一致性的核对；⑥质量控制：一级检查的质量检查员依据质量检查清单定期的检查记录、机构科技管理部门定期的检查记录、二级检查的监查计划、监查报告、监查的发现与评价；⑦资料档案：如资料档案柜上锁、课题任务书 / 协议书、临床研究方案、临床研究 SOP/ 研究工作手册、伦理委员会批件、临床协调会议资料、完成的研究病历与知情同意书已归档 / 集中保存。

（3）评价及建议：检查人员基于检查发现做出的评价，改进建议和措施。

5. 撰写质量检查报告

（1）撰写质量检查报告的要求为：①格式要规范，字迹清晰，表述规范；②项目要齐全，对照质量检查清单逐项检查并逐条填写检查结果，避免重要信息的遗漏；③检查人员应按照检查方案进行检查，客观真实地记录检查所见，必要时对检查中发现的问题以复印、拍照的方式留存证据；④检查组在现场检查结束前应对检查中发现的问题进行评议汇总，做出综合评定意见，而综合评价要客观、公正，重点是找准突出问题，分析并提出改进措施；⑤检查组应向被检查单位反馈检查结果，质量检查报告应由检查组全体成员和被检查单位负责人签字确认。

（2）撰写质量检查报告人员的资格为：监查员应具有医学专业背景，并经过临床研究的监查培训，熟悉药物临床试验管理规范及有关法规。承担课题监查工作前，监查员应接受临床研究方案、电子病例报告表与数据管理系统如何使用的培训。一级检查报告由主要研究者任命的质量检查员撰写，主要研究者审核并签字。二级检查报告由课题负责人任命的参加检查的监查员撰写。三级检查报告由独立于临床研究部门的第三方质量保证部门委派的稽查员撰写。四级检查报告由上级科研管理部门 / 总课题组办公室委派的视察员撰写。

6. 质量检查报告的反馈方式

（1）现场反馈：检查组在现场检查结束前，应对检查中发现的问题进行评议汇总，做出综合评定意见，并进行现场反馈。

（2）书面反馈：检查组在完成现场检查后，完成检查数据的统计、分析和汇总，撰写质量检查报告。经项目管理部门审核后，书面通知被检查单位。

7. 报告发送部门

（1）一级检查报告由被检查的研究人员和主要研究者、课题负责人报告。

（2）二级检查报告由被监查的机构、课题负责人、第三方质量控制部门报告。

（3）三级检查报告由被稽查的机构、第三方质量控制部门、总课题、项目办公室报告。

（4）四级检查报告由被视察的机构、第三方质量控制部门、总课题、项目办公室报告。

（二）课题组对检查意见的异议

被检查的课题组对现场检查人员、检查行为、检查方式或检查结果有异议时，有权对检查组提出异议。

1. 课题组对检查意见提出异议的方式

（1）现场申诉：检查组进行现场检查后，应当场与被检查机构的研究者交换检查发现的问题，听取被检查者的意见。被检查单位对综合评定意见有异议时，当即可向检查组说明，并进行现场复核。

（2）提交书面申请：被检查机构对质量检查报告持有不同意见时，可以在收到质量检查报告 15 日内，书面提交申述或复检报告。逾期未提出异议的，视为认可检查结果。

2. 课题组提交检查异议书面报告的部门

（1）被监查机构对监查报告持有不同意见，可以向课题负责人提出，或向第三方质量控制部门提出要求稽查。

（2）被稽查机构对稽查报告持有不同意见，可以向第三方质量控制部门提出，或向项目组织管理部门提出要求视察。

（3）被视察机构对视察报告持有不同意见，可以向第三方质量控制部门提出，或向项目组织管理部门反映解决。

3. 对被检查机构提出异议的解决

各级质量检查组织对被检查机构提出的异议要充分重视，并及时组织上一级质量检查进行复检，自受理之日起 10 日内做出复检结论，经项目管理部门确认后以书面方式答复被检查机构。

（三）对检查意见的解决

1. 课题组要高度重视质量检查工作，组织参与临床研究的各机构主要研究者，认真分析质量检查提出的问题，从自身实际出发，找准切入点和突破口，制订切实可行的整改措施。

2. 加强与科研管理部门、质量检查人员、各分中心之间的沟通协调，以促进问题的解决。

3. 制订整改计划并组织落实，分阶段对检查所提出的问题逐个解决，突出的、重点的问题要尽快解决，并制订解决问题的时限。

4. 各级质量检查组织要针对反馈意见的整改落实情况进行督导检查。

参考文献

［1］国家中医药管理局.中医药局关于印发《中医药临床研究伦理审查管理规范》的通知.2010

［2］孙塑伦,翁维良,杨龙会.中医临床研究实施过程质控与管理.北京:中国中医药出版社,2010:18

［3］孙塑伦,翁维良,杨龙会.中医临床研究实施过程质控与管理.北京:中国中医药出版社,2010:23-24

［4］翁维良,易丹辉.中医临床研究质量控制与评估.北京:人民卫生出版社,2015:254-278

［5］郭建文,李伟峰,黄燕,等.实施大型临床试验和质量控制的方法和体会.广州中医药大学学报,2008,25(1)

［6］杨志敏,耿莹,高晨燕.对研究者发起的临床研究的认识和思考.中国新药杂志,2014(4):387-390

［7］陈永法,黄丽.美国FDA对药物临床试验的监管.中国新药杂志,2012(14):1578-1582

［8］王燕芳,李会娟.美国临床研究的现状及发展方向.北京大学学报(医学版),2010,42(6):621-624

［9］田元祥,翁维良,谢雁鸣,等.基于全程质量控制的中医临床研究课题中期评估量化指标及说明.中华中医药杂志,2009(12):1552-1556

［10］杨瑞锋,金茜,费然,等.全国多中心临床试验样本收集与冷链运输的质量调查.临床检验杂志,2013(3):218-221

［11］林洪生,刘杰,李勇,等.多中心中医临床研究的实施管理与质量控制实践.世界科学技术(中医药现代化),2012(1):1277-1281

［12］杨靖,叶晓勤,谢雁鸣.中医康复技术多中心临床研究的顶层设计、管理与质量控制.中医杂志,2010(S1):154-156

［13］陆芳,翁维良,高蕊,等.基于电子化数据采集和管理的临床研究质量控制的探讨,2012(2):226-229

［14］韩春雯,李海昌,温成平,等.中医药随机对照临床试验安慰剂选择的探讨.中华中医药杂志,2014(4):1165-1167

［15］刘峘,谢雁鸣,翁维良,等.国家科技支撑计划7个课题现场监查问题与建议.中华中医药杂志,2010(10):1631-1633

［16］吴晔,杜晓曦.对多中心临床试验的质量控制要点分析.中国临床药理学杂志,2013(9):718-720

［17］李睿,翁维良,易丹辉,等.中医临床研究过程质量控制评估指标的筛选及建立.中药新药与临床药理,2015(1):128-132

［18］耿涛,翁维良,高蕊,等.中医临床研究组织管理及其问题分析.中国中医药信息杂志,2012(3):4-5

临床研究的数据管理工作贯穿于整个试验的始终，涉及试验管理的方方面面，数据质量的好坏直接关系到试验结果的可靠性。早先的临床研究数据管理（clinical data management，CDM）仅指从研究病历记录到数据录入并检查数据一致性的过程。随着计算机技术的发展，现在CDM作为一门专门的学科，已包括研究计划阶段开始的数据管理设计、试验过程的数据管理实施、数据管理知识的培训，数据提交管理政府部门审批后回答数据疑问的研究等全过程的管理，以及CDM质量控制与质量保证。

第一节　临床研究数据管理的法规与指南要求

一、法规对临床研究数据管理的要求

1977～1981 年，美国 FDA 相继颁布了"临床研究

中申办者、监查员的职责""临床研究者的职责""保护受试者""机构审查委员会"等联邦法规，从而提出了临床研究质量管理规范（Good Clinical Practice，GCP）的概念。之后的 20 世纪 80～90 年代，许多国家也先后颁布了 GCP，有的已经过修改。1991～1995 年 WHO（世界卫生组织）GCP 出台，1997 年 ICH 颁布 GCP，从而标志着 GCP 有了国际标准。1999 年我国也参照 ICH-GCP 与 WHO-GCP 首次颁布 GCP，并于 2003 年对数据管理、受试者人权、健康保护等方面作了重大修改。这些 GCP 中都有关于 CDM 的规定。

（一）我国 GCP 对临床研究数据管理（CDM）的规定摘要

第五章　研究者的职责

第二十七条　研究者应保证将数据真实、准确、完整、及时、合法地载入病历和病例报告表。

第二十八条　研究者应接受申办者派遣的监查员或稽查员的监查和稽查及药品监督管理部门的稽查和视察，确保临床试验的质量。

第七章　监查员的职责

第四十五条　监查的目的是为了保证临床试验中受试者的权益受到保障，试验记录与报告的数据准确、完整无误，保证试验遵循已批准的方案和有关法规。

第四十七条　监查员应遵循标准操作规程，督促临床试验的进行，以保证临床试验按方案执行。具体内容包括：

（二）确认所有数据的记录与报告正确完整，所有病例报告表填写正确，并与原始资料一致。所有错误或遗漏均已改正或注明，经研究者签名并注明日期。每一受试者的剂量改变、治疗变更、合并用药、间发疾病、失访、检查遗漏等均应确认并记录。核实入选受试者的退出与失访已在病例报告表中予以说明。

（三）确认所有不良事件均记录在案，严重不良事件在规定时间内做出报告并记录在案。

（四）协助研究者进行必要的通知及申请事宜，向申办者报告试验数据和结果。

（五）应清楚如实记录研究者未能做到的随访、未进行的试验、未做的检查，以及是否对错误、遗漏做出纠正。

第八章　记录与报告

第四十八条　病历作为临床试验的原始文件，应完整保存。病例报告表中的数据来自原始文件，并与原始文件一致，试验中的任何观察、检查结果均应及时、准确、完整、规范、真实地记录于病历和正确地填写至病例报告表中，不得随意更改，确因填写错误，作任何更正时应保持原记录清晰可辨，由更正者签署姓名和时间。

第四十九条　临床试验中各种实验室数据均应记录或将原始报告复印件粘贴在病例报告表上，在正常范围内的数据也应具体记录。对显著偏离或在临床可接受范围以外的数据须加以核实。检测项目必须注明所采用的计量单位。

第五十条　为保护受试者隐私，病例报告表上不应出现受试者的姓名。研究者应按受试者的代码确认其身份并记录。

第五十一条　临床试验总结报告内容应与试验方案要求一致。

第五十二条　临床试验中的资料均须按规定保存及管理。研究者应保存临床试验资料至临床试验终止后五年。申办者应保存临床试验资料至试验药物被批准上市后五年。

第九章　数据管理与统计分析

第五十三条　数据管理的目的在于把试验数据迅速、完整、无误地纳入报告，所有涉及数据管理的各种步骤均需记录在案，以便对数据质量及试验实施进行检查。用适当的程序保证数据库的保密性，应具有计算机数据库的维护和支持程序。

第十一章　质量保证

第六十二条　临床试验中有关的所有观察结果和发现都应加以核实，在数据处理的每一阶段必须进行质量控制，以保证数据完整、准确、真实、可靠。

第六十三条　药品监督管理部门、申办者可委托稽查人员对临床试验相关活动和文件进行系统性检查，以评价试验是否按照试验方案、标准操作规程，以及相关法规要求进行，试验数据是否及时、真实、准确、完整地记录。稽查应由不直接涉及该临床试验的人员执行。

第十二章　多中心试验

第六十六条　多中心试验的计划和组织实施要考虑以下各点：

（六）根据同一试验方案培训参加该试验的研究者。

（七）建立标准化的评价方法，试验中所采用的实验室和临床评价方法均应有统一的质量控制，实验室检查也可由中心实验室进行。

（八）数据资料应集中管理与分析，应建立数据传递、管理、核查与查询程序。

（九）保证各试验中心研究者遵从试验方案，包括在违背方案时终止其参加试验。

（二）ICH-GCP 对 CDM 的论述摘要

ICH-GCP 对 CDM 的论述也散落于各章之中：

ICH GCP（摘要）

2.10 所有临床试验的资料都应以能确保其被准确报告、解释及查证的方式来记录、处理和保存。

4.9 记录和报告

研究者向申办者提交病例报告表及所需的报告，研究者应确保其中数据的准确性、完整性、易辨认与及时性。

病例报告表中源自原始文件的数据应与原始文件一致，如有不符应做出解释。

病例报告表中数据的任何更改均应注明日期、签署姓名首字母，如必要的话做出解释，不能涂掉原来的记录（即应保留核查轨迹），这同样适用于书面和电子信息的修改或更正。申办者应向研究者和／或研究者指定的代表提供进行这种修改的指南。申办者应有书面的程序确保有申办者指定的代表对病例报告表做出的修改或更正是有记录的、有必要的，并得到研究者的认可。研究者应保存这些修改和更正的记录。

研究者／研究机构应按《实施临床试验的必需文件》所述的和适用的管理规定要求保存试验文件。研究者／研究机构应当采取措施，防止这些文件的意外或提前销毁。

必需文件应保存至（试验药品）在 ICH 地区最后批准上市后至少两年，或直到在 ICH 地区没有悬而未决的或仍需审议的上市申请，或试验用药品的临床研究正式终止后至少两年。但如果适用管理规定有要求或与申办者达成的协议要求，这些文件将保存更长时间。申办者有责任通知研究者／研究机构这些文件何时不需再保存。

根据监查员、稽查员、机构审查委员会／独立伦理委员会或管理当局的要求，研究者／研究机构应提供给其源数据核查所要求的与试验相关的记录。

5.1 质量保证和质量控制

申办者负责与所有试验涉及的各方达成协议，以确保申办者的监查和稽查，以及国内外管理当局的视察，能够直接查阅所有相关试验单位、源数据／文件和报告。

5.5 试验管理、数据处理及记录保存

申办者应任用具备相应资格的人员来监督试验的全面实施，处理数据，核对数据，进行统计分析和准备试验报告。

申办者可以考虑建立一个独立的数据监查委员会（IDMC），定期评价临床试验的进展，包括安全性数据和主要的疗效指标终点，并建议申办者是否继续、修改或终止一个试验。IDMC 应有书面的操作程序并保存所有书面会议记录。

当使用电子试验数据管理和／或远程电子试验数据系统时，申办者应做到以下要求：

① 确保并证明电子数据处理系统符合申办者对完整性、精确性、可靠性和实施意图一致性（即有效性）的既定要求。

② 维护使用这些系统的标准操作规程。

③ 确保系统的设计允许数据修改按以下方式进行：数据修改有记录，不删除已录入的数据（即保留稽查轨迹、数据轨迹、编辑轨迹）。

④ 保持系统安全，未经授权不得访问数据。

⑤ 保持一份授权修改数据的人员名单。

⑥ 保存适当的数据备份。

⑦ 如采用盲法，应予以保护（如在数据输入及处理过程中保持盲法）。

⑧ 如果在处理过程中数据被转换，应可以辨别原始的数据和观测值

与处理后的数据。

6.10 直接查阅原始数据 / 文件

申办者应当确保在方案中或其他书面协议中说明研究者 / 研究机构应当允许与试验有关的监查、稽查、IRB/IEC 审查和管理部门视察，供其直接查阅原始资料或文件。

（三）各国与 CDM 有关的法规

美、日、欧三方关于电子记录（ER）与电子签名（ES）及计算机与数据保护方面颁布了如下法规：

1.《美国联邦法规》（CFR）21 CFR Part 11：电子记录与电子签名有关的规定（Electronic Records；Electronic Signatures Scope and Application，2003 年更新）。

2. FDA 的指导原则：《在临床试验中使用的计算机系统》（Guidance for Industry：Computerized Systems used in clinical Trials，1999 年，2004 更新）。

3. FDA-21 CFR Part 21：保护数据秘密（Protection of Privacy）。

4. 欧洲有关法规：《药品管理法规》（The Rules governing Medicinal Products in the EU，Volume IV，1998）中附件 11 是 "计算机系统" 在 1999~2002 年颁布的法令中有关于电子签名、数据保护、数据传输的法令。

5. 日本关于 ER/ES 也有相应的指南。

二、临床研究数据管理的相关规范与指南

以上列举了我国 GCP 与 ICH-GCP 中关于 CDM 的规定，以及美、日、欧三方与 CDM 有关的法规。我国与 ICH 的 GCP 中都对数据记录与报告的

完整性、真实性，对数据处理过程中留有稽查轨迹、数据的保存、质量管理、源数据核查等提出明确要求。ICG-GCP 还对使用电子试验数据管理和 / 或远程电子试验数据系统作了规定。虽然目前国际和国内的 GCP 尚未对临床研究数据管理做出系统的和硬性的规定，但 WHO、我国 CFDA 及一些学术团体发布的行业规范、指南对 CDM 提供了详细的描述与建议。目前，国际国内涉及临床研究数据管理的规范与指南主要有：

（一）WHO 发布的《良好数据和记录管理实践指南》

2015 年 9 月 WHO 发布《良好数据和记录管理实践指南》草案，该指南共 34 项，分为 13 节。其最大亮点在于解释了纸质记录与电子记录的 ALCOA 原则、纸质记录与电子记录的审核要求、纸质记录与电子记录的保存要求。

该指南的具体内容如下：

1. 介绍和背景。

2. 本指南的宗旨和目的。

3. 术语。

4. 原则。

5. 确保良好数据管理的质量风险管理。

6. 管理治理和质量审查。

7. 合同组织，供应商和服务供应商。

8. 良好的数据记录和管理培训。

9. 良好的记录规范。

10. 保证数据质量和可靠性的设计系统。

11. 数据生命周期中的数据和记录管理。

12. 数据可靠性问题的解决。

13. 参考文献及进一步阅读。

（二）美国的临床研究数据管理协会（SCDM）

GCDMP（Good Clinical Data Management Practices，临床研究数据质量管理规范）是美国临床研究数据管理协会（The Society for Clinical Data Management，SCDM）组织专家制订的有关临床研究数据管理（Clinical Data Management，CDM）的目前有关 CDM 最详细、全面的规范指南。GCDMP 旨在为现有法规和指南未涉及，但在临床研究数据管理各领域已被采纳的一些做法提供指导原则，使之与临床研究相关领域的管理措施保持一致，并将那些法规与有关指南中的一些概念运用到临床研究数据管理中。GCDMP 还提供了一些实用建议，以及实现这些建议的指导原则的可靠方法。GCDMP 从 1999 年第一版发行以来，一直在征求各方专业人士的意见，目前的最新版本是 2009 年 5 月发行的。

最新版的 GCDMP 从 23 个方面讨论了 CDM 各领域的职责。这 23 个方面包括：数据保密、数据管理计划、供应商管理、数据采集、电子数据采集 - 概念与项目启动、电子数据采集 - 项目实施、电子数据采集 - 研究结束、研究病历填写指南、研究病历印刷与厂商选择、数据库验证、编程与数据库标准、实验室与其他外部数据、在研究者会议上介绍临床研究数据管理与培训、临床试验的衡量标准、数据质量保证、数据质量检查、数据存储、数据录入与数据处理、医学编码词典管理与维护、安全性数据管理与报告、严重不良事件数据核对、数据库闭合、临床数据归档。

每一个方面提供最低标准和最佳措施，以强调形式列出，概括主要的建议。最低标准可以保证数据完整、可靠和得到正确处理，即数据的完整性。最佳措施除保证数据的完整性外，还使数据更加高效、优质、有效与低风险。每一章节的主体部分提供了合理的技术细节，并论述备用或常规方法。

最后提供参考文献，供读者查阅更多的资料。此外，每个方面均有推荐的标准操作规程（SOP）。

（三）欧洲的临床研究数据管理协会（ACDM）

ACDM发布有《数据管理计划编写指南》《临床研究中计算机系统的验证——实用指导》《实验室数据的电子传输标准》等。

《数据管理计划编写指南》为制订具体的数据管理计划提供框架。可根据申办者公司或数据管理中心的具体要求定制，添加或去除部分内容，尤其是标准操作规程中已涉及的内容。制订数据管理计划（Data Management Plan，DMP）有助于机构数据管理过程的发展与标准化，通过对作用与职责更好地了解，改善内部和外部关系。该指南包含公司或机构编写具体DMP的框架和对基本要求的简要描述。

《临床研究中计算机系统的验证——实用指导》为临床研究中的计算机软、硬件，以及每项研究建立的数据库、录入界面、逻辑检查等使用前的验证与试验过程中保持有效性验证状态提供指导。

（四）日本制药工业协会

从20世纪90年代以来，日本制药工业协会陆续出台了《临床试验方案记录上的注意事项》《临床试验病例报告表制作的注意事项》《临床试验中数据管理业务》《临床试验数据可信度的探讨——CDM提案》等，均是与CDM有关的规范与指南。

（五）我国CFDA发布的《临床试验数据管理工作技术指南》

我国CFDA药审中心（CDE）于2012年3月12日发布了《临床试验数据管理工作技术指南》。该指南是为解决我国临床试验数据管理规范性差、水平参差不齐、监管力度不足、缺乏相关技术指南等问题制定的行业技术指南，意在规范国内药物临床试验数据管理工作，提升数据质量水平，加强临床试验全过程、动态的监督管理，从多层面规范我国临床试验数据管理工作，以推动我国创新药的研发及在国际市场的竞争力。

在《临床试验数据管理工作技术指南》中，对国际国内有关数据管理的发展历程，数据管理相关人员的责任、资质和培训，数据管理相关的计算机系统化、数据化，数据管理全过程要求，以及有关数据质量和安全性数据及不良事件都进行了详细规定。

第二节　数据管理的一般流程

一、制订数据管理计划

除了有关于 CDM 的标准操作规程（SOP）以外，针对具体试验的数据管理规程常被称为数据管理计划、数据处理计划（data handling plans）、数据处理方案（data handling protocol）、数据质量管理计划（data quality management plans）或数据管理临时规定。

由于样本大小、就诊时间安排及收集数据的类型、数量与方法的不同，每项临床研究都有其独特的数据处理要求，因此数据管理机构应制订针对具体试验的明确的数据管理规程，以保证可以从源数据中产生可用于分析的数据库。一份全面而详细的 DMP，作为整个数据管理过程的指导性文件，使整个数据管理过程有章可循、有据可依。这些文件符合标准操作规程的详细规定，并在机构内部进行审查与批准。

（一）DMP 的作用

1. DMP 说明如何管理数据，参照什么标准，为什么参照这些标准，从而提升标准化程度。

2. 临床研究人员通过参考 DMP，了解数据管理的要求，以应用到临床研究中，如哪些数据项将被质疑，为什么被质疑。

3. DMP 对稽查员或质量控制人员很有帮助，是追溯重现数据的重要参考资料。

4. 制订 DMP 能促使计划的制订。

5. DMP 促成有关各方的信息交流，从而使数据收集更加高效、准确，如向统计学家传递数据库结构信息。

6. EDC 系统的服务提供商可从 DMP 中获取更多技术信息，促进相互合作。

7. DMP 用于记录研究中与机构 SOP 相悖的具体情况。

（二）DMP 的制订与发行

DMP 制订时可参考的文件如欧洲临床研究数据管理协会（ACDM）的《数据管理计划编写指南》、GCDMP 中的"数据管理计划"章节。一般机构内制订有 DMP 制作的 SOP 与模板。DMP 由数据管理人员着手编写，并负责审查与维护，直到试验完成。每一 DMP 都应经过适当的人员，如临床研究、数据管理与统计人员的审查与批准后签发。分发清单用来公布给所有 DMP 的接收者，并保证 DMP 接收者能收到更新与修订的文件。

（三）DMP 的内容

《数据管理计划编写指南》规定 DMP 通常包括以下内容：

1. 研究的一般情况，研究方案完整的名称、研究目的、研究的整体设计等。

2. 参与研究的人员名单、职责及联系信息，包括临床研究人员、合同研究组织人员等，并附联系信息。

3. 时间安排与重要活动，即数据管理、研究人员及有关方面达成的数据管理的活动安排日程表，如研究开始日期、第一次研究病历回收日期、数据库闭合日期等。

4. 数据库设计，包括数据结构与数据录入界面的设计。

5. 数据审查与清理指南。

6. 数据流程与数据追踪。

7. 数据录入规程。

8. 关于实验室数据的说明，有中央实验室数据时的数据传输格式与方法，各试验中心参考值范围、单位、有效期限、超出正常值范围的标记等。

9. 有外部来源数据时，与外部服务供应商之间达成数据传输协议。

10. 数据备份与恢复。

11. 归档与保密。

12. 与合同研究组织（CRO）合作时的问题。

在此基础上，结合现有情况，可做相应增删。例如，没有中央实验室检查，则省去相应的内容。参照我国的 GCP、ICH-GCP 与 GCDMP 等法规、规范与指南，可充实关于研究病历的机构质量检查、质量检测、盲态审核与数据库锁定等内容。

二、设计数据采集工具（研究病历 / 病例报告表）

（一）病例报告表（CRF，case report form）

ICH 对研究病历的定义是：一种印刷的、可视的或者是电子版的文件，用于记录试验方案要求的每位受试者的所有信息，向申办者报告。

1. 书面病例报告表

书面研究病历已为人们所熟知。版式主要有书式（book type）、分册书式和就诊分册式（visit type）。书式研究病历按照项目内容与时间顺序排列，每位受试者一册。分册式研究病历的分册形式多样，就诊分册式最为常见，即按就诊时点分册。每册研究病历完成后，监查员即可进行 SDV，然后回收该册研究病历交付数据管理部门。还有按使用者分册，如医生给与受试者所用的研究病历；按评价时期分册，以及按有效性项目、安全性项目、背景资料等项目进行分册。目前国外大多采用就诊分册式研究病历，而我国常见的是书式研究病历。书式与就诊分册式研究病历各有优缺点。相比较于书式研究病历，采用就诊分册式研究病历的临床试验，获取数据速度快，能够及时发现，及早纠正试验中存在的问题，更有利于数据质量管理，特别适用于较长期的临床试验。但却存在印刷成本增加，工作程序复杂化，占用大量存储空间等问题。因而，近年来越来越多的临床试验开始采用电子数据获取系统（eectronic data capture，EDC），具有实时数据存取、在线数据管理、无纸化等优点。

2. 电子病例报告表

随着 EDC 的普及使用，e- 研究病历往往与 EDC 相提并论，但两者是有区别的。EDC 是为申办者收集电子的而非书面格式的临床试验数据的一项技术。而临床数据交换标准协会（Clinical Data Interchange Standards Consortium，CDISC）对 e- 研究病历的定义为：①根据试验方案设计的，可用于稽查的电子记录，用来记录试验方案要求的每位受试者的信息，向申办者报告。②研究病历中的数据项与它们关联的注释、注解与签名形成电子化的链接。注意：为收集或显示相链接的数据，e- 研究病历可能包含一些特殊的显示要素，电子逻辑检查及其他特殊的性质或功能。

虽然电子版研究病历成为当今的流行趋势，许多国家的管理机构已接受或准备授受提交的电子数据，但目前大多数临床试验仍以书面研究病历来收集数据。

（二）研究病历

我国 GCP 第八章"记录与报告"的第四十八条：病历作为临床研究的原始文件，应完整保存。病例报告表中的数据来自原始文件并与原始文件一致，研究中的任何观察、检查结果均应及时、准确、完整、规范、真实地记录于病历和正确地填写至病例报告表中，不得随意更改，确因填写错误而作任何更正时，应保持原记录清晰可辨，由更正者签署姓名和时间。强调了临床研究源文件与源数据的管理。

我国医院的门诊病历多由患者自带，且临床门诊工作繁忙，承担临床研究工作的医师既要承担临床医师的职责，又要承担研究者的职责，拥有双重身份。作为临床诊疗的临床医师，必须完成大量的门诊工作，一个工作日可能要完成数十个患者的诊治；而作为临床研究的研究者，则需要花费较多的时间进行受试者纳入排除的筛选工作，需要进行详尽的知情同意过程，需要严格按照病例报告表的内容进行详尽的观察项目的书面填写，需要从研究角度全面评价临床研究项目的疗效与安全性。双重身份的职责和时间冲突，使其很难在第一时间同时填写纸质研究病历和纸质的一式三联的病例报告表，造成书写滞后，并且依据事后回忆去填写病例报告表会使采集的数据不够确切。

如果研究者在受试者就诊的第一时间填写研究病历，事后由研究协助者填写病例报告表，不但增加了工作量，同时也增加了转抄的错误率。再由录入员将纸质的病例报告表中的数据录入到数据库中，错误发生的几率更是大大增加。监查员的核查工作也增加了很多。

鉴于上述情况，为完整保存临床研究第一手数据资料，为临床研究设计专用的"研究病历"成为必要。研究病历属于临床研究受试者的源文件，保存于医院。研究病历是门诊受试者临床研究的病历资料，和住院病历共同组成住院受试者临床研究的病历资料。研究病历按医疗文件书写的规范和试验方案的规定进行格式化设计，既囊括方案所要收集的所有数据项，又便于正确快速地书写。

（三）研究病历／病例报告表的设计

无论是书面或电子的病例报告表或研究病历，作为临床研究数据采集的工具，其设计的原则与流程大致相同。

1. 设计要求

研究病历 /CRF 的设计目标是收集完整而准确的数据，以做出有意义的分析。具体应做到：①易于理解。设计时应考虑不同的使用者［研究者、临床研究协调员（clinical research coordinator，CRC）、监查员、数据管理者、统计学家等］的语言、专业、文化背景，尽可能对研究病历 /CRF 的理解趋于一致，从而得出可靠、一致的数据。必要时，设计一份研究病历 /CRF 完成指南供使用者参考。②易于填写、便于录入。③适于统计分析。设计研究病历 /CRF 时就应考虑到统计分析的要求，尽可能对数据项进行编码后收集，考虑编码的一贯性、合理性。④便于存档与读取。如对于分次回收的就诊分册式研究病历，在每页或每一回收单元的封面和 / 或书脊上有便于识别的标识符和分册名。⑤与方案和数据库保持一致。

2. 设计时点与流程

研究病历 /CRF 设计不是一项孤立的工作，与前后的方案设计和数据库设计密切相关。因此，方案、研究病历 /CRF 与数据库的设计应大致同步，以便从不同的角度审视试验设计与数据管理，保证方案中有关数据收集的内容是合理而可行的，保证收集的数据正确地映射到用于统计分析的数据库中。研究病历/CRF设计大致分6个步骤：

（1）根据方案抽出数据项、收集时间、收集频率。①抽出方案要求的数据项：即收集的主要目标是得出安全性和有效性指标。避免收集无关的数据，分散研究人员对关键变量的注意力而影响数据质量，增加试验成本，给受试者带来不便。②数据收集的时间：有些研究，特别是周期长的研究，有必要设定随访时间窗（time of window），如每半年随访一次，±1周内的随访数据都有效。时间窗外的数据也应被收集，但应事先明确如何标注这些数据，如何用于统计分析。③数据收集的频率：如体重，是只收集一次，还是每次就诊时都收集（如体重用于计算用药量的试验），或是某几次就诊时收集。

（2）探讨数据项收集的目的、收集的可行性、给出数据项的定义、处理方法。从方案中抽出所要收集的数据项及收集时间与频率后，还要与研究各方，如CRC及临床和统计学家共同探讨这些数据项被收集的目的、可行性与必要性。①目的：确定数据项是用于统计分析、评价安全性与有效性的研究数据（research data）；还是用于试验过程的管理数据（administrative data），如材料分发到各试验中心的时间与数量、库存；或是提交到药监部门，以说明试验过程符合GCP等有关法规的数据（regulatory data），包括IRB审批方案或修正案的批文号、参加研究人员的资格等数据。②收集的可行性：讨论待收集的数据项给受试者、研究者和/（或）CRC，以及申办者带来的精神上、身体上、工作量上，以及经济上的负担。③明确定义数据项和/或备选项：对不可直接理解的条目给出定义，包括诊断标准、检查方法、条件、不良事件分类依据等。例如，对"受试者是否患有高血压？"应指明要求的血压范围、持续时间，与针对该病情必须有的特殊干预措施。如有研究病历/CRF完成指南，可在指南中作具体描述。④讨论数据从发生的源头到被收集可能经历的处理过程；经过这一过程，数据的可靠性如何得到保证。如中央实验室检查项目从标本采集、预处理、运输到结果报告的过程。

（3）进行版面与项目设计。包括类型设计（电子研究病历或书式、分册式研究病历）、问题及其提示设计、数据格式设计、编码设计、版面布局设计等。

（4）对照方案和数据库，检查一致性。收集数据项的内容，对专用术语、诊断、评分标准的解释及数据项的编码与方案、数据库间进行一致性检查，特别是三者之间有一者改动时，其他二者均做相应修改的规程。

（5）研究病历/CRF 关联文件设计预备与追踪研究病历/研究病历册/页。临床试验治疗期间非计划内的就诊，如发生不良事件，或在正常就诊时间窗内缺诊或有漏检项目，需要增加一次就诊时，要有预备研究病历/研究病历册/页，如就诊分册式研究病历的预备册、书式研究病历的预备页；发生不良事件，需要在完成试验后继续追踪诊察，则使用追踪研究病历册/页。预备研究病历册/页罗列计划内就诊可能涉及的所有诊察项目；追踪研究病历册/页则主要包括安全性指标项目，如生命体征、肝肾功能等诊查项目。

研究病历/CRF 完成指南：研究病历/CRF 完成指南是对完成研究病历/CRF 的人员进行指导，也是监查员的主要参考资料，用于研究病历/CRF 中的数据。研究病历完成指南有助于减少疑问，促进多中心间完成研究病历的一致性，使得数据分析更加有意义。研究病历完成指南有各种形式，研究病历/CRF 完成指南可以是研究病历的一部分（如针对某一格子说明，或以对开页形式），也可以单独成文，既有总的完成指南，也有对每页完成的指导。而 e- 研究病历，可采用窗体、联机帮助系统，或在录入数据时跳出系统提示，或以对话框的形式提供指导。

注释型研究病历（Annotated CRF）：Annotated 研究病历指在研究病历

上标注数据库的文件名、表格名及字段名，将研究病历上的空栏与数据集中相应的字段相映射，以便于数据读取者（主要是统计学家、数据管理员与科研管理部门工作人员）准确定位数据。目前，大多采用手工标注，也可以采用电子化技术自动标注研究病历，这样可提高易读性或复用率。目前，向美国 FDA 提交的电子数据要求有完整的 PDF 格式的 Annotated 研究病历。

（6）设计好的研究病历 /CRF 及其关联文件（包括修正版本）要经过审查与批准过程方可生效，以确保研究病历 /CRF 和通过研究病历 /CRF 收集到数据的质量。审查通常由研究项目组成员，包括主要研究者、监查员、数据管理者、统计学家及填写者（如 CRC），从不同的视角对研究病历 /CRF 及其关联文件进行审查，使得研究病历 /CRF 满足不同成员的需求，增强研究病历 /CRF 的可用性，提高数据质量，减少后期的数据清理程序。

三、建立数据库

数据库设计包括数据库定义、数据库构建、录入界面设计。

临床研究数据管理负责人在获得正式的研究方案及其相关附属文件后，进行"数据库定义书"的设计。设计完成后交给数据库设计技术员进行数据库构建。一般一项临床研究的数据库设计是基于已有标准的数据结构库。标准化、模块化的数据库可以在试验启动前快速建立数据库与操作界面，减少验证程序，达到高质量的数据库设计。

（一）设计"数据库定义书"

临床研究的临床统计师、数据管理员在充分理解试验方案及研究病历 /CRF，并和主要研究者确认需求后，根据研究病历 /CRF 中的变量设计"数据库定义书"。

"数据库定义书"用来定义数据库中的变量及其属性。

1. 变量内容

（1）一般记录项目：包括试验用药编码、医院编码、受试者姓名拼音首字母、门诊／住院、试验开始日期等。

（2）观察指标：包括生物学指标中的人口学特征，如性别、年龄、身高、体重；生命体征，如体温、静息心率、呼吸、收缩压、舒张压；诊断指标，如病程、病情程度、舌质、舌苔、脉象，以及理化检查诊断指标等。

（3）疗效指标：包括主要疗效指标和次要疗效指标，包括特定疾病的评价量表等。

（4）安全性观察指标：包括血常规、尿常规（尿糖）、大便常规、心电图、肝功能、肾功能，以及不良事件报告等。

（5）试验评价指标：包括合并用药、脱落与剔除、依从性等。

（6）观测时点。

2. 变量规格

（1）字段名与标题。

（2）数据所属的数据集标签、数据处理界面，或其他逻辑组。

（3）数据类型（数值型、字符型、整数、小数、日期型）。

（4）数据长度（包括小数点前后的字符数，如为小数，要规定小数点前后的字符数）。

（5）所制订代码的含义。

（6）数据来源。

（7）导出或计算出的变量值的运算法则。

采用"数据库定义书"，可以较好地保证数据库的完整性和正确性，避免疏漏和错误。

（二）数据库构建

数据库设计技术员遵循"数据库设计的标准操作规程"，根据"数据库定义书"使用标准化模块建立数据库。

1. 标准化数据收集模块的内容

标准化数据收集模块的主要内容包括：①受试者登记模块；②剂量或治疗信息模块；③标题与患者识别信息模块；④人口统计学资料模块；⑤生命体征模块；⑥病史与体格检查模块；⑦不良事件数据模块；⑧合并用药模块；⑨实验室数据模块；⑩完成／退出信息模块等。标准化的数据收集模块在使用中不断完善。

2. 操作流程

（1）根据"数据库定义书"建立数据库，定义要收集的模块、变量及其属性。

（2）确保在数据库中建立了唯一识别研究项目的信息，如申办者名称、方案编号。

（3）按照研究病历／CRF 的结构／布局建立录入界面，确保数据录入界面与研究病历／CRF 页相似。

（4）数据库完成之后，通知负责测试数据录入界面的数据管理人员进行测试。

（5）数据库通过测试，经项目数据管理负责人及相关的专业人员（如统计学专家）批准，数据库方可进入正式使用。

3. 数据库的修改

方案和／或研究病历／CRF 的修改都可能需要修改数据库，数据管理人员（数据库专业人员）应做到以下几点：

（1）评估由于方案修订引起的研究病历／CRF 变动对数据库结构，以及已录数据带来的影响。

（2）记录数据库需要做的变动，提请相关负责人批准。

（3）对临床数据库做出适当修改并通知测试人员完成改动后的测试。

（4）记录修改的内容与结果，归档在数据管理试验总文档中。

（5）通知项目相关的数据管理或临床研究人员关于数据库的变动。

四、制订数据核查计划，实现系统逻辑检查功能

随着各种大型临床研究的不断开展，其产生的科研数据量日益庞大，而数据作为临床研究中信息的载体，其地位越来越受到重视。可以说，"数据"是一切工作的核心，如何对这些海量数据进行正确处理，就成为临床研究成败的关键。

然而，清理临床试验数据的整个过程是非常耗时和枯燥乏味的。面对庞大的数据库，运用人力进行数据检查和数据质量控制会产生以下几方面问题：①数据处理不及时；②对数据的质量控制标准不统一；③对有问题的数据项发出疑问的语言表达不规范。这一切使得人工处理海量数据的能力有限，也很难保证人工检查后生成的报告数据的质量。

为保证临床研究数据管理工作中的数据核查以一贯的方式实施，保证数据的正确、完整与一致，由数据管理员依照方案、研究病历、电子研究病历而设计检查清单，制订数据核查计划。

项目数据管理人员运用统一的质量控制标准对研究数据进行及时、高效地处理，发出客观规范的疑问项，并最终产生高质量的报告数据。运用电子的逻辑检查程序来辅助清理问题数据的方式越来越受到青睐。

（一）逻辑检查的内容

在临床研究数据管理中，数据清理（data cleaning）或数据验证（data validation）是一系列确保数据有效性和准确性的工作，包括人工数据检查，计算机利用数值范围、数据完整性、对方案的依从情况和一致性检验来区分不准确或无效数据的检查，或运用聚合统计描述法检出异常分布数据的检查。在数据清理过程中，通过事先定义好检查项目和判定条件，实施有计划而可控的人工和计算机检查，即逻辑检查，是一个有轨迹可查的过程，通常是自动化的，通过对比预先料想的逻辑、格式、范围或其他属性来评价数据或字段的内容，以发现和纠正错误。逻辑检查内容根据试验项目的不同而异，但基本通用的检查内容包括但不限于以下内容：

1. 数据缺失检查（missing data checks）：如访视时间没有记录，理化检查某个指标没有记录。

2. 违反或偏离方案检查（protocol violation & deviation checks）：如违反纳入 / 排除标准、违反访视时间窗。

3. 正常值范围检查（range checks）：如体温、红细胞等理化检查指标的检查值超出正常值范围。

4. 逻辑或一致性检查（logical & consistency checks）：如受试者为男性，但妊娠试验结果为"阳性"。

5. 与 GCP 相关的检查（GCP related checks）：如受试者发生不良事件的结果是死亡或致残，但没有相关的严重不良事件记录。

（二）逻辑检查的步骤

1. 制订逻辑检查清单

制订逻辑检查清单是逻辑检查工作的第一步，由数据管理员负责，但需要和研究者、临床研究协调员（CRC）、统计学家、监查员等项目组成员合作完成。此清单为整个逻辑检查过程的核心内容，起到指导作用，使得逻辑检查以后的编程、验证、运行均有据可依。

逻辑检查清单的内容包括但不限于：数据收集模块（data collection module，DCI）名称、主检字段名称、核对字段名称、逻辑检查种类、疑问类型、出错信息等。

2. 逻辑检查编程

一旦确定了逻辑检查清单，下一阶段将进行逻辑检查的编程。首先由数据管理员提出编程需求，再由计算机程序员负责编写程序。近年来，随着计算机、网络技术的不断进步，出现了可直接通过鼠标点击或拖拽来完成逻辑检查设计的数据管理计算机系统。这样，一般的数据管理人员，无须具备高级计算机专业知识，经过培训，即可完成大多数系统逻辑检查的设计与功能实现。当然，具备这种功能的计算机系统在正式投入使用前，其充分的系统验证（computer system validation，CSV）工作必不可少。

3. 逻辑检查验证系统

逻辑检查运行时自动核查录入数据，自动发出疑问，不受人员与工作时间的限制，大大提高了数据清理工作的效率。但如果逻辑检查程序是错误的，对正确的数据发出了疑问，或输出了错误的受试者编码，或未能对错误数据发出疑问，都可能给研究和数据管理工作带来混乱。因此，在数据正式录入数据库之前，所有的逻辑检查程序都要经过严格验证，方可运行。

（1）验证时注意以下几个方面：①错误数据正确识别功能；只有当数据符合一条逻辑检查的判断条件时才能输出相应的疑问，正确的数据不会发出疑问；但错误的数据，如不符合判断条件，也不发出疑问，否则数据的错误与"出错信息"不配套，研究者不能正确理解数据存在的错误。②错误数据准确定位功能；任何一条逻辑检查生成疑问时，除了显示相应的出错信息来提醒数据管理人员关于错误的具体内容外，还须定位受试者编号、访视时间、录入页面名称／研究病历页码、DCM 名称、字段名称。这些均可使数据管理人员或监查人员轻松、清楚地寻找到错误数据的出处，提高解决疑问的效率。③疑问发出的唯一性；对一个数据项运行一条逻辑检查，如果有疑问，确保只产生一次疑问。如果针对这条疑问更新了数据，再次对该数据项运行这条逻辑检查时，可能再次产生相同出错信息的新疑问，但针对的错误数据是后来更新的数据。

（2）验证方法：逻辑检查的验证是通过输入一系列的测试数据，检查输出的疑问是否符合预期结果，符合则通过验证，不符合则需要检查程序的错误，修改程序后再次验证，直至通过。设计测试数据时，需要假设各种可能产生的数据——正确的数据、符合和不符合该条逻辑检查的错误数据，以确保只有符合该条逻辑检查的错误数据发出疑问。

五、为临床研究人员提供数据管理培训与帮助

随着科技信息化的发展，临床研究的数据管理越来越接近源数据，监查员和临床研究机构的研究人员越来越多地参与到数据管理工作中来。因此，对他们要进行适当的数据管理培训以胜任研究工作。

应获取临床研究项目的方案、研究病历／CRF、数据管理计划、数据核查计划等相关文件的终稿，并熟悉内容。

（一）培训前准备

1. 根据与数据管理项目委托方签订的数据管理协议／合同，明确提供培训的内容、方式、时间与地点。

2. 培训的内容可能包括临床研究中数据收集的流程、中心随机申请操作指南、研究病历/CRF（及数据澄清表）的填写要领与注意事项、EDC系统的使用等。

3. 准备现场培训的幻灯片和培训需要分发的资料。

4. 确认现场培训所需的设施到位，如话筒、投影机、宽带网络或会议录音设备等。

5. 准备现场培训记录表。

（二）现场培训

1. 介绍的材料应围绕核心问题展开，根据屏幕上打出的简要解释展开讨论。

2. 尽量用流程图或其他视图说明一个过程。

3. 对研究病历/CRF、数据澄清表或其他工作表格的介绍应以完成的表格为例，当作真正的研究病例来介绍。

4. 利用这个机会解释CDM在整个试验计划实施中的作用，提供例子说明更正或补填缺失数据采取的正确方法，以保证遵循GCP指导原则。

5. 对于采用EDC系统的临床研究，应明确各研究人员在系统使用中的职责与权限，强调系统的安全使用。

6. 将完成签名的培训记录表归档在数据管理试验总文档中。

（三）远程帮助

1. 提供给临床研究人员可及时联系到的方式。

2. 在接到求助信息后，及时做出响应，在尽可能短的时间内解决问题。

3. 保存交流信息。

4. 对于临床研究人员反映的重大问题，可能会影响操作规程、数据管理系统或临床研究方案变更，应及时向数据管理部门负责人反映。

六、数据采集

（一）受试者纳入前的登记（Registration）

建议对所有受试者开始试验治疗以前进行登记，这可以降低选择偏倚，因为在登记时事先对照入选标准与有关法规要求，避免纳入不宜参加试验的人，或掺杂了受试者或研究者的意愿分组。尤其是随机化试验必须有登记制度。登记时需要确认的项目有：研究机构是参加单位，未因任何原因被中止参加试验；研究者是经授权参加该项试验的；试验项目符合现行法规要求，即至少要有最新的伦理委员会批件；受试者符合入选标准，填一张入选资格清单通常能保证做到这一点；收集人口统计学信息。对于分层随机化试验和一些特殊设计的试验（如乳癌试验，高危因素患者进入随机化分配，而低危因素患者则接受同一种治疗），登记时还需要确认更多的信息。只有完成登记步骤后，才能分配受试者标识符和发放试验药物，同时给出书面登记确认信息，通常包括登记日期，研究机构名称和编号及受试者的姓名首字母、年龄、性别、分配的治疗组别（A 或 B 组）、标识符等。

多中心临床研究可以在各机构或指定的试验中心登录，可以采用中央网络、单机、按钮式电话机、传真及手工书面方式进行。无论是何种方式，试验开始前应设计与验证（电子化或书面）登录程序，尤其对随机化试验，应确保随机化的完整性。

（二）纸质研究病历的管理

对于仍采用纸质研究病历的研究，研究病历管理包括研究病历的记录、修改、接收、确认、录入前的检查。如果研究病历要提交 CDM 部门、临床管理部门、安全数据管理部门，甚至独立的数据监查委员会审查，还应有研究病历复印或扫描、交付的规程。规程应具体到负责这些工作的人员，分发的份数、方法，以及对受试者隐私的保护措施等。

1. 研究病历记录与修改

根据受试者的原始观察记录，将数据正确、完整、清晰地载入病例报告表。数据转抄错误的修改通常要求修改后的原数据仍然清晰可辨，并注明修改理由、修改人与日期。

2. 研究病历接收与确认

建立研究病历接收与确认规程，做到过程有记录。在受试者登录时，根据试验方案，就可以手工或由 CDM 管理软件生成试验日程安排，包括交给受试者的就诊、检查日程表（可以增加受试者对方案的依从），以及供研究者或研究助理用的研究病历提交的日程表（特别是分册书式和抽取式研究病历）。对于逾期未交的研究病历要及时进行催促，也可以在到期前预先发出通知。接收方式有多种：传真、普通邮寄、快递公司、私人信差、监查员亲自递送、通过网络录入或其他电子手段传递。不管采用何种方式，研究病历的接收、移交与传送都有详细记录，以确认收到。

3. 录入前检查

录入前应检查研究病历是否完整，有无缺页或缺表，编号与研究病历接收记录一致；检查研究病历填写内容、项目是否有误，有无缺项，前后的逻辑是否一致，有无明显可疑的结果；检查是否有合并用药、不良事件；必要时进行源数据验证（source data verification，SDV），即对照、核查源文件和源数据，一旦发现问题及时纠正错误。有时关于既往史、合并疾病、不良反应的原始资料可能发生在院外（如其他医院），应对如何收集与核查这些信息做相应的规定。好的做法是有研究病历检查清单（check list），以便有针对性、无遗漏地进行检查。检查中发现的疑问，以疑问表的形式通知监查员，要求研究者做出回答。录入前的检查可以由监查员和 / 或数据管理员，部分还可由研究者担当，应有内部规程对此做明确的规定。检查过程和结果要有记录。

（三）数据录入

目前电子数据获取的方式多样，纸质研究病历的研究往往是将书面研究病历寄送至数据管理中心统一录入；EDC 的研究往往采用研究病历在各临床研究机构由研究助理录入电子研究病历，方式有在线登录网络浏览器直接录入，或在离线系统中录好后联机上传数据包。更先进 EDC 获取数据的方式是无纸化的，直接从电子病历系统中获取电子的数据进入电子研究病历，但这一方式往往对不同系统间兼容与传输等技术要求较高，仅在少数 I 期临床研究中开展。目前，大多数的临床研究电子研究病历的填报方式还是人工录入。

1. 数据录入形式

根据临床研究的规模、可配置的资源与人力，选择录入的方式。

（1）独立双份数据录入，由第三人比较两人独立录入的双份数据，并解决两次录入间的不一致。

（2）双份数据录入，盲态下审核，即两人独立录入数据，在第二次录入时解决两次录入间的不一致，但看不到第一次的录入值。

（3）双份数据录入，交互审核，即第二次录入的操作员解决两次录入间的不一致，并知晓第一次录入的数值。

（4）单份数据录入，人工核查。

（5）单份数据录入，没有人工核查。

数据录入过程应考虑到临床研究对数据质量的要求。各国药监部门与

ICH 管理规范对双份录入或其他任何具体的数据录入过程均未作要求。实际选择的数据录入方法是根据录入手段的熟练程度与可利用的时间得出的。通常，双份数据录入可减少经常发生的随机按键错误，避免随机误差对分析可能有的影响。

2. 数据录入的时点

数据录入越早、越及时，数据审核的清理工作就可以越早进行，因而可以及早地发现临床研究实施中存在的问题，及早解决问题，以避免今后再发生同样的问题。因此，等研究结束再录入数据的做法已经逐渐被每次访视后录入数据所取代。

3. 数据录入的一般流程

①根据研究项目的数据量、难易程度、人力与资源情况，确定数据录入的人员、地点与方式。②制订项目的数据录入指南或帮助文件。③对数据录入人员进行适当培训，包括熟悉方案与研究病历 /CRF；了解研究预期项目进程与各访视时点的间隔；明确本研究项目数据填报的时间要求，如每次访视后几天必须上报数据；数据录入 SOP 及录入规则的培训。

4. 数据录入人员获得数据录入系统的使用授权

（1）按培训要求进行数据录入。

（2）所有录入及质量控制过程留有记录。

（3）录入完成后的修改应遵循：①数据提交后，原则上不允许修改；②电子研究病历数据的修改需符合相关法规与内部规定；③所有修改需有迹可查。

七、源数据现场核查（source data verification，SDV）

SDV 是对临床研究机构常规监查的一部分，是指核对源数据与书面研究病历或电子研究病历数据的一致性，从而保证后面数据管理工作的顺利开展。SDV 虽然属于监查工作，但却是数据质量保证的重要环节。

我国旧版 GCP（1999 年）没有要求对临床研究数据溯源，因而在对临床研究的监查、稽查和视察时，经常难以对研究数据进行溯源。2003 年修订版 GCP 中引入了临床研究源文件和源数据的概念和定义，为临床研究数据的可溯源性提供了法规依据。

在临床研究机构，监查员通过比较原始记录（如病历、研究病历和其他受试者的记录纸）与研究病历上的数据来实施源数据核查。两者间的任何不一致处，当不能由研究病历完成指南、方案或其他经批准的规程或规定来解释时，都被视为错误。SDV 可以对 100% 的研究病历数据进行核查，亦可以是有计划的抽查；监查员对查出的错误应追踪直至解决，并保留详细的记录。

八、数据清理

数据清理是用来保证数据有效、准确的一系列活动。数据清理可包括人工数据检查与计算机的逻辑检查，疑问的发出，数据与记录的修改，直到疑问解决。

（一）数据清理的内容

数据清理包括以下内容：①保证原始数据准确录入到计算机可读文件中；②检查字符型变量只包含有效值；③检查数值在预先设定的范围内；④检查并删除重复录入的数据；⑤检查必填字段是否漏填；⑥检查某些特定值的唯一性，如受试者身份标识；⑦检查无效日期值和无效日期顺序；⑧确认遵循了复杂得多的文件关联（或交叉窗体）规则，如发生某型不良事件，就可能有诸如合并用药或治疗的其他数据。

（二）数据清理的时间

上述的许多数据清理目标在传统的书面研究病历的临床研究中，需要在完成所有的数据录入后进行；对于 EDC 的研究，则在接收到电子研究病历数据的同时即开始，大大加快了数据管理的速度，同时提高了疑问解决的时效性与数据质量。

（三）数据清理的操作规程

1. 电子逻辑检查

一些简单的逻辑检查，如字段内的有效值范围、自定义编码、数据格式、缺失值等检查，应在数据录入的同时进行。录入时的逻辑检查能够防止录入错误，如对于自定义编码，只允许录入预设的编码；而有些复杂的逻辑检查，如字段间、数据收集模块间、病例间的检查，将在一份病例完成或一家机构的所有病历完成后批量运行。运行出结果后，数据管理员对发出的问题——确认，决定是否发送疑问。

2. 人工逻辑检查

有些计算机没法判断的逻辑，需要事先设计人工检查清单。由经过培训的数据管理员或质量检查员，逐一检查每份研究病历。查出的问题，依照检查清单上预设的错误信息，编辑后发送疑问。所有的人工逻辑检查也要留下记录。

3. 实验室数据审核

实验室数据往往涉及药物安全信息，需要足够的重视。但由于各临床研究机构的正常值范围不同，或采用中央实验室对电子数据传输的要求不同，因此，实验室数据管理存在诸多挑战。

对于中央实验室，在数据传输前必须规定好传输包含的变量。这些变量的用途是将外部数据并入临床数据库。要保护盲态，并保证数据归属于特定的方案，研究者与受试者的数据将不会被加载到其他入组方案的受试者或不正确的就诊数据中。

数据从供应厂商传输到临床研究的过程中遇到问题可以导致数据丢失或加载错误，因此必须制定完整的命名规则与标记信息以便于传输过程。供应厂商与临床研究数据库之间传输的任何数据都必须包含充分信息，以使源数据与相应的项目与方案唯一对应。这些信息包括数据来源、创建日期、传输时间、记录数与命名规则的版本对照文件。

对于非中央实验室，研究开始纳入受试者之前，应收集各研究机构的正常值范围及单位。

审核实验室数据时，应特别注意以下几点：①与安全性有关的信息及这些信息与其他安全信息之间的不一致，如治疗前正常而治疗后异常或治疗前异常而治疗后异常加重的检查项目、是否有不良事件报告、不良事件的结局信息与追踪检查的结果是否一致；②对超出范围／离散值的实验室结果进行审核与原因辨析；③样本收集日期和时间是否在方案规定的时间窗内；④样本收集的条件是否符合方案规定，如空腹、服药后几小时收集等。

4. 数据核查中的注意事项

①负责数据核查的数据管理人员应接受项目相关培训，包括研究方案、数据录入指南、数据管理计划（DMP）、标准澄清协议（SCA）、人工核查计划、数据核查计划（DVP），以及所有与研究相关的特定数据审核指导；②避免产生重复的、错误的疑问，避免误导研究人员的判断。

5. 疑问管理

（1）接收疑问数据：管理人员与监查员应将产生的疑问及时传递给临床研究人员；对于书面研究病历的研究，研究人员一般通过信件或邮件，或亲手递交等方式接收疑问的数据澄清表；对于 EDC 的研究，研究人员通过

EDC 系统接收疑问。监查员应督促临床研究人员及时查看、下载疑问。

（2）答疑与数据更新：①临床研究人员（CRC 或研究者）应及时查看数据澄清表，或登录 EDC 系统查看疑问，对于每一条疑问均应作答，没有数据修改的应在注释或备注栏中做出解释；②每一条疑问回答后均应署名并签署日期；③答疑后的数据及时更新至临床研究数据管理系统；④在数据录入完成之后，其对数据库进行的改动将会被记录在数据库的痕迹跟踪记录中。

（3）解决疑问：监查员和数据管理员确保答疑内容被正确地更新至临床研究数据管理系统；数据管理员要对所有答疑后的疑问进行确认，标记"解决"；对于不能确认的，应发出新的疑问，在数据库锁定之前确认所有的疑问均已解决。

九、盲态审核

盲态审核（blind eeview）是指从录入最后一份研究病历到第一次揭盲前，对数据库进行的核对和评价，由申办者、数据管理员、主要研究者和统计学家共同进行。内容包括统计分析计划书的修改、确认和有关数据的核查。在盲态核查中要对全部病例进行确认，包括脱落、剔除的病例及确定各个分析人群；对全部数据进行确认，包括观察时间、入选和排除进行复核、实验室数据、安全性数据评价等；并要考虑是否定义离群值、如何处理、可能的变量变换、是否要引入协变量等。盲态核查的结果需以文件的形式确认，所做的决定不应在揭盲后再修改。

（一）临床研究盲态审核会的准备

数据管理员在临床研究盲态审核会召开前要确保以下内容的落实：

1. 所有数据都已接收并得到处理。

2. 最后的逻辑检查结果已输出，人工检查已完成。

3. 所有发出的数据澄清表都已回收，疑问都已得到解决，并更新到数据库。

4. 所有不良事件已完成追踪，不良事件与合并用药数据都已录入数据库。

5. 所有严重不良事件已按规定进行报告。

6. 已进行数据质量检测，并记录差错率。检测结果未达质量标准的数据，已按标准操作规程处理。质量检测出的错误已更新至数据库。

7. 盲态审核讨论资料的制作。内容包括：①临床研究病例的构成情况，如参加随机化筛选病例、入组病例、符合方案完成观察病例、脱落病例剔除病例、中止病例、用药减量病例（如有）等的总体情况描述。②有效性、安全性评价项目。③明确定义的统计分析集，即药物有效性评价时的全分析集（FAS）和符合方案集（PPS），药物安全性评价的数据集。④有问题的病例的与中止病例的处理原则与处理依据。⑤有问题的病例的详细情况及处理意见。有问题的病例是指违反 GCP 和违反或偏离方案的病例，如不符合纳入、排除标准的病例，违反研究药物用法用量的病例，违反合并用药与合并疗法的病例，违反中止标准的病例，评价项目的数据缺失（未测或无法追查）或有就诊时间窗外数据及违反检查方法的病例等。⑥脱落、中止病例的详细情况及处理意见。⑦离群数据、实验室检查值超出正常范围、不良事件的详细情况报告。

（二）临床研究盲态审核会

临床研究盲态审核会由数据管理员负责组织实施。参加病例讨论的人员包括主要研究者、生物统计学家、数据管理员、申办方的监查员和其他有关人员、各个中心的研究者。

临床研究盲态审核会就以下问题达成一致意见：①对所有病例进行确认。②对整体数据质量做出评估。③对所有数据中存在的问题进行讨论，确定处理意见，如问题数据是否进入统计分析集、进入哪一个统计分析集。④最后确定统计分析计划书。统计分析计划书的初稿形成于临床研究方案和病例报告表确定之后，在研究过程中，可以修改、补充、完善，在盲态审核时再次讨论、修改、完善，并以文件形式确认，以便统计分析时执行。

会议结束后，数据管理员起草盲态审核报告，经项目负责人、主要研究者、监查员、统计学家、数据管理员等共同签署后进入锁定数据库程序。

十、数据库闭合

闭合或锁定研究数据库是防止在数据最终分析与报告开始后未经授权而修改数据的基本措施。

闭合或锁定研究数据库虽然对开放性研究是重要的，但对随机化研究而言，一旦破盲，则保持随机化过程的完整性更加关键。对闭合数据库的程序，以及在必要时变更控制程序，重新开启数据库有明确定义的工作程序是必须的。

数据库闭合包括供临床研究或管理部门做决策的中期分析或报告时的闭合。中期分析与最终分析的要求可能会有不同，但应记录实现分析的要求与所采取的步骤。

（一）一般要求

闭合或锁定研究数据库应该符合以下要求：①保证有规程规定数据库闭合的方法；②数据库闭合前记录所有完成的规定任务或达到的标准；③在最

后闭合数据库时，保证通知到所有小组成员，数据库编辑权限被取消，并做好记录；④对于数据库闭合后的开启，书面规程列有明确的标准；⑤制订和使用数据库闭合清单。

（二）数据库闭合程序和清单

由数据管理员向项目管理者提出数据库闭合申请，同时提交盲态审核报告书与数据库闭合清单。数据库闭合清单包括以下内容：①所有数据都已接收并得到处理，包括不良事件追踪检查的数据；②所有疑问都已得到解决，并更新至数据库；③已审核编码目录的完整性与一致性；④已最后审核明显异常的数据；⑤根据标准操作规程要求，更新与存档所有文件；⑥盲态审核报告已得到所有相关人员的签署。

项目管理者确认数据库闭合清单上所列的事项完成后，进行数据库有记录的审批手续，包括相关研究人员签名（如数据管理者、生物统计学家、监查员代表、临床研究代表）。一旦获得批准，则取消数据库编辑权限，记录数据库锁定的时间点，以作为编辑权限被取消的证据。

"电子病例报告表和数据管理系统"的管理端具有数据库锁定的功能。在盲态审核工作完成且数据管理员、申办者、统计人员、保存盲底的有关人员等盲态审核人员签署盲态审核报告、确认统计分析计划书定稿、数据管理员发出锁定声明后，进入"电子病例报告表和数据管理系统"的管理端，点击该项临床研究的数据锁定按钮，即可完成数据库的锁定工作。数据库中保留锁定时间和锁定操作人员姓名。锁定后的数据库不允许再做编辑。

为了减少这一时间点后重新开启数据库的可能，必须遵循明确的、有条理的规程，以保证所有的数据都已经处理、质量水准得到评估、有关研究人员得到了通知或批准锁定数据库。

（三）数据库闭合后发现错误

如果数据库锁定后发现错误，数据管理员应记录这些错误，并与研究者、研究项目管理者、统计学家、监查员讨论如何处理这些错误，主要考虑这些数据错误对安全性与有效性分析的影响。不是所有发现的错误都要在数据库中更正，也可在统计或临床报告中记录这些错误。如果需要开启数据库以修正发现的错误，仍由数据管理员提出申请，得到相关人员的批准后，由有限的经授权的人员登录数据库修改数据。再次锁定数据库应遵循与初次锁定同样的通知／批准程序。

数据库锁定后，即进行第一次揭盲，即在试验组与对照组例数相等的研究设计中，由盲底保管者将两组分别标以一级揭盲，以供统计人员进行统计工作。

十一、数据管理文件归档

临床数据归档是指设计、实施与维护含有临床研究数据和任何临床研究的说明信息的文件与记录的档案库。但是，研究方案及其他有关规章制度文件的存档一般不属于数据管理的职责。

在临床研究史上，最常见的临床数据的长期存储方法是将临床研究数据管理系统中的最终数据提取出来存入 SAS 数据集。提取出的 SAS 数据集仍然是临床数据档案的重要部分，但是随着近年来向管理部门提交电子数据的重要性增加，临床数据归档要求也发生了变化。例如 FDA 规定了提交的临床记录中的部分电子数据必须遵循 21 CFR Part 11 的规定。

临床研究后数据归档的规定：每一个临床研究项目结束后，所有临床研究的相关文件均需存档。数据管理过程中的所有纸质和电子文件均需要妥善保存，及时交档案管理人员。

纸质文件主要为数据管理计划，研究病历接收清单，数据录入清单，数据澄清表，数据清理清单，盲态审核报告，数据库锁定及揭盲记录表；电子文件主要为包括以上内容的电子件，Oracle 格式的数据库，用于统计的 SAS 数据库，双份录入不一致的清单，数据修正清单，往来电子邮件，研究进程报告，数据监查报告，盲态审核程序等。所有电子文件均刻录成 CD-ROM 保存。

档案管理员完成归档文件接受，并以临床数据档案项目清单确认。表 6 是临床数据档案中应包含的项目内容。

表 6　档案组成及要求

档案组成	要求
临床数据	临床研究中收集的所有数据，主要为电子研究病历数据
元数据	数据库对象规格的信息，包括数据收集模块、字段名称、数据类型与就诊序号、编码列表等
实验室参考值范围	各中心的实验室参考值范围，包括更新情况，如更新生效日期、更新前后的参考值范围
稽查轨迹	研究稽查跟踪的所有内容，包括电子的与书面的稽查跟踪
数据审查的检查清单	编辑检查的说明。这些信息既可作为程序列表文件，也可作为研究说明的应用程序产生的报告
数据清理结果与疑问管理记录	研究期间人工检查与逻辑检查出的错误与提示，与如何管理这些不一致数据的记录
程序代码	对临床数据进行数据质量检查、数据演算与统计分析的程序代码应保存程序文件。理想的做法，是将程序文件公布在网上，做索引或建立超级链接
研究病历	系统最后生成的超文本格式或 PDF 格式研究病历
数据管理计划	含有研究数据管理计划的 PDF 或书面 MS Word 与 Power Point 文件
验证技术资料	系统验证留下的资料，书面的或电子的，包括验证计划、内容与结果记录

第三节　临床研究数据的标准化

一、临床研究数据标准化的意义

随着信息技术在临床研究领域的广泛应用，各国都在大力推动临床研究的信息化建设，符合标准的电子化数据递交已经成为各国临床研究管理部门和药品临床试验监管机构对临床研究的基本要求。为了解决医疗信息化过程中存在系统分割、业务流程不统一、信息系统孤岛、数据二次利用困难等问题，以便实现跨机构、跨区域、跨领域的临床数据资源互联互通、共享利用，必须研究建立统一的临床数据标准体系。

临床试验数据标准化的意义在于：①标准化的数据格式是临床试验数据管理系统与临床试验机构建立医疗信息互通性的基础。②在申办者内部不同研究之间建立无缝数据交换，并为申办者之间的交流、申办者与药物评审机构之间的交流提供便利。③便于各临床试验的药物安全性数据共享。④方便元数据（Meta Data）的存储和监管部门的视察，为不同系统和运用程序之间数据的整合提供统一的技术标准。⑤为评审机构提供方便，从而缩短审批周期。⑥有助于数据质量的提升，可以更快地提供更高质量的数据。

目前，与临床研究数据相关的国际标准包括数据交换标准、医学术语及代码标准、临床医学文档标准、临床医学概念标准等。

二、临床研究数据交换标准 CDISC

CDISC（Clinical Data Interchange Standards Consortium）是一个全球的、

开放的、多学科的非营利性组织，它建立了一系列的标准用于收集、交换、提交和归档临床研究数据及元数据，使得不同临床研究间的数据可以方便地进行交换与共享（表7）。

表7　CDISC 公布的标准

标准	描述
研究数据制表模型（SDTM）	有关临床研究项目病例报告表数据表格，用于向监管部门递交的内容标准
分析数据模型（ADaM）	有关分析数据集及相关文件，用于向监管部门递交的内容标准
操作数据模型（ODM）	基于 XMl，用于获取、交换、报告和递交，以及对基于病例报告表的临床研究数据归档的内容和格式标准
实验室数据模型（LAB）	用于在临床实验室和研究申办者 /CRO 间进行数据转移的内容和格式标准
病例报告表表格数据定义规范（CRTDDS）-（Define.xml）	基于 XMl 的内容和格式标准，用于 CDISC SDTM 数据集数据定义的规范文件，提供给 FDA 参考。该标准也称为 Define.xml，是 ODM 的拓展
非临床数据交换标准（SEND）	SDTM 的拓展标准，用于递交临床前研究的数据
方案表述（PR）	用于支持临床研究方案信息交换的内容和格式标准。该部分与 HL7 联合制订
试验设计模型（TDM）	关于事件的计划顺序和试验处理计划的结构定义的内容标准
临床数据获取的标准协调（CDASH）	以 CDISC 为指导，联合开发的，用于病例报告表中基础数据收集字段的内容标准。该标准基于 SDTM
域分析模型（BRIDG）	使 CDISC 内部标准与医学数据标准 HL7 等外部标准进行数据交换
专业术语	全部 CDISC 模型 / 标准所涉及的标准词汇和编码集
词汇表	CDISC 词典，用于解释与临床研究信息电子获取、交换、报告相关的术语及其定义。简称和缩写也列在其中

三、医学术语标准

1. 国际医学用语词典（MedDRA）

MedDRA 是在 ICH 主办下创建的国际医学术语集。MedDRA 用于医疗产品整个研发与应用周期的行政管理，对医学信息进行分类、检索、报告与信息交流。ICH 于 1997 年在英国医药管理局开发的 MedDRA 测试版的基础上，经各方协调一致，发行了 MedDRA 2.0 的执行版本，指定了 MedDRA 的维护与客户服务机构（MSSO）在 ICH 管理委员会（management board，MB）的监督与指导下工作。该机构与国际制药工业协会联合会（IFPMA）签约负责 MedDRA 的维护、发行及进一步开发。MedDRA 现每半年更新一次（每年的 3 月和 9 月）。

MedDRA 作为新药注册用医学词典，适用于政府注册管辖下所有的医疗和诊断产品的安全报告。在新药注册环节中需要用到 MedDRA 的有临床研究、不良反应的自发性报告、注册报告、受政府注册管理的产品信息。MedDRA 用于药品上市后不良反应的监测中，用于药品不良反应的报告和数据分析等。

目前，美国、欧盟、日本、加拿大、澳大利亚等国家在其不良事件报告系统中使用 MedDRA，其中欧盟、日本等还要求制药企业在提交不良反应报告中使用 MedDRA 编码。

MedDRA 包含 5 级术语，分别是系统器官分类（system organ class，SOC）、高级别组术语（high level group term，HLGT）、高级别术语（high level term，HLT）、首选术语（preferred term，PT）和低级别术语（low level term，LLT）。

2. WHO 不良反应术语集（WHOART）

WHOART 是一个精确度较高的用于编码与药物治疗过程中的临床信息的术语集，主要在参加 WHO 药品监测项目的成员国中免费使用，世界上的制药企业和临床研究机构也在使用。WHOART 术语集自开发 30 多年以来一直是不良反应术语合理编码的基础。

WHOART 涵盖了几乎所有的在不良反应报告中所需的医学术语，但小而精干，可以以行列表的形式打印出来。由于新药和新的适应证会产生新的不良反应术语，故术语集的结构是灵活可变的，允许在保留术语集结构的基础上纳入新的术语，同时又可以不丢失之前术语间的关系。

WHOART 包含 4 级术语，分别是系统器官分类（system organ class，SOC）、高级术语（high level term，HT）、首选术语（preferred term，PT）和收录术语（Included terms，IT）。

3. 世界卫生组织药物词典（WHO Drug）

世界卫生组织药物词典是医药产品方面最综合的电子词典，为 WHO 国际药物监测项目的重要组成部分。WHO Drug 词典自 1968 年发布以来，已被制药公司、临床研究机构和药物监管部门广泛使用，用于编码和分析临床试验报告中的合并用药、上市后的不良反应报告，以及其他来源的报告中提及的药品。乌普萨拉监测中心（UMC）为 WHO 协作中心成员，负责该词典的维护及更新。

UMC 提供的 WHO Drug 词典包括 4 种：世界卫生组织药物词典（WHO DD）、世界卫生组织药物词典增强版（WHO DDE）、世界卫生组织草药词典（WHO HD）和综合词典（combined dictionary）。

WHO Drug 词典采用解剖学治疗学及化学分类系统对药物进行分类。

4. 解剖学治疗学及化学分类系统（ATC，Anatomical Therapeutic Chemical）

ATC 是世界卫生组织对药品的官方分类系统。ATC 系统由世界卫生组织药物统计方法整合中心（The WHO Collaborating Centre for Drug Statistics Methodology）所制定，第一版在 1976 年发布。1996 年，ATC 系统成为国际标准。现在 ATC 系统已经发布 2006 版。

ATC 分类系统根据药物作用的器官或系统，药物的治疗学、药理学和化学特性，将药物分为 5 个级别，由字母与数字间隔而成，共有 7 位。第一级由一位字母组成，表示解剖学上的分类；第二级由两位数字组成，表示治疗学上的分类；第三级由一位字母组成，表示药理学上的分类；第四级由一位字母组成，表示化学上的分类；第五级由两位数字组成，表示化合物上的分类。

5. 国际疾病伤害及死因分类标准第十版（ICD-10）

ICD-10，全 称 为 "The International Statistical Classification of Diseases and Related Health Problems 10th Revision（ICD-10）"，即国际疾病伤害及死因分类标准第十版，是世界卫生组织（WHO）依据疾病的某些特征，按照规则将疾病分门别类，并用编码的方法来表示的系统。现有版本包括 15.5 万种代码，并记录多种新型诊断及预测，与 ICD-9 版本相比较，该版本增加了 1.7 万个代码。2010 年 WHO 发布了最新的 ICD-10 更新版本。

WHO 目前只提供 4 位编码的 ICD-10。各国在引用的时候可以添加附加码来增加疾病数量。澳大利亚于 1998 年发布了首部 5 位编码的 ICD-10AM。接着加拿大在 2000 年，法国在 2005 年，泰国在 2007 年，韩国在 2008 年都出了自己的本地化修改版本。美国在 2013 年 10 月正式启用了 6 位编码的 ICD-10。

根据 WHO 的规定，各国的本地化版本都可以对照转换成标准的 ICD-10 编码，以便国际交流。

ICD 分类依据疾病的 4 个主要特征，即病因、部位、病理及临床表现（包括：症状体征、分期、分型、性别、年龄、急慢性发病时间等）。每一特性构成了一个分类标准，形成一个分类轴心，因此 ICD 是一个多轴心的分类系统。

当对一个特指的疾病名称赋予一个编码时，这个编码就是唯一的，且表示了特指疾病的本质和特征，以及它在分类里的上下左右联系。

6. 临床试验报告的统一标准（CONSORT）

大量证据显示随机对照临床试验（RCT，randomised controlled trial）的

报告质量不理想。报告不透明，则读者既不能评判试验结果是否真实可靠，也不能从中提取可用于系统综述的信息。最近的方法学分析表明，报告不充分和设计不合理与对治疗效果产生评价偏倚有关。这种系统误差对 RCT 损害严重，而 RCT 正是以其能减少或避免偏倚而被视为评价干预措施的金标准。

为了提高 RCT 的报告质量，一个由临床试验专家、方法学专家和期刊编辑组成的工作组制定了临床试验报告的统一标准（CONSORT，Consolidated Standards of Reporting Trials）声明。CONSORT 声明于 1996 年首次发表，2001 年做了一次修订，方法学研究的不断扩充最终凝练成了 CONSORT 2010 声明。

CONSORT 声明（或简称 CONSORT）由报告 RCT 必备的基本项目清单和描述整个试验过程中受试者流程的流程图组成，主要针对的是两组平行设计的 RCT 报告。CONSORT 中的大多数条目也与很多其他设计类型的临床试验相关，如非劣效性试验、等效性试验、析因设计试验、群组试验，以及交叉设计试验等。

CONSORT 的目的是指导作者如何提高其临床试验报告的质量。临床试验的报告需要清晰、完整和透明。读者、审稿人和编辑还可以利用 CONSORT 来帮助评估和解释 RCT 报告。但 CONSORT 不是用于质量评价的工具，其内容更多地着眼于那些与临床试验的内部和外部真实性相关的条目。

自 1996 年发表以来，CONSORT 已经得到 400 多种期刊和若干编辑组织如国际医学期刊编辑委员会的拥护。RCT 报告质量的提高与期刊是否采用 CONSORT 有关。

CONSORT 2010 声明、其说明与详述文件，以及相关网站（www.consort-statement.org），对于改进随机临床试验报告必将有所裨益。

第四节　中医临床研究数据的特点与
数据管理应对措施

中医药学虽然是传统医学，但近年来随着中医药现代化的蓬勃开展，用现代语言的表述和现代科学的阐述，利用现代科学技术手段，让中医药学具有时代特征与现代科学品格，形成了中医理论和临床诊疗体系的开放系统，实现多学科兼容，在确定自我为主体的前提下，进行宏观和微观、传统与现代的渗透与互补。以科学技术为依托，利用现代科学技术成果，发展中医药已成为中医药学界的共识。

近年来，中医药学研究硕果累累，但真正得到国际医药学界承认的不多。大规模的中医临床研究是中医药疗效获得国际认可的必经之路，除了要在研究思路与研究设计上继续兼顾西方科学研究与传统医学研究的特点、继承与创新并举外，临床研究过程中的质量管理，特别是研究数据的质量管理，在任何时候都将是研究成败的关键，是研究结论可靠的保证。

我国《药物临床试验质量管理规范》对数据管理进行了专门规定："用适当的程序保证数据库的保密性，应具有计算机数据库的维护和支持程序。"但是不少中医药临床试验机构在该方面的实施仍存在不足之处，多数临床试验缺乏独立的临床研究数据管理体系，或者缺少必要的技术手段对临床数据进行严格管理、复查和审核。国家相关管理部门也意识到我国临床试验缺乏质量保证系统，对临床数据的可靠性缺乏有效的、全面的核查。

中医临床研究和其他临床研究一样，要遵循相关的法规与国际指南，但中医临床研究的数据有其特点，给临床研究数据管理工作带来了挑战。

中医临床研究数据有数据量大、标准化程度低的特点，因而在 CDM 工作中应采取一些相应措施。

一、数据量大

中医临床研究中诊断与疗效评价往往采用中、西医两套标准，除了符合某一疾病的西医诊断标准外，还要确定研究疾病的中医证型、中医证型的判断指标，以及中医疗效的判定指标。这些数据的收集使得中医临床研究的数据量大大增加，因而出错的可能、数据清理工作量也相应增加。

二、标准化程度低

中医学的特点之一是辨证论治，强调个体化治疗；而科学的临床研究通常是针对特定群体的研究，要得出针对特定群体共性的结论。中医药的学科特点又决定了其辨证分型、中医诊断、疗效评价指标的数据标准化程度低的特点，即不直观、主观性强、难以量化、难以重复，与标准化程度高的西医药学研究的诊断标准、疗效指标相比，更需要在数据管理设计中下大功夫，来增加收集数据的可行性、可靠性与一致性，从而使中医临床研究的方法更加符合科学的原则，结果更加可信。

三、CDM 的应对措施

上述两个中医临床研究数据的特点，使得数据管理的难度与工作量增加，因而中医药 CDM 工作除借鉴国外 CDM 的规范与指南外，还应采取相应的措施，以保障中医临床研究数据的真实、可靠与一致。现有如下（但不限于）应对措施：

1. 从中医临床研究的课题承担到临床研究机构，应重视临床研究的质量控制与质量保证工作，在数据管理工作上加大资源的投入与监管。

2. 研究目标不宜过大，利用有限的资源与精力解决关键性的问题。

3. 数据收集量不宜过大，不收集与本次研究所要得出的结论无关的数据。

4. 研究病历设计时，尽可能以备选择项的形式收集数据，各选项的设计不能引起歧义或内容重复。

5. 在研究病历正式启用之前进行测试，即让中医药经验丰富的老专家与年轻医生用模拟的受试者来共同试填写研究病历。听取他们对研究病历中语句的理解，根据其填写结果的差异来修改设计，尽可能提高"评分者间的信度"。

6. 设计"研究病历填写指南"，对研究病历总的填写原则与每一字段的具体填写要求做出规定，为使研究者的理解趋于一致，增加其依从性。研究病历填写指南还应在图文并茂、简洁明了方面下功夫。

7. 设置由数据管理员主持的研究者培训与再培训（研究过程中的培训），进一步强化源数据收集者们的数据管理理念，有助于研究者了解数据管理中数据核查的方法与内容，明确合格数据的要求，以及数据项间的逻辑关系，便于在研究或今后的研究中获取"干净"、一致的数据。

综上所述，中医临床研究给数据管理工作带来了更多的挑战，数据管理工作需要更加细致、深入、创新的方法，以便于更好地服务于中医临床研究。

第五节　安全性数据收集、管理与报告

安全性数据可以用非常多的方式来收集、表达与报告。需要用判断力和科学的选择来识别数据的趋势与特征，确保属于研究药物的效应结果报告是

恰当的。如果产生了很多页难以理解和临床上无意义的数据，那么报告出真实效应的可能性就会减少，对这些数据进行识别才是安全性数据处理与报告的目标。ICH 已发行了几套指南，对制药业如何管理与报告临床试验安全性数据提供指导，如 E1A 描述非生命威胁条件下长期治疗药物的人群暴露程度。该指南认可临床药物开发期间的安全性评价并不要求描述稀有不良事件的特征；E2A、E2B 与 E2C 是临床安全性数据管理指南，对快速报告的标准与定义、单个病例安全性报告提交的数据要素，以及对上市药品定期安全性更新报告提供了指导。E3 指出安全性数据分析与报告应考虑受试者群体的特征与暴露于研究药品的程度。E9 是关于临床试验的统计学指导原则，包括对安全性数据分析的实质性建议。

安全性数据除由受试者或医生直接观察到的不良事件数据外，还包括实验室数据及体格检查与专科检查（如心电图、脑电图）数据。在收集与报告安全性数据时要考虑数据的精度水平，减少过度盲报与误报的可能。推荐采用 ICH 的 MedDRA 对不良事件数据进行编码，以便将数据分组做有意义的分析。管理机构要求速报某些严重不良事件，很多时候严重不良事件报告的接收、计算机处理与管理是由一个专门小组负责的。通常，这个小组独立于数据管理小组，负责用计算机处理与管理从临床试验报告的此类数据。

一、安全性数据的收集

安全性评价是临床试验中一个非常重要的方面。证明研究药物的安全性通常是临床研究的重要目的之一，这对保障人民生命健康是至关重要的。在临床试验的早期（第 I 期、第 II 期），这一评价主要是探索性的，且只能发现常见的不良反应；在后期（第 III 期、第 IV 期），通过较大的样本进一步了解药物的安全性。药物安全性评价的常用统计指标为不良事件发生率和不良反应发生率。

安全性数据收集包括安全性指标和不良事件、病史等相关信息。安全性指标一般为血、尿、粪常规及肝肾功能、心电图等理化检查指标，但不同的研究药物，其预期或关注的安全性评价重点与范围可能有所不同，如可能导致青光眼的药物研究会关注一些眼科学检查指标。

安全性数据除通过病例报告表收集以外，一般申请单位都设有不良反应监测部门，设置不同的渠道，如报告制度、电话、网络接待来访等方式收集安全性信息，用专门的数据库保存和处理这些安全性数据。

对于严重不良事件（SAE），往往要核对、比较两个数据库的主要安全性数据变量。实施核对的目的是保证任何 SAE 数据库中的事件与临床数据库存在的事件是一致的。这个过程在研究期间要重复几次。何时进行核对，取决于数据接收的频率、安全性数据更新的时间安排，以及中期与总结报告时间。

二、安全性数据的分析报告

目前，安全性数据的分析大多限于描述性统计分析，即各试验组某一不良事件（一般编码到 MedDRA 的 PT 水平）的发生率。其他的统计分析方法还在探索之中。未来，药品监管部门还可能要求在临床试验中使用 MedDRA 对不良事件进行统计分析，并在商品标识中公开分析结果。

第六节　数据与安全监查

数据和安全监查是中医临床研究质量控制的关键环节之一。通常由临床研究课题的项目组织管理者在临床研究开始前策划、安排数据和安全监查。

一、目的

　　数据和安全监查的目的是保证受试者的安全、数据的有效性，以及当明显的风险被证实时，或试验不可能成功获得结论时，适时中止试验。

二、监查范围

　　1. 临床研究的质量审查主要审查各中心的试验实施情况；审查受试者的招募和知情同意过程，弱势群体参加试验的情况；审查研究者和受试者对试验方案的依从性是否存在可能影响试验结果的因素，如违反方案、破盲等，以及符合质量要求的病例报告表所占的比例；审查是否需要增加观察指标以阐明试验的结局；审查是否存在试验设计问题，如样本量的估算；审查医学治疗的进展是否影响试验的受益／风险比。如果审查提示试验是无益的或无效的，可能需要中止试验。

　　2. 临床研究的数据审查主要审查数据质量，如数据记录的完整性和及时性。审查试验相关不良事件的证据，根据预先确定的统计指南审查有效性的证据。研究已获得的数据证明下列情况：可能需要中止试验，如研究已经完成主要目标，或者累积的证据表明主要目标很可能无法实现，或者受益／风险（伤害）比有负面趋势。

三、监查类型

　　1. 非正式监查亦称为连续累积性监查，即对试验主要结局指标等监查项目进行连续地累积性评估。

2. 正式监查亦称为定期监查，即对试验主要结局指标等监查项目按预先确定的时点（如每 3 个月或每招募入组 50 名受试者）进行中期分析。

四、影响试验风险的因素

1. 与干预措施有关的潜在风险和毒性问题

试验药物的制剂工艺或制备方法，是否为非 GMP 认证企业生产的制剂。干预措施的既往经验，如是否曾经针对试验目标人群、试验目标疾病进行过试验。干预措施的已知风险，是否有安全性问题的记录。研究者发起的研究与申办者发起的研究，后者的干预措施是否获得药品监督管理部门批准。

2. 试验设计

如多中心研究与单中心研究；盲态试验与非盲态试验；安慰剂的使用；试验持续时间，如较长时间接受试验干预可能增加非预期不良事件的发生率；以死亡率和疾病结局指标作为主要或次要效应指标的试验；是否有为减少风险或增加受益而制订的中期分析计划或早期中止试验的规定。

3. 试验人群

试验是否涉及弱势人群，如儿童、孕妇、老年人、精神患者或神经系统损伤的患者、健康志愿者、囚犯等；研究人群的潜在健康问题，如受试者的健康知识；试验人群的潜在健康问题；没有试验干预的情况下，临床不良事件的数量/频率等。

4. 社会敏感领域的研究

如涉及少数民族的研究，基因治疗研究。

5. 研究者

主要研究者的经验和专业知识，执行方案的依从性。

6. 其他因素

试验所处的阶段；试验数据的保密问题，是否侵犯隐私；达到试验目标的预期困难，如招募困难、知情同意难以落实、不依从试验方案、试验的退出率等。

五、试验风险级别的评估

这是数据和安全监查计划的重要组成部分，因为它决定了试验监查的强度和监查的组织结构。对于受试者面临任何重大风险的研究均要求有数据和安全监查委员会的支持。伦理委员会应认真审查临床研究风险级别的评估，以及由此产生的监查要求。

临床研究的风险一般分为四级：最小风险，低风险，中等度风险，高风险。

1. 最小风险

试验预期伤害或不适的可能性和程度不大于日常生活或者进行常规体格检查和心理测试时所遇到的风险。此类试验风险不涉及危险性程序的非干预措施试验，如抽血、营养评估、行为调查，不使用镇静剂的影像学检查、试验标本的二次利用、心电图、步态评估、调查/问卷表等。

2. 低风险

试验风险稍大于最小风险，发生可逆性的、轻度不良事件（如活动引起的肌肉/关节疼痛或扭伤）的可能性增加。此类试验如：①低风险干预措施试验，其风险与临床实践中预期产生的风险相当，如内窥镜检查、口服糖耐量试验、痰液诱导、皮肤或肌肉活检、鼻腔清洗、腰穿、骨髓活检、要求镇静的影像学检查等；②非治疗性干预措施试验，如行为学研究、精神病学调查、营养性治疗等；③涉及已知的可能有安全性问题的制剂，但获准在本适应证和人群使用的治疗性试验。

3. 中等度风险

试验风险大于低风险，但概率不是非常高。发生可逆性的、中度不良事件（如低血糖发作、支气管痉挛或感染）的可能性增加，但有充分的监督和保护措施使其后果最小；严重伤害的可能性非常小，几乎没有。此类试验如：①既往有明确的人体安全性数据，提示为适度的可接受的治疗或干预相关风险的 I 期或 II 期试验，如胰岛素钳夹试验、静脉糖耐量试验、器官活检等；②涉及弱势群体的低风险试验；③有较小的不可逆改变可能性的、涉及健康志愿者的试验。

4. 高风险

试验风险大于中等度风险。发生严重而持续的、试验相关不良事件的可能性增加；或者关于不良事件的性质或者可能性有很大的不确定性。此类试验如：①涉及新的化学药品、药物或装置，但是在人体几乎没有或完全没有毒性数据的试验；②有已知潜在风险的涉及干预或侵入性措施的试验；③与试验性治疗相关的严重不良事件，也同时可能由于患者潜在的疾病所引起；④涉及集成电路设备的植入；⑤基因治疗。

六、基于风险级别的安全监查

临床研究的风险级别是决定安全监查强度的主要因素。对于处于二者之间的风险级别，应该就高一级的风险级别进行监查。下述监查行为是保证受试者安全的最基本的监查需要，此外，还可以根据试验风险的不同，规定更为频繁的监查次数或增加监查行为。

1. 最小强度监查

主要研究者负责监查试验，与试验干预有关的所有不良事件都将被详细记录在患者的医疗文件和病例报告表中，并且进入试验机构数据库。研究者应对每一不良事件提供其发生、持续时间、程度、所需治疗、结果，以及需要早期中止干预措施的文件证明，并判断不良事件与试验干预措施的相关性；所有不良事件都必须跟踪到满意缓解或事件的稳定。研究者应及时向伦理委员会、申办者和药品监督管理部门报告非预期的不良事件或严重不良事件。主要研究者定期对所有不良事件进行累积性审查，负责提交临床研究年度报告，其内容应包括预期与非预期的不良事件发生率、不良事件等级和归因比例、不良事件处理的说明、受试者退出试验数及其原因的说明、违背方案数及其处理的说明。临床研究机构应进行年度审查或回顾性监查。双盲临床研究的监查处于盲态，有可疑病例的揭盲程序。

2. 低强度监查

除上述最小强度的监查行为外，辅以监查员额外的监查，主要研究者定期召开研究会议，如果试验的风险／受益比出现改变，应及时通知伦理委员会。

3. 中等强度监查

除上述低强度的监查行为外，要求主要研究者密切监查试验，如主要研究者对不良事件进行实时监查；研究护士在试验干预后的规定时间内访问患者，评估干预后出现的任何身体或临床情况的变化，包括新症状的出现及已有状况的恶化；在受试者出院时给予其自身监查指南，并要求他们有任何相关症状体征时，应立即与研究者电话联系。此外，方案应规定增加试验药物剂量的明确标准，最大耐受剂量的限定标准，以及中止试验或者终止受试者继续试验的标准。中等度风险研究还需要有外部监查者的介入，如必须由安全监查员或者数据安全监查委员会审查不良事件。事先规定审查的频率，确定多少比例的严重不良事件或非预期的不良事件是可以接受的。

4. 高强度监查

除上述中等强度的监查行为外，所有试验数据都将实时进入试验数据监查系统，如按照观察的随访时点进入电子研究病历系统或寄送书面研究病历；建立紧急情况下受试者的呼救系统，以及与研究者的有效联系方式；主要研究者或指定的安全监查员将实时跟踪所有试验受试者以发现不良事件和试验终点，并保证按事先规定的 SOP 报告所有不良事件。大多数高风险临床研究还需要有数据和安全监查委员会。高危、双盲临床研究，大于最小风险的多中心 Ⅲ 期临床研究，涉及基因转移或基因治疗的临床研究都必须有独立的数据和安全监查委员会。数据和安全监查委员会应制订监查计划，确定安全审查的频率。

最后要注意的是，主要研究者应始终对本机构的试验执行情况负责。

七、数据和安全监查计划

所有的临床研究都应制订数据和安全监查计划，并作为临床研究方案的重要组成部分；数据和安全监查的方法和强度应该与临床研究的风险，以及试验规模和复杂程度相当。

1. 一般信息

安全监查计划的一般信息包括试验方案的名称与摘要，审查方案的伦理委员会委员的名称，主要研究者、监查员、安全监查员的姓名、工作单位及部门、职务或职称、联系电话或传呼机、E-mail。如果有数据和安全监查委员会的参加，还需说明委员会的组成、职责分工。

2. 试验风险的评估

包括影响试验风险的因素、试验风险的级别。

3. 安全监查的强度

包括监查的责任者、监查的方式。

4. 不良事件的处理和报告

主要描述试验干预措施的预期风险和不良事件，以及不良事件风险最小化的措施，包括不良事件的医疗治疗计划、揭盲程序、中止试验的规定等。还需描述不良事件分级标准和归因标准。

5. 不良事件年度报告计划

包括非预期不良事件和严重不良事件报告计划。

6. 安全审查计划

是指由谁审查和审查的频率。最小风险到低风险研究，一般只需要年度审查；中等度风险到高危干预措施试验，可能需要季审、月审，甚至更频繁的审查。

7. 数据管理原则

①监督试验执行情况，如审查纳入／排除标准；是否遵循招募受试者方案，包括弱势群体招募情况；查证数据采集和安全性报告的准确性、完整性和及时性；可能影响试验结果或危及试验数据机密性的因素（如违背方案、非盲态等）；可能影响受试者安全或试验伦理学的重要新资料。如果有数据和安全监查委员会的参加，需要监查各中心的执行情况，审查试验中期分析报告。②负责数据采集和保存的人员，数据保存的场所；描述在整个试验过程中防止数据丢失、数据修改或不当使用所采取的任何安全性措施。

第七节　数据管理的质量控制与质量保证

质量控制是指为达到质量要求所采取的作业技术和活动。其目的在于对过程进行检验，找出质量环节所有阶段中导致错误或偏差的原因，采取相应的措施。国际标准化机构对质量保证的定义是：为充分证明某一产品或一项服务满足质量要求，在质量体系内实施并按需要进行证实的全部有计划和系统的活动。质量控制和质量保证是一个事物的两个方面，其某些活动是互相关联、密不可分的。质量保证是目的，为了达到这一目的，要具备和实施质量控制这一体系。

临床研究数据管理（CDM）是控制与减少临床试验错误数据的发生，使研究实施符合科学性、伦理性，且保持效率，从而有助于得出正确结论的技术体系。CDM 在试验过程的各阶段，针对可能发生数据错误的原因加以积极控制，预防错误的（再）发生，以提高数据质量，促进正确结论的得出。因而，CDM 是临床试验质量控制的一个部分，是有关数据的质量控制。

临床试验数据的质量通过实施 CDM 而得到保证。根据需要，还可通过以下活动提供质量证明。如对取得的数据进行质量检测，证明符合既定的标准；或对产生出数据的计划书、操作规程、应用程序、仪器设备、机构（或实验室）等进行评估，证明其在产生合格数据方面的能力；或由第三方进行审核（监查、稽查或视察），提供满足质量要求的证据。这些活动本身也是质量控制中的过程检验活动，过程中发现的问题通过 QC 进一步改善质量。

CDM 本身就属于临床试验中的 QC/QA 活动，因此，CDM 应按照 QC/QA 的要求与方法学进行。下面介绍一些 CDM 中应用到的 QC/QA 术语、书面文件和具体措施。

1. Verification 和 Validation

《现代英汉综合大辞典》中 verification 的解释是验证、核对、确认、确定，validation 的解释是批准、证实、确认，乍一看两个单词似乎没什么区别。而英英辞典中 verification 的解释是：to check that is true or accurate，即检查是否正确，换言之只确认结果的正确性。Validation 的解释是：to prove that is true，证明是正确的，即为了证明能得到正确的结果，而要保证整个过程运行正常。临床试验中核对书面研究病历与录入数据库中的数据是否一致，即检查数据录入是否正确是 verification；而 validation 则为保证数据正确而保证数据从获取到用于分析一系列过程的正常运行，包括计算机系统、过程与数据的验证。计算机系统的验证包括硬件、操作系统及用于试验的数据管理或数据库系统等的验证；过程验证包括 SOP、操作手册中规定的流程验证；数据验证是对数据正确性、一贯性、完整性的验证。Verification 是一次性的动作，只保证一次结果的正确；而 validation 则是持续的行为，保证正确结果的再现，一旦工作程序中条件发生了变化，要再度进行验证。

2. 试验期间的数据进展报告与数据监查

定期或不定期地进行数据进展报告是临床研究数据管理的一项重要内容。常规的试验进展报告通常是对入组、合格病历、安全数据的总结，报告各中心的实施状况及对方案的依从性。好的数据管理软件可以定期自动生成这样的报告并发布到有关方面。如有必要，可设置一个独立的数据监查委员会（independent data monitoring committee，IDMC），除可进行正式的中期分析外，还对试验过程产生的数据进行连续监查，如监查安全数据，若出现较高的严重不良事件比率，IDMC 可建议暂停、中止试验或修改方案。再如，入组速度比预期慢，IDMC 可以提出加快入组速度的方法等。

3. 数据质量评估

清理所有收集到的数据，或试图建立一个完全无误差的数据库是不实际的，也是不必要的。然而有必要做应有的努力，确定并弄清临床试验数据中存在的错误，并纠正可能影响研究结果的错误。首先，规定试验所需的数据质量水平，制订检查计划（样本大小、检测方法），用定量方法，即计算差错率来检测数据质量，差错率等于检查到的错误数除以检查的字段总数。然而更重要的是确认错误来源与错误定位（错误位于关键还是非关键字段），用统计学方法评定数据质量。数据质量检测的目的是确认与量化这些错误，评价错误对试验结果的影响，并有利于改善质量控制程序。

4. DM 报告

虽然 GCP 没有对此做规定，但和试验结束有总结报告一样，DM 业务完成后也应有 DM 报告。同样，既然有 DM 计划书，也应有相应的 DM 报告书，对 DM 工作与所得数据符合质量标准提供证明。DM 报告至少包含以下内容：DM 计划书中所列内容的实施情况；DM 实施中与 DM 计划书内容的实施情况，试验中发生的与 DM 计划书相悖的特殊情况（包括理由、处理及影响）；数据审查与清理的结果、数据质量检测结果（允许差错率与实际差错率，以及对试验结果的影响），试验中和结束时的数据进展报告情况等。有些文件以附件的形式添加到 DM 报告书，如经批准签发的 DM 计划书、数据库固定时到场人员签署的同意书等作为过程记录证明。

5. 关于标准化

标准化有助于节省资源、提高效率、减少误差与错误，还可促进研究间数据的交换与利用。标准化可以在一个部门、单位地区或行业范围内开展。临床试验标准化的范围包括方案各部分设计的标准化、研究病历样式及数据库结构、数据处理程序、统计分析程序、分析结果报告等的标准化。目前临床试验业提供标准化的组织很多，如以促进临床试验数据质量改善为目的而成立的临床数据交换标准协会（CDISC）制订了数据收集、交换、保存的标准数据操作模式 ODM（operational data model）、新药申请的元数据模式 SDM（submissions data model）等。

第八节　数据管理软件系统选择

近 20 年来，随着信息技术的飞速发展，临床数据管理领域迎来了新的挑战和良好的发展机遇。国内外的研究机构、制药公司等在临床研究领域积极吸收信息技术的新成果，开发研制临床数据管理软件和管理系统，逐步实现临床研究数据的电子化管理，高新信息技术的应用已逐渐成为临床数据管理专业发展的新趋势。电子数据记录、交换、保存的快速、方便、准确、可靠和安全，为医学研究领域的数据管理带来省时、高效的技术手段。近十余年来，国际上临床数据管理计算机系统的研制发展迅速，不少大型临床试验已经采用临床数据管理软件系统进行数据管理，极大提高了临床研究的工作效率和数据质量。

由于研制软件系统的公司较多，数据管理软件系统各有所异，功能也各有侧重。不少研究项目也自己开发研制数据管理软件用于项目数据库管理，这类软件较有针对性，功能设计以满足项目研究需要为主，例如 DOMI 项目研究中数据管理系统、CDQ 临床数据管理系统。通用的临床数据管理软件是根据大多数用户需求而开发的，应用范围较广，可以满足不同用户的多种工作需要，因而功能较为复杂、全面。不管何类临床数据管理软件，都必须满足临床数据管理的基本要求，以保证临床数据管理的安全、可靠和高效。

一、临床数据管理软件的基本功能

为适应网络化电子数据采集的普遍要求，美国食品药物管理局（FDA）在 1999 年颁布了"用于临床试验的计算机系统的行业指南（Guidance for Industry：Computerized Systems Used in Clinical Trials）"（2007 年进行了更新）和"电子记录与电子签名法规（21 CFR Part 11）"（2015 年进行了更新），美国药物研究与制造业者协会（PhRMA）也于 2005 年发表了意见书，其中对临床数据管理的设计提出了要求。这些要求成为临床数据管理软件系统功能的基本要素。

1. 安全性

系统可设定唯一的用户名和对应的登录密码以便识别登录人员的身份；不同用户具有不同的使用权限，其密码可以重置，并可按适当程序和方法管理；与公共开放系统交换电子信息时可采取适当措施，诸如电子签名或加密方法保护数据，以保证数据的完整、真实和机密性；采用适当的容灾技术（disaster-tolerant technology）和措施以防止系统硬件和软件的损坏、人为破坏和被盗，具有建立数据保存、备份、恢复的程序和方法。

2. 数据传输

数据传输准确可靠，多个电子原始数据能够进行同步化处理；数据在不同系统之间的传送和转移会有清晰的痕迹记录。

3. 稽查痕迹（audit trail）

电子数据的创建、修改和删除均有痕迹记录，这些记录由计算机自动生成且无法修改和删除，内容包括变量的新旧信息、所做修改、修改原因、操作者，以及日期、时间戳记。

4. 系统的确认（validation）

系统的首次使用应根据研究单位或机构的标准操作规程（SOP）确认其功能在完整性、准确性、可靠性方面是否符合要求。研究期间如果有软件或硬件的更新升级，应再次进行系统确认，以保证系统升级后仍符合要求。

二、临床数据管理软件的选择

在满足基本功能要求的基础上，结合研究单位或机构自身的条件选取和使用合适的软件系统是其基本原则，可以考虑以下几点建议。当然，数据管理软件的选择是综合考虑几种因素的结果，而非仅靠软件的一两项性能就决定的。

1. 临床数据的复杂程度

临床研究收集数据的复杂程度，与该研究的观察病例数、观察时点、研究期限、研究场所数目、观察指标数量和组织执行结构有关。相关因素越多，其复杂程度越高，通常需选择使用基于能容纳大量数据的数据库支持系统的数据管理软件。

2. 是否需要数据远程录入

多中心临床研究有时需要进行数据的实时录入，这需要通过广域网或互联网才能实现，这些研究的数据管理需要选择使用具有网络数据录入传输功能的数据管理软件。临床数据的远程录入传输还需考虑数据的安全性和可靠性，其安全管理极为重要，以防止数据的被盗、损坏和恶意破坏。

3. 是否需要多个用户同时操作

多中心临床研究的数据收集，可能存在多人同时进行录入传输的操作，因此，选择的软件应能满足多用户操作共享数据库的需要，同时可以设定共享的规则和权限。目前，多数数据库系统均可支持此项功能，但需注意其用户权限的设定，以保证数据的准确可靠。

4. 是否兼容纸质和电子数据采集表

目前情况下，国内的临床研究仍同时使用纸质和电子数据采集表，因此，数据管理软件应能兼容两种数据采集表。采用电子数据采集表（eCRF）对软件系统的要求较为严格，以便能很好保证电子源数据。

5. 是否记录稽查痕迹

从数据管理角度而言，对数据的采集、录入、修改、删除等过程进行痕迹记录可以保证数据收集的完整、准确和可靠，避免数据被篡改和无法溯源数据的产生。具备此项功能的软件，可以提供记录痕迹被检查。

6. 软件的兼容性

数据管理软件通常需有数据库操作系统的支持，因此与操作系统的兼容性很重要。应注意选择能兼容中文视窗操作系统、中文数据库操作系统的软件。

7. 经费

各类数据管理软件由于功能、兼容性和研制理念等不同而使价格有较大差别。应根据研究单位或机构各自的能力选择满足需要的功能和性价比高的软件。

三、数据管理系统的未来趋势

当前我国中医临床研究的质量有待提高，其提供的有关中医药有效性和安全性的证据强度较弱。研究过程中科学管理不足，尤其在数据管理环节存在较多问题，是影响中医临床研究水平的原因之一。因此，加强临床研究过程中的数据管理，对提高中医临床研究质量十分必要。中医临床研究由于时间跨度长、中间环节多、数据类型复杂、工作量大，而且临床研究数据以纸质研究病历的方式提交仍占主导地位。数据管理如果不到位，难免会在某一环节发生某种程度的误差，轻则降低临床研究的效率，重则有损临床研究的真实性。应用计算机技术进行临床研究数据电子化管理能在数据收集、数据核查、安全性等方面得到改善，从而保证临床数据管理的高质量。临床数据管理系统可以采用电子化及纸质化输入数据，从而加快了临床研究有关情况和数据的获取，提高数据管理效率，较快地分析不同试验机构的信息，从而让研究负责人及时做出改进工作的决策，避免研究经费不必要的损失。

在中医临床研究过程中，药物不良反应也是重要的观察内容。信息交流的网络化与相关软件的使用，可使这些分散在各临床研究中心的不良事件信息及时交流，从而使研究人员提高警惕性，加强不良事件的监测，保证受试者的安全性。

同时，由于临床数据管理软件可以通过保密技术对临床试验数据和有关信息进行加密，保证有权了解情况的人员及时得到数据，未经授权者无法访问数据和计算机系统；还可保护信息在传输过程中不被窃取，并可防止篡改与损坏数据。软件设置有计算机自动生成的有时间标记的稽查轨迹，创建、修改电子记录的人不能修改稽查轨迹。科研管理部门的视察人员可以在保存相关电子记录的地方读取记录的轨迹，大大提高了数据检查的效率。通过建立有效的质量保证体系，提高研究资料的可靠性、安全性，以杜绝研究中的弄虚作假行为。以往用纸张资料存档、电子化管理欠规范等导致科研监管部门实施检查时难度大等诸多问题将有可能得到解决。

我国目前临床研究数据管理软件是自主研发和引进国际通用软件二者兼而有之，从以上各种数据管理系统的简单介绍来看，国外的临床数据管理已经日益走向规范化，相应的数据管理软件系统也在不断发展和更新，一些商业数据管理软件在技术上已经比较成熟，业务上也比较系统，并已经通过实际应用的考验。而我国临床试验数据管理系统的开发和应用尚处于起步阶段，一般是各个临床研究单位各自开发，各自采用不同的标准或支持平台，缺乏行业内的协调和统一。由于方法、标准和技术的不统一，就有可能影响临床数据管理软件的进一步普及和发展，并可能造成软件不能兼容、试验数据不能共享等问题，尤其在数据管理方面的功能尚有较多不足之处，这些都直接影响到我国临床研究的科研水平。

作为自主研发的一种临床试验数据电子化管理系统，首先应提出建设目标和需求，比如法规要求、系统安全性要求等，与计算机技术部门或相关信息技术服务机构全面协商，系统建设要切合实际，设计时需考虑本单位的临床试验运作和管理程序，以及人员的分工等具体过程和内容，并应拟定具体的运行操作计划和程序；然后，按该设计计划实施或施工，一般由软件工程师按要求编写计算机程序，由硬件工程人员和软件工程师进行安装，并对系统的各项功能进行调试，包括数据管理、数据安全、备份等；最后，按照需求设计计划逐步对整套计算机信息系统进行系统确认（validation）和验收。系统启用时应经过一定时间的试运行，发现可能存在的问题并加以解决。一般计算机信息系统有一定的使用期限，到期后应及时升级、更新，整个系统日常运作的维护也非常重要，应配备足够的专业人员，分工负责各个部分的维护。系统试运行时，应制订整个系统各个环节的标准操作规程（SOP），以保证系统正常运行。

除了自身研发外，引进国外成熟的临床试验管理系统也是一种可行的方法，国外软件系统多数能按照国际GCP的要求设计，对国际技术规范有较好的适应性，国际通用的同类软件多以通用数据库技术诸如Oracle数据库和网络技术为依托，建立临床研究管理和数据采集体系。临床数据管理的标准化有利于监查员和稽查员开展工作，也为不同地区和国家科研的合作与协调发展扫清障碍。但如何引进、消化、吸收和最终应用好国际上通用的临床试验数据管理软件，使之更适合我国目前的实际情况，仍需要不断探索。要注意国外软件在计算机中文操作系统中的兼容性、安全性和稳定性。有时还需根据自身情况增加部分计算机程序接口或编写程序衔接某些环节或改善某些运行程序。

临床研究人员应充分认识临床数据规范化管理的重要意义，不论是通过研发还是引进专业的临床研究数据管理系统，都应遵照我国和国际的GCP，同时参考ICH、欧盟、美国FDA等机构对临床研究数据研究质量的要求，保证临床试验数据的准确性和可靠性。逐步实现中医临床研究数据的电子化管理，将会提高我国的中医临床研究水平。

参考文献

［1］国家食品药品监督管理局.药物临床试验质量管理规范（局令第3号）.2003
［2］国家食品药品监督管理局药品审评中心.临床试验数据管理工作技术指南.2012

［3］International Conference on Harmonisation. Guideline for Good Clinical Practice. 1996

［4］FDA. Guidance for Industry: Computerized Systems Used in Clinical Investigations. 2007

［5］FDA. Code of Federal Regulations Title 21: PART 11 ELECTRONIC RECORDS; ELECTRONIC SIGNATURES. 2015

［6］Society for Clinical Data Management. Good Clinical Data Management Practices （GCDMP）. 2007

2015 年起，国家进行科技体制改革，将目前分散在各部门的中央财政科研项目整合至国家自然科学基金、国家科技重大专项、国家重点研发计划、技术创新引导专项（基金）、基地和人才专项五个大类。对中央财政各类科技计划实行统一管理，政府部门不再直接管理具体项目，转由依托专业机构管理，建立公开统一的国家科技管理平台。随着国家层面科技管理的改革，有关的课题管理要求也相应变化，从临床研究的主体来说，应参照相关文件精神，把握课题过程管理、课题承担单位与参研单位的管理、研究团队管理等关键环节，结合当前管理的具体要求，科学、合理、合法地管理好课题，保证课题顺利实施，圆满完成。

第一节　过程管理

一项好的临床研究离不开科学合理的设计、严谨实施和精心总结，应从课题启动前准备开始，进行全过程管理，保障研究工作的进度和质量。

一、启动前准备

临床研究需要投入大量人力、物力、财力，为保障研究设计科学、合理、合规和研究工作顺利开展，在课题启动前需要进行大量、充分、细致的准备工作，才能保证研究质量和进度。一旦研究工作启动，研究实施方案不可随意变更。课题启动前要做好充分的准备工作，与合作单位签订合作协议，通过伦理审查，组织临床研究实施方案的培训，并完成临床研究方案的注册。

（一）签订合作协议

临床研究常常需要多家单位合作完成，有时是多中心临床研究需要多家研究单位的多位研究者按同一研究方案在不同地点和单位同时开展临床研究，有时是临床研究的不同阶段需要多家单位协作完成，如临床观察、生物标本检测、统计分析分别由不同单位完成，这些情况都需要在课题启动前签订合作协议，规定各单位的研究任务分配、时间进度、经费拨付、知识产权等，从而保证各单位责、权、利明确，为研究顺利开展、合作愉快提供法律保障。

研究合同通常以合作协议的形式签订，由研究课题承担单位与各研究中心之间签署。研究中心应是具有中医药科研条件和能力的实体机构，财务独立核算，有权与其他单位签订合同，并在银行有单独账户。在签署合作协议之前，课题承担单位应对研究中心候选单位的资质和有关情况进行调研、核实，确保其具有保质、保量、按时完成研究任务的条件和人员，并与有关人员就协议内容进行商讨，达成一致后方可正式签署研究合作协议。合作协议经过双方单位签章后生效，具有法律效力，标志着双方合作正式开始。此时，合作双方按照研究计划和合作协议启动各自的研究工作。

合作协议根据合作内容有简有繁，其核心内容应包括：甲方，乙方，合作原则、范围、期限，甲方权利与义务，乙方权利与义务，其他双方约定事项，账户信息，甲方、乙方签章，签署日期。

（二）通过伦理审查

医学科学研究必须解决好两大关键问题：确保研究的科学性和伦理合理性，中医临床研究也必须遵守医学研究的伦理原则。中医药在长期、广泛使用中显示了良好的疗效和安全性，但对其疗效和安全性的通过按照现代医学科学原则实施的临床研究来加以评价，将为中医药研究提供新的、高水平的证据。为促进中医药研究的现代化和国际化，需要借鉴现代医学研究的先进手段，按照国际规范开展中医临床研究，而受试者的保护是开展临床研究必需的国际规范要求之一。

为保障受试者的权益和安全，重建公众对生物医学研究的信任和支持，国际组织和机构陆续出台了相关国际指南，包括世界医学会的《赫尔辛基宣言》、国际医学科学组织委员会的《人体生物医学研究国际伦理指南》、联合国教科文组织的《世界生物伦理与人权宣言》等，我国卫生部2007年初也出台了《涉及人的生物医学研究伦理审查办法（试行）》。中医临床研究必须建立在对受试者权益保护的基础上，独立的伦理委员会审查和知情同意是确保受试者权益和安全的两项主要措施，所有涉及人体的中医临床研究都必须提交伦理委员会审查，获得批准后方可开展；在研究过程中，研究方案的任何修改也应获得伦理委员会批准，发生严重不良事件应及时向伦理委员会报告。在研究课题启动之前，必须完成伦理审查，获得伦理委员会的批件。

（三）临床研究实施方案的培训

临床研究实施方案的培训是多中心临床试验实施过程中质量控制的重要环节。通过培训，可以使研究人员掌握临床研究方案，对研究方法、评价尺度、结局判定等取得一致，从而保证研究结果的可靠性。培训由课题承担单位统一负责，有的课题参加研究单位较多，观察周期长，方法学要求高，主要评价终点事件的发生情况，方案实施难度较大，参加研究单位并非都是中医临床研究基地，因此必须采取有针对性的措施，进行有效的研究者培训，包括研究者资格与条件、培训计划、培训资料、培训内容、培训考核等。

1. 应对课题研究骨干（包括主要研究者、研究助理、数据管理员、质控员）进行临床研究方案培训，以提高对项目研究背景、目的意义、研究方法等的认识，掌握研究方案、相关的诊疗技术、数据库的使用等。

研究者是实施临床研究并对临床研究质量及受试者安全和权益的直接负责者，参加培训的研究者必须经过资格审查，具有临床研究的专业特长、资格和能力。研究者一般应具有副主任医师以上职称，具有较丰富的临床研究或一定的临床研究经历，有足够的时间在规定的期限内正确实施和完成临床研究。药物管理员由参加研究单位的负责人指定，专门负责研究用药的管理工作，并提供符合药品存放条件的场所。

2. 课题负责人和主要研究者制订培训计划、培训方案，经课题组讨论后组织实施。培训者必须具有比较丰富的中医临床研究经验，并通过中医临床研究 GCP 等相关技术领域的培训，保证严格按照临床研究方案实施，确保培训进度和培训质量。

应针对临床研究的任务要求和研究者队伍的实际情况，制定切实可行的培训计划。培训宜采取讲座与讨论相结合的方式，重视解答研究者提出的问题。根据培训结束时的考核成绩和实施过程中的质量检查结果，对培训效果进行评估，遇到问题及时解决。

3. 培训内容主要包括以下几个方面。

（1）临床研究方案设计培训：重点包括治疗方案、诊断标准、中医辨证标准、受试者纳入/排除标准、研究用药、合并用药/禁用药物、观察指标、观察周期和观察时点的培训。

（2）研究病历记录培训：研究病历必须记录真实、可靠的原始数据，要求做到规范、及时、准确、完整、可读。中医症状记分表和量表必须在准确掌握记分标准的基础上，现场及时填写。发生终点事件后，严格按照终点事件的判定标准填写，并提供相关证明。如实记录研究过程中的合并用药，以及不良事件发生情况。

（3）临床数据采集系统使用操作培训：使用测试库进行现场操作训练，掌握系统的接入、登录、受试者筛选、随机化、指定药物，以及改变受试者状态等操作，交代有关的操作注意事项。

4. 培训均应制订详细的培训材料和/或培训课件，人手一份。培训技术资料包括：实施方案、研究者手册、知情同意书、研究病历、研究用药发放/回收记录表、患者手册、临床数据采集系统使用说明书等。

5. 培训结束时应就有关的试验方案、操作规程等内容进行书面考核。凡考卷答案有错误者，培训者应重点讲解，当场修正。考核合格后，授权其参加临床研究。因故未参加培训者，需补培训并考核合格后才能被授权参加研究。

所有培训与考核资料要留存档案。

（四）完成临床试验方案注册

根据国际医学期刊编辑委员会要求，所有临床试验方案必须进行国际注册，否则不予发表试验结果。因此，如果研究者希望将研究成果发表在国际医学期刊上，必须在临床试验启动前完成临床试验方案的注册。临床试验方案注册的具体步骤详见有关章节。

<h2>二、实施过程管理</h2>

（一）研究方案的调整原则及程序

课题实施过程中的任何变更，均应以确保课题研究目标和研究成果的实现为原则。

临床研究方案包括设计方案和治疗方案，其中治疗方案是支撑，一般不予调整。设计方案可以根据需要进行调整，包括设计的类型，但一般允许由低级类型向高级类型调整。譬如，随机对照试验，由无盲法向盲法设计调整，非随机向随机对照设计调整等。

依据循证医学的基本理念，RCT（随机对照）、队列研究、病例-对照研究的证据级别是依次降低。

研究课题组在课题方案设计和优化的时候，一般倾向于 RCT 盲法或非盲法设计，属于临床研究中的最高研究级别。但在研究的过程中，有的课题组发现，限于临床的实际条件，按照原来的设计课题难以进行，因此申请进行调整。调整的方向主要是降低研究的设计级别，以便能够进行研究。

同样，研究的样本量是依据相关研究基础或预试验计算的统计学最低要求，也就是说，要达到这样的样本量，才能够满足统计学的基本要求。如果减少样本量，试验结果就可能难以达到统计学的基本要求。但在研究的过程中，有的课题组发现，限于临床的实际条件，按照原来的设计样本量难以达到，因此申请进行调整，减少样本量。

以上几种情况是研究过程中的主要问题，需要引起高度重视，并加强管理。因为这样的调整，势必会造成研究失败的可能性增大。而研究级别的降低、样本量又难以达到统计学的基本要求，结果会造成人力、物力和财力的浪费。

如果涉及研究目标、技术路线等重大技术方案需要调整，课题负责人先出具调整意见，再由课题承担单位提交正式申请，按照有关管理要求，上报有关部门核准，并登记备案。经正式批准后，作为中期评估或验收时的依据。

（二）研究进度管理

临床研究应按照研究方案和计划进度执行，确保保质、保量、按时完成。

首先，对研究进度管理要高度重视，全面监测、全程把控。临床试验如果应用了临床数据采集系统，各参加研究单位的研究进度便可实时监控，一目了然。否则，可采用定期汇总的方式，监测各单位的进度。再好的方案，实施得再严谨，如果不能按期完成，也不能取得任何结果。

其次，保障研究进度要有具体的措施。临床研究是复杂的，涉及多个研究单位，需要各部门配合、研究人员的合作及大量受试者的配合，自然、社会、人员等任何环节出现问题，都可能影响研究进度。如果出现进度滞后，要分析原因、提出解决方案，尽快赶上。例如，如果是参加研究单位就诊患者不足，可以考虑增加分中心，或者在分中心之间进行任务分配的调剂。如果是医生纳入病例积极性不高，考虑其是否对研究方案不熟练，或是研究项目与日常工作存在矛盾，应积极沟通、加强培训和督导。

最后，研究进度和预算执行进度要齐头并进。应注意把握二者进度的一致性，给合作单位的款项要及时拨付，以免出现任务按时完成，预算未按计划执行的情况；同时，也要避免资金支付超前，任务进度滞后的情况。

（三）核心人员的调整

核心研究人员的调整，如研究课题负责人变动和参加研究的分课题或分中心负责人变动，应尽量避免。确实需要调整、变更者，课题承担单位要提交正式申请（"正式申请"是指课题承担单位出具的具有法律效力的单位红头文件），说明变更理由，加盖公章和课题负责人签名。要按程序上报，同时抄报、抄送有关部门，经课题组织、管理部门正式批准后生效。

（四）年度执行情况报告制度

"年度执行情况报告制度"即要求课题承担单位和课题负责人对每年度内的课题实施情况进行总结和报告，课题年度执行情况报告的主要内容包括：①课题总目标及本年度计划。②本年度所开展的工作及计划执行情况。③取得的成果及其应用情况。如课题取得的成果类型、数量、成果的创新性及产业化前景；形成拥有自主知识产权的重要核心技术或重大战略产品情况；在国家重大工程建设中发挥的作用；对促进相关产业技术进步、提升产业核心竞争力、提高公共服务能力、带动新兴产业发展、解决经济社会发展瓶颈制约问题的作用；对提升企业技术创新能力和市场竞争力的作用；技术转移与产业化进展情况，所产生的直接经济效益；知识产权与技术标准情况；人才培养与基地建设情况等。④课题投入情况，如本年度课题预算及执行情况、配套经费落实情况，其他配套措施落实情况，本年度参与研究单位及参加研究全时人数等。⑤组织管理经验及产学研推联合模式与机制，如课题管理的主要措施与经验，产学研推联合方式等。⑥存在的问题及建议。

课题承担单位及课题组负责人应认真总结课题年度执行情况，填写课题执行情况统计表，形成课题执行情况报告，按照规定时间上报相关管理部门。课题执行情况报告要求文字简练，重点突出，以数据和典型事例为支撑。一般上报材料除打印稿一式多份外，同时上报电子版。对涉及需保密的内容应在报告中注明密级。年度执行情况是下一年度课题经费拨款的重要依据。

（五）结题验收

科研项目经过立项、实施及完成计划的研究内容后，就进入结题验收的阶段。

1. 验收工作的组织

一般由项目组织实施管理机构组织进行，对跨行业（部门）、跨省市的重大项目验收，由国家有关部委专项计划部门负责主持。

项目验收工作应在合同完成后半年内完成，由项目的承担者，在完成研究工作总结的基础上，向项目组织实施管理机构提出验收申请并提交有关验收的资料及数据，经审查合格后，报请相关研究计划部门批复验收申请。一般由项目组织实施管理机构组织委托有关社会中介服务机构对研究开发成果完成客观评价或鉴定，最终由研究计划部门负责批准项目的验收结果。

项目组织实施管理机构在组织项目验收时，可临时聘请熟悉专业技术、经济和科研管理等方面的专家组成项目验收小组。验收专家必须有较强的事业心和较高的学术造诣，且办事公正，一定要回避与项目承担者有频繁联系的人及本单位的专家，做到评审公正、合理、科学。最好选择立项时的评审专家，因为这些专家对该项目的研究内容、预定目标已经心中有数，评审时能得心应手，能做出客观的评价。验收专家应认真阅读项目验收的全部资料，必要时，应进行现场实地考察，收集听取相关方面的意见，核实或复测相关数据，独立、负责任地提出验收意见和验收结论。参与项目验收工作的评估机构，应遵照《科技评估管理暂行办法》的有关规定执行。

2. 项目验收程序

（1）验收活动形式

项目组织实施管理机构应将项目验收方式和验收活动安排提前通知被验收者。被验收者准备相关的材料，并应对验收报告、资料、数据及结论的真实性、可靠性负责。验收小组/评估机构应对验收结论或评价的准确性负责，应维护验收项目的知识产权和保守其技术秘密。

一般先由课题负责人进行报告，再进行专家质疑。重点评审内容包括：①计划完成情况；②研究工作的创新性及其作用；③经费使用情况；④课题负责人的学术水平及科研组织能力；⑤管理工作；⑥课题效益。

（2）验收评审的原则

项目验收以批准的项目可行性报告、合同文本或计划任务书约定的内容和确定的考核目标为基本依据，对项目产生的科技成果水平、应用效果和对经济社会的影响、实施的技术路线、攻克关键技术的方案和效果、知识产权的形成和管理、项目实施的组织管理经验和教训、科技人才的培养和队伍的成长、经费使用的合理性等应做出客观的、实事求是的评价。

评价基金项目完成的优劣，必须以创造性为基准，就其完成的结论是否有新的发现；新的发明是一般性完成，还是创造性完成；主要技术指标与预期目标的符合程度，以及培养人才的状况等做出实事求是的评价。基础研究成果的主要表现形式是科技论文，通过论文的新颖性及学术价值、发表刊物的权威性、引文率来评价。应用基础研究还要有技术经济指标的对比分析，提供必要的背景材料，以及可推广应用的新技术、新材料、新工艺等。除研究工作总结报告外，还应提供全部技术报告、技术指标测试分析报告等，以供专家审查研究结论是否达到预期目标，创新程度如何，主要研究成果在国内外的学术地位和水平等。

（3）验收结论

项目组织实施管理机构根据验收小组/评估机构的验收意见，提出"通过验收"或"需要复议"或"不通过验收/撤题"的结论建议，由科研计划部门审定后以文件正式下达。应依据客观事实，慎重提出"不通过验收／撤题"的结论建议。除事先合同约定外，项目所产生科技成果的知识产权归科技成果完成者，应当按照科学技术保密、科技成果登记、知识产权保护、技术合同认定登记、科学技术奖励等有关规定和办法执行。

3. 项目验收准备

项目完成以后应认真整理研究的原始资料和数据，全面、系统地进行总结，并按照要求准备相关的文件、报告，以充分展示研究成果，为顺利通过验收打下良好基础。

项目承担者申请验收时应提供以下验收文件、资料，以及一定形式的成果（样品、样机等），供验收组织或评估机构审查：

（1）项目合同书或项目计划任务书。

（2）项目的批件或有关批复文件。

（3）研究计划／人员、单位变更书面说明（无变更者不需提供）。

（4）查新报告。

（5）项目验收申请表。

（6）科技成果鉴定报告。

（7）项目研究工作总结报告。

（8）项目研究技术报告。

（9）发表论文（复印件）、著作目录。

（10）项目所获成果、专利一览表（含成果登记号、专利申请号、专利号等）。

（11）研制样机、样品的图片及数据。

（12）有关产品的测试报告或检测报告及用户使用报告。

（13）建设的中试线、试验基地、示范点一览表、图片及数据。

（14）购置的仪器、设备等固定资产清单。

（15）项目经费的决算表。

（16）项目验收信息汇总表。

（17）其他，如人才培养情况说明等。

项目研究工作总结报告可分为前置（含标题、署名、内容摘要、关键词等）、正文、引文注释与参考文献几部分。正文的引论部分包括研究问题概述、研究假设与研究目标、研究的目的与意义、文献综述等。主论部分要求充分反映课题研究的整个过程。①交代研究方法：主要指研究对象、研究工具与材料、测量方法与程序等。要求交代清楚研究的操作定义，研究采用的特殊工具、设备和方法手段，研究对象的确定（总体、样本、抽样方法等），调查的方法与项目，实验因素的操作、无关因素的控制，资料的收集和处理等。研究方法交代要具体，条理要清楚。有些材料可用附件形式附在报告后面。②分析研究成果：主要指概述研究发现与结果，对假设、问题、目标的结果描述，对统计检验的结果描述等。③讨论相关问题：主要指对结果的诠释、研究的局限性、对理论和实践的意义、对未来的启示等。要讨论课题研究结果的可靠性，对研究结果做理论上的分析，提出自己的看法和意见，包括提出质问；与他人的研究结果进行比较、论证和分析。还要讨论课题研究方法的科学性、可行性，以便为同行进行同类研究提供参考。同时，可根据研究结果提出建设性意见。结论部分包括对结果的概括和推论，针对问题提出建议与措施等，要求简明归纳研究成果的基本要点，即研究了什么问题，有什么结果，说明了什么问题，同时要根据研究情况得出下一步应深入研究的问题。结论要求客观真实，简洁明确，鲜明集中，让人们能从中获得有用的信息。

徐岩英等指出在结题报告撰写方面存在的常见问题有：①报告正文、基金项目研究成果目录和基金资助项目统计数据表数据不一致，给统计工作带来困难；②未按照要求填报数据，如有些报告中论文发表统计只有数字，没有具体说明如作者、论文题目、刊物名称、发表时间、卷期和页码或者书写不规范，参加会议论文摘要未注明；③缺少基金资助的标注或标注不规范（与课题不相关的文章标注资助等）；④报告内容填写不全；⑤附件内容不全，如缺少论文复印件和获奖证书复印件等；⑥结题报告成果撰写存在两个极端，一个极端是项目发表论文过多甚至达几十篇，且其中有些所附发表论著内容与基金项目内容不符合，已发表文章的作者并非基金项目承担者或项目组成员，或将获资助前发表的论文计入，或者发表论文很多但高质量的极少等；另一个极端是有些结题报告只写摘要，未撰写任何论文或参加会议，无法判断其研究结果是真的无法成文还是忘记填写了。在项目验收工作中应避免发生这些问题。

总之，课题实施的过程管理是一个动态的管理过程，管理人员必须抓住过程管理的各个环节，为课题实施做好指导、监督、协调、支持、服务等，科研人员也必须保证研究全程严谨、规范、认真工作，才能确保课题研究取得预期的成果，为后期的成果申报，以及申请更高级别的课题打下良好的基础，以实现可持续发展的目标。

三、研究档案及成果管理

研究档案和成果管理主要侧重于中医临床研究的后期。凡在中医临床研究的管理和实践活动中直接形成的具有保存价值的文字、图表及声像载体材料，均属研究档案。档案工作是科研管理工作的重要组成部分，是科研活动的重要环节。中医临床研究的科研档案必须实行集中统一管理，确保完整、准确、系统和安全，便于开发利用。

作为应用型科学研究的中医临床研究，应将临床研究所产生的成果转化为应用于临床的新理论、新技术和新方法，从而实现中医临床研究服务临床、促进人类健康的终极目标。《中医临床研究成果产品化方案研究》将中医临床研究的成果分为技术类、方法类、方案类、方药类、设备类、软件类、标准类共七类，并对各类成果的产品化研究提出了指导原则。

（一）研究档案管理

1. 研究档案内容与分类

中医临床研究的档案按照内容可以划分为工作档案、技术档案和财务档案。

（1）工作档案

工作档案是中医临床研究工作过程的记录文件，主要指科研综合管理文件，包括科研行政管理文件材料、科研计划管理文件材料、科研成果管理文件材料、科研经费管理文件材料、申报科学基金及有关批复等。

（2）技术档案

技术档案主要指与科研课题技术工作有关的资料，按照研究的不同阶段包括下述不同的文件。

在科研准备阶段：有开题报告与课题调研论证材料、任务书、合同、协议书、课题研究计划、设计及计划的执行情况、计划调整或撤销报告等。

在临床研究阶段：有检验、病例、流调、药物发放的各种原始记录（含关键配方、研究流程及综合分析材料）；数据处理材料，包括计算机处理材料（如数据库、统计设计说明、框图、计算结果）、临床研究的文字说明和图片，研究工作阶段小结、年度报告，配套的照片、底片、录音带、录像带、幻灯片、影片拷贝；药物样品、标本等实物的目录。

在总结鉴定阶段：有研究报告、研制报告、论文专著、专家评审意见、鉴定会材料（鉴定代表名单、会议记录、鉴定意见）、鉴定证书、推广应用意见、课题工作总结等。

在申报奖励阶段：有科研成果登记表、科研成果报告表、科研成果奖励申报与审批材料、科研成果获奖材料（奖状、奖章、证书）原件或影印件、专利申请书或证书原件或影印件等。

在推广应用阶段：有转让合同、协议书、生产定型鉴定材料、成果被引用或应用后反馈情况、推广应用方案及实施情况、对外学术交流材料等。

（3）财务档案

财务档案是中医临床研究过程中的财务记录，包括：课题拨款和预算决算材料、课题财务支出的原始凭证、结题财务审计材料等。财务档案应和工作档案、技术档案同样重视，按照相关规定及时归档，妥善保存。

2. 档案管理的基本原则

中医临床研究科研档案工作必须纳入科研计划、管理制度和有关人员的职责范围之中，与计划管理、课题管理、成果管理等工作紧密结合。建档工作应与科研工作形成"四同步"，即：下达计划任务与提出归档要求同步，检查计划进度与检查科研材料形成同步，验收、鉴定科研成果与验收、鉴定科研档案材料同步，上报登记、评审科技成果与档案部门出具科研课题资料归档证明同步。要把科研档案工作列入科研管理部门的发展计划中，并逐步采用先进的技术手段进行档案管理。

3. 归档流程

（1）科研管理部门和课题组按各自的职责范围，分别形成、积累和整理科研工作各阶段的有关材料。

（2）课题组负责人在制订和讨论工作计划安排时，应向课题组成员布置平时积累科研材料的任务和方法，并指定专人做兼职档案员。

（3）课题组在项目鉴定或结题前，按整卷要求将完整系统的材料整理、立卷并移交科研管理部门。经审查合格后，可作为申请鉴定或结题的条件。

（4）课题鉴定、结题后由科研管理部门负责收集，所有材料立卷后移交档案部门。

（5）科研综合管理性文件由科研管理部门负责整理立卷，按年度提交档案部门。

4. 案卷整理要求

（1）根据科研材料形成规律，保持其有机联系和便于利用查考的组卷原则，以及材料的内容、价值数量和载体形式等情况，将每个课题的材料进行系统整理，视其材料的多少，组成一题一卷或一题数卷。将最能反映课题概况的科研材料，如开题报告、论文、专著、鉴定材料、成果申报与获奖材料、科研投资与经费核算材料等整理成综合卷，排放在课题全部案卷之首，其余材料按科研阶段依次系统整理组卷。

（2）内容不可分的科研材料的排列原则为正件在前，附件在后；印件在前，原稿在后；批复在前，请示在后。

（3）拆除卷内的金属物，对破损的科研材料进行修补，用科技档案盒（夹）方式保管，每件科研材料用线装订。

（4）科研管理部分的材料要求组卷装订。卷内材料按顺序编写页号，无论单面或双面只要有文字，均应一面编写一个页号，页号位置在非装订线一侧的下角。不装订的科研材料，以件为单元，在每件文件材料的右上角盖上件号章，并逐项填写每件各自的编页号。

（5）科研管理部门组织归档前的鉴定工作，提出每个案卷的保管期限和密级划分的具体意见。密级分为绝密、机密、秘密三种，按《科学技术材料保密条例》办理。

（6）填写卷内目录、备考表和案卷封面。

（7）归档的科研材料必须字迹工整、格式统一、图样清晰，禁止用圆珠笔和复写字迹。

5. 归档范围及保管期限

（1）基本原则：归档材料是在科研管理和科研实践活动过程中形成的材

料，必须对科研课题承担单位和社会当前与长远的具有参考价值和凭证的作用。归档的科研材料必须反映科研管理和科研项目活动的全过程，保证完整、准确、系统；归档的科研材料必须遵循其自然形成规律，保持其有机联系，照顾不同学科、专业的科研材料的不同特点和成套性。几个单位协作完成的研究课题，由主持单位归档，保存一套档案，协作单位保存自己所承担任务中形成的科研材料复制件。如确系涉及协作单位的合法权益，应在协议、合同或委托书中明确其科研材料的归属，但协作单位应将承担课题部分的目录提供主持单位；与国外合作的研究课题，应归入外事类。科研档案的保管期见表8。

表8 科研档案的保管期限

科研档案	保管期限
综合	
1. 科研行政管理文件材料	长期
2. 科研计划管理文件材料	长期
3. 科研成果管理文件材料	长期
4. 科研经费管理文件材料	长期
5. 申报科学基金及其有关批复	长期
科研项目	
1. 科研准备阶段	
（1）开题报告与课题调研论证材料	长期
（2）任务书、合同、协议书	长期
（3）课题研究计划、设计	长期
（4）计划执行情况、计划调整或撤销报告	长期
（5）课题拨款和预、决算材料	长期
2. 临床研究阶段	
（1）检验、研究病历表、流调、药物发放的各种原始记录（含关键配方、流程、综合分析材料、会议纪要）	长期
（2）数据处理材料，包括计算机处理材料（如统计设计说明、框图、统计结果）	长期
（3）研究设计的文字说明和图片	长期

科研档案	保管期限
（4）研究工作阶段小结、年度报告	长期
（5）配套的照片、底片、录像带、录像带、幻灯片、影片拷贝等	长期
（6）药品、标本等实物的目录	长期
3. 总结鉴定阶段	
（1）研究报告、研制报告	长期
（2）论文专著	长期
（3）研究报告	长期
（4）关键技术报告	长期
（5）专家评审意见	长期
（6）鉴定会材料（鉴定代表名单、会议记录、鉴定意见）	长期
（7）鉴定证书	长期
（8）推广应用意见	长期
（9）课题工作总结	长期
4. 申报奖励阶段	
（1）科研成果登记表	长期
（2）科研成果报告表	长期
（3）科研成果奖励申报与审批材料	长期
（4）科研成果获奖材料（奖状、奖章、证书）原件或影印件	长期
（5）专利申请书或证书原件或影印件	长期
5. 推广应用阶段	
（1）转让合同、协议书	长期
（2）推广应用证明材料	长期
（3）成果被引用或应用后的反馈情况	长期
（4）推广应用方案及实施情况	长期
（5）扩大生产的设计文件、工艺文件	长期
（6）对外学术交流材料	长期

（2）归档的主要内容及重点：归档的主要内容包括科研综合管理文件和科研项目材料；重点是所承担的科研项目各阶段形成的文件材料，如科研准备阶段、研究实验阶段、总结鉴定、申报奖励、应用推广等。特别是国家和部委下达的重要研究项目，以及获得国家各类成果和部、省级重要成果奖的

项目。

（二）研究成果管理

1. 研究成果的形式

研究成果指通过科研项目实施所产生的科技成果和其他成果。科技成果是指通过科研项目研究所产生的具有一定实用价值或学术意义的创新性结果。中医临床研究中，通过复杂的智力劳动所取得的具有公认的学术或推广应用价值的研究成果一般通过以下形式体现：完成论著（国内外刊物、专著）、科学理论成果、新技术、技术报告、获得奖励（国家级、省部级、国际）、获得专利、软件著作权、获得新药证书、推广应用及人才培养（博士后、博士、硕士）等。其他成果包括人才培养、基地建设、经济效益或社会效益等。

根据科技活动的性质不同，通常将科技成果分为基础理论成果、应用技术成果和软科学研究成果。基础理论成果是阐明自然现象、特征、规律及其内在联系的在学术上具有新见解，并对科技发展有指导意义的科学理论成果。其表现形式为论文、专著。应用技术成果是为提高生产力水平而研究开发出的具有先进性、实用性，能解决生产实践中的科学技术问题的科技成果。其表现形式为新技术、新产品、新工艺、新材料、新设计、新方法、新系统等。软科学研究成果是推动决策科学化和管理现代化，对促进科技、经济与社会的协调发展起重大作用的软科学研究成果。其表现形式为论文、著作、调研报告、战略、政策等。

中医临床研究的目的是丰富和深化中医对各种病证的认识，提高中医药防治疾病、养生保健的能力与水平，评价中医药干预措施的有效性和安全性，形成中医药防治疾病的新理论、新方案、新方法，促进中医药学术的发展。研究对象涉及临床诊疗的全过程，因此，其成果表现形式也是多种多样的。基础理论成果主要是对疾病诊治规律和防治方法的新认识、新学说、新理论等，表现形式为论文、著作、重要基础数据与分析研究报告等。应用技术成果主要是能够提高临床诊疗水平，具有先进性、实用性的新诊法、新疗法、新方案、新方药、新诊疗设备等。

为加快实施创新驱动发展战略，落实《中华人民共和国促进科技成果转化法》，打通科技与经济结合的通道，促进大众创业、万众创新，2016年2月26日国务院发布《实施〈中华人民共和国促进科技成果转化法〉若干规定》的通知，鼓励研究开发机构、高等院校、企业等创新主体及科技人员转移转化科技成果，推进经济提质增效升级，从促进研究开发机构、高等院校技术转移，提出一系列的政策、措施促进科技成果转化为社会生产力。在2016年5月30日举行的全国科技创新大会、两院院士大会、中国科协第九次全国代表大会上，习近平总书记发表的《为建设世界科技强国而奋斗》讲话中指出，"要加强知识产权保护，积极实行以增加知识价值为导向的分配政策，包括提高科研人员成果转化收益分享比例，探索对创新人才实行股权、期权、分红等激励措施，让他们各得其所"。这就将知识产权保护和科技成果转化的重要性提高到新高度。

科研实践中，项目、课题形成的知识产权的归属和管理按照有关知识产权的法律法规和政策规范性文件的规定执行。项目组织单位和课题承担单位应当加强知识产权的产生、管理和保护工作。项目组织单位和课题承担单位，在项目启动和课题实施前，应与各参与单位约定成果和知识产权的权益分配，不得有恶意垄断成果和知识产权等行为。《国家科技支撑计划管理暂行办法》规定：如项目组织单位和课题承担单位违反成果和知识产权权益分配约定，5年内不得参与支撑计划。

科技支撑计划是面向国民经济和社会发展需求，重点解决经济、社会发展中的重大科技问题的国家科技计划，重视科研成果对社会、经济和科技发展的支撑作用。支撑计划从考核指标的角度，将预期成果分为 5 类：①主要技术指标；②主要经济指标，如技术及产品应用所形成的市场规模、效益等；③项目实施中形成的示范基地、中试线、生产线及其规模等；④人才队伍建设；⑤其他应考核的指标。

主要技术指标：成果表现形式主要有专利、技术标准、新产品、新工艺、新装置、新材料、计算机软件、论文专著、研究报告、其他等。技术指标是衡量研究成果的数量和水平、进行课题结题验收的重要指标。

专利是一项发明创造，即发明、实用新型或外观设计，是指通过申请专利的方法，公开自己发明创造的技术内容，经审查程序合格而取得的在规定时间内对该项发明创造享有的专有权。专利是知识产权的证明形式之一，有国外发明专利、国内发明专利之分。预期成果表现形式为专利者，立项时应将专利查新作为重要内容，提交相关知识产权现状、预期知识产权可行性和水平等分析报告，写明拟形成专利的名称和级别。

技术标准有国际标准、国家标准、行业标准、企业标准等不同级别。标准形成过程有讨论稿、送审稿、报批稿、出版稿等不同阶段。预期成果表现形式为技术标准者，在立项时要对相关技术标准状况进行综合分析和说明，预期成果应该写明技术标准的名称、标准的级别，课题结束时能完成标准制定的哪些阶段，如中风诊疗标准（行业标准）。

新产品、新工艺、新装置、新材料是应用技术成果的主要表现形式，体现在中医临床研究方面，主要是指能够提高临床诊疗水平，具有先进性、实用性的新诊法、新疗法、新方案、新方药、新诊疗设备等。如形成"中医药干预缺血中风二级预防方案""中医全程干预糖尿病肾病进程综合方案""糖尿病肾病分期疗效综合评价体系"等。

论文论著中的论文要说明在国内外学术刊物上发表高水平论文的数量，包括发表 SCI 论文的数量。专著要列明著作的名称。

研究报告要按照其格式要求，详细说明研究目标、研究内容、研究过程、研究方法、研究结果、问题和讨论等内容。

主要经济指标：经济指标体现在课题研究成果对社会经济发展和行业学科发展的贡献度上，表现在某种技术及产品应用所形成的市场规模、效益等。如"慢性肾脏病 3 期中医临床证治优化方案的示范研究"课题拟定的中医药治疗方案若获成功并在临床应用推广，将显著减少肾衰尿毒症发生的危险，即使延缓 1 年进入透析，即可节约费用最低 8 万元。在延缓慢性肾脏病（CKD）进展的同时，还将解决不少社会问题，带动中药产业化进程。透析患者以 30～60 岁年龄段为最多，这一年龄段的患病带来了很多社会问题，如失业、贫困、家庭矛盾等，长期的患病还带来了严重的心理问题。本课题是融合人文关怀的综合防治方案，不仅可能延缓疾病的进展，而且有助于解决 CKD 患者的心理问题，有助于构建和谐社会。

示范基地建设：支撑计划鼓励通过项目的实施带动国家科技创新及产业化基地的形成和发展，并把基地建设作为项目论证和考核的重要指标之一。优先支持国家研究实验基地、国家工程技术研究中心，以及科技成果转化和产业化基地等国家科技创新基地承担支撑计划任务。

课题实施过程中形成的示范基地，要说明在哪些地区、哪些病种的治疗或研究方面形成示范基地。如中医临床研究通过课题实施，主要形成中风临床研究基地。如"慢性肾脏病 3 期中医临床证治优化方案的示范研究"课题的开展，将形成浙江、北京、天津、广东等全国各地的中医药防治 CKD 示范基地，逐渐形成在国内外具有广泛影响的中医内科肾脏病医疗、教学和科研基地，形成示范性中医肾病临床试验基地和中药产业化自主创新基地。如"郭氏疗法治疗中度氟骨症的疗效与安全性评价"课题，在山西忻州市建立一个氟骨症治疗临床示范基地。

人才培养：人才培养是课题实施的成果之一，包括人才培养的数量和层次，如学科带头人、学术骨干、博士后、博士研究生、硕士研究生等。

其他：根据课题研究情况而定。

2. 科研成果管理的基本内容

科研成果管理工作的基本内容包括：成果鉴定（验收）、登记、奖励、成果转化等。

（1）成果鉴定

科研成果鉴定是指有关科技行政管理机关聘请同行专家，按照规定的形式和程序，对科技计划内（少量计划外）的应用技术成果进行审查和评价，并作出相应的结论。鉴定形式主要有三种：现场鉴定、会议鉴定和函审鉴定。科研成果评价包括区分和评价科研成果独创性、先进性、实用性、成熟性、可靠性和应用推广的前景和存在的问题等。

（2）成果登记

科研成果登记应当同时满足：①登记材料规范、完整；②已有的评价结论持肯定性意见；③不违背国家的法律、法规和政策。科研成果登记机构对办理应用技术成果、基础理论成果、软科学研究成果的登记有明确的规定，对已经登记的科研成果及时登录国家科研成果数据库，并在国家科研成果网站或者科学技术研究成果公报上公告。

（3）成果奖励

科研成果奖励工作是科研成果管理工作中的重要环节，是社会对科技作用的评价和反馈。重视和做好科研成果奖励工作，有利于激发科研人员的积极性和创新能力，促进人才成长；有利于提高科研水平，推进科技事业的发展。成果奖励有不同的级别和范围，国家级科学技术成果奖有国家最高科学技术奖、国家自然科学奖、国家技术发明奖、国家科学技术进步奖等，一级学会如中华医学会、中华中医药学会的科技成果奖，省部级科技成果奖，以及市、厅局级奖励等。

（4）成果转化

科技成果是创造性的劳动成果，包括理论成果、应用成果和软科学成果3大类。科技成果转化是指为提高生产力水平而对科学研究与技术开发所产生的具有实用价值的科技成果所进行的后续研究、开发、应用、推广直至形成新方案、新药、新技术、新软件、发展新领域等活动。

3. 研究成果的登记方法

中医临床研究成果应按照有关要求进行登记。就具体等级办法来说，国家级课题可参照国家科技部《科技成果登记办法》，省级及其他级别的课题应按照相关要求进行登记。

办理科技成果登记应当提交《科技成果登记表》及下列材料：

（1）应用技术成果相关的评价证明（鉴定证书或者鉴定报告、科技计划项目验收报告、行业准入证明、新产品证书等）和研制报告，或者知识产权证明（专利证书、植物品种权证书、软件登记证书等）和用户证明。

（2）基础理论成果学术论文、学术专著、本单位学术部门的评价意见和论文发表后被引用的证明。

（3）软科学研究成果相关的评价证明（软科学成果评审证书或验收报告等）和研究报告。

科技成果登记机构对办理登记的科技成果进行形式审查，对符合条件的予以登记，出具登记证明。科技成果登记证明不作为确认科技成果权属的直接依据。

（三）中医临床研究论文报告的要求

中医临床研究论文的报告应参考相关要求，以提高临床研究论文报告的水平。例如，草药随机对照临床试验报告 CONSORT 声明、中医药临床随机对照试验报告规范（征求意见稿）、非药物随机对照临床试验的 CONSORT

扩展声明、针刺临床试验干预措施报告的标准 -STRICTA 建议、CONSORT 指南；整群随机试验扩展版、实效性随机对照临床试验报告 CONSORT 声明等。

（四）知识产权保护

知识产权是指人类智力劳动产生的智力劳动成果所有权。它是依照各国法律赋予符合条件的著作者、发明者或成果拥有者在一定期限内享有的独占权利，一般包括版权（著作权）和工业产权。版权（著作权）是指创作文学、艺术和科学作品的作者及其他著作权人依法对其作品所享有的人身权利和财产权利的总称；工业产权则是指包括发明专利、实用新型专利、外观设计专利、商标、服务标记、厂商名称、货源名称或原产地名称等在内的权利人享有的独占性权利。

随着中医药事业的发展和人们知识产权保护意识的增强，中医药获得的相关的专利、著作权也逐年增多。在中医临床研究过程中，要注重核心知识产权的保密，从课题申报到成果转化阶段，都有一系列的措施来对知识产权进行保护。对研究成果要及时申请对专利、著作权进行保护，这样可使成果转化的产品获得更大的利益。

第二节　课题承担单位及参加研究单位的管理

中医临床研究的实施，直接涉及的是课题承担单位和参加研究单位，就管理而言，这是最直接相关的层次。尤其对参加研究单位的选择直接影响临床研究的质量和进度，因此应认真遴选具备条件的单位纳入研究队伍，按照"进入有门槛，退出有机制"的原则进行管理。

一、课题承担单位的管理

一般来说，课题承担单位应该是具有较强科研能力和条件、运行管理规范、具有独立法人资格的医院、内资或内资控股企业、科研院所、高等院校等，对课题任务的完成及实施效果负责。课题承担单位的主要职责与义务是：

（一）双轨负责制

中医临床研究的管理，实行课题承担单位与课题负责人的双规负责制。临床研究过程中，课题承担单位是责任人之一，应积极支持和推进临床研究工作，及时解决课题研究中遇到的各种困难，保证研究工作顺利进行。如果对研究工作不够重视，常常会出现课题组织协调方面的困难，难以提供必要的保证条件，常会导致入组病例迟缓或停顿，甚至给整个项目的研究质量带来严重不良影响。

（二）组织协调

中医临床研究课题的实施，需要进行临床观察，涉及门诊和 / 或病房，药物干预则会涉及药房、煎药室，针灸干预则会涉及针灸科，按摩干预则会涉及按摩科，其他干预措施则会涉及相关科室，做理化检查则会涉及检验科、影像科，如果要求电子数据管理则会涉及网络管理部门，研究过程中的经费收入和支出则会涉及财务科室等。这需要承担单位多个方面的配合，而人才短缺、经费紧张、支持条件差等也都是常见困难，而这些问题往往会发展为影响科研发展的主要矛盾。因此，承担单位需要协调有关部门密切配合，协同解决主要矛盾，组织和协调科室之间、科技人员之间，以及与合作单位间产生的各种摩擦，起到消除隔阂、增进理解、求同存异、增强整体优势的作用。

（三）保障研究条件

课题的顺利实施，需要为课题组及科研人员提供开展各项研究活动所必需的环境与条件，包括基本物质条件（如研究病床床位、办公室、计算机、电话、传真机、资料储存柜、实验室空间、仪器、材料等）、人员条件（如临床观察医生、护士、研究生等）及开展研究所需良好的科研氛围，如组织课题组培训会议、大型仪器购置论证会、保证实验条件等。

有的承担单位在课题申请时积极，但在实施的过程中，对研究床位、办公条件不予配置，或研究人员安排不够，导致研究工作的质量下降，甚至工作停顿。

（四）保障研究时间

临床人员以临床治疗工作为主，平时的工作量也很大，而临床研究又需要有专门的时间来进行，因此，承担单位要考虑研究人员的这些特点，为他们提供时间保障，以保证研究的质量。

有的研究单位，在课题组人员的时间上，要求和其他临床人员一样，课题组人员没有时间把研究工作做深做细，甚至没有时间完成研究工作，导致临床纳入病例跟不上、记录观察粗糙、研究数据不能及时上传等，从而拖延了整个研究的后腿，这是不允许的。

（五）研究经费

研究工作的推动，必须依靠经费的支持。国家下拨科研经费是专款专用，专门用于所批准立项的课题使用，课题承担单位必须保证下拨经费的独立使用，同时，还必须及时办理接收、开立科研账户及给参加研究单位转账拨款等。申报课题时有匹配承诺的，要及时匹配，以保证研究的顺利开展。

同时按有关规定对课题经费进行财务管理，对国家负责。一般国家级课题都会有相应的审计部门对经费的使用情况进行审计。

有的课题承担单位，接收到了拨款，但课题组却迟迟不能正常使用；或者给参加研究单位的拨款迟迟不能到位，致使研究工作拖延；或者匹配经费不到位，导致研究工作无法如期开始。

目前，研究经费管理应参照关于改革过渡期国家重点研发计划；中华人民共和国财政部（国科发资〔2015〕423号）文件精神，今后新规定出台后，则应按照新的研究经费管理文件执行。

（六）保证研究的质量

课题研究不只是课题组某几个人的工作，也是承担单位工作的一部分。承担单位有责任和义务保证研究的质量。一方面承担研究课题可以促进医疗水平和学术水平的提高，提高单位的影响力；另一方面，课题的研究质量高，任务完成得好，会给承担单位带来良好的学术信誉，对单位申报各级科研课题带来有利的良性影响。

有的单位对课题组的研究质量重视不够，课题组本身也不够重视，常常会导致课题研究的质量较低，也给承担单位带来不良的影响，甚至被有关部门列入几年之内限制申报科研课题的名单。

（七）签署有关协议

课题组在课题实施前与各参加研究单位要签订协议，明确在课题执行中产生的知识产权及成果转化权属，按照有关政策法规，保护各方权益。课题组在实施的过程中，还有很多被要求上报的材料，如编报课题年度执行情况和有关信息报表，或者参加研究单位的调整等申请报告。承担单位有责任审查这些协议或报告，在协议书或报告上盖章，并监督执行。

（八）发挥督察作用

承担单位的科管部门的工作也非常重要，应按照有关要求及时进行过程管理。须对计划实施情况行使检查监督的职能，有义务保证科研计划的完成。根据科研工作的性质，可分季度、半年或全年检查。检查内容可包括科研计划执行情况、科研经费使用情况、实验室管理实施情况等。通过审查项目年度进展报告及结题报告，检查课题进度；通过综合考核各课题组投入产出的各项指标，考察分析课题组的工作等。

随着科研管理改革的进一步深入，今后将实行第三方督察制度。由独立的第三方机构来监督科研工作在技术层面的实施和经费使用方面的执行情况，并做出评价，成为科研管理的新机制。

二、参加研究单位的管理

（一）参加研究单位的职责

多中心研究是由多位研究者按同一研究方案在不同地点和单位同时进行的临床研究。各中心同期开始研究与结束研究。多中心研究由一位主要研究者总负责。各研究单位需要签署合作协议，规定各自承担的研究任务、进度、资金拨付、知识产权归属等责权利内容。研究方案及其附件由各中心的研究者共同讨论后制订，经伦理委员会批准后执行。在临床研究开始及进行的中期应组织研究者会议。各研究中心同期进行临床研究，临床研究样本量大小应符合统计学要求。保证在不同研究中心以相同程序管理研究用品，包括分发、回收和储藏。根据同一研究方案培训参加该研究的研究者。建立标准化的评价方法，研究中所采用的实验室和临床评价方法均应有统一的质量控制。数据资料应集中管理与分析，建立数据传递与查询程序，保证各研究中心研究者遵从研究方案，在违背方案时终止其参加研究等。

（二）参加研究单位的选择

在多中心的管理中，居于首位的是参加研究单位的选择。参加研究单位的选择是多中心临床试验实施过程中质量控制的关键环节，直接关系到试验的进展和质量，必须严格把关。我国新药临床试验规定：进行药品临床研究，须由申办者在国家药品临床研究基地中选择临床研究单位（负责单位和协作单位）；在非基地的医疗机构进行临床研究须填报药品临床研究申请表，并报国家药品监督管理局批准。然而，中医临床研究课题与新药研究不同，是由科技管理部门批准的，为解决中医学领域重大疑难疾病而进行的临床研究。因此，其参加研究单位的选择与新药临床试验不同。

开展多中心临床研究，参加研究单位的选择应有比较充分的依据，具备必要的入选条件。选择参加研究单位必须考虑以下几个问题。

1. 受试者的来源、地区性，甚至种族差异是关系样本代表性的问题。考虑受试者的来源、地区性甚至种族差异，来选择不同地区、不同民族的参加研究单位。评价治疗性证据的实用性，需要考虑社会人口特点，如国别、地区差异、不同人种及性别、年龄，以及有无亚组分析特点等。因此，受试者的来源不能仅局限于某一个或几个地区和医院，应该根据课题的研究背景、研究目的和意义，选取能够代表不同区域、不同民族的参加研究单位。比如，近年来国际上已有不少关于他汀类药物对冠心病预防的研究，结果提示：调整血脂不仅可以使冠心病患者改善症状，提高生活质量，而且也可使再发冠心病急性事件的发生率、死亡率及总死亡率都明显下降。但这些研究都是使用国外药物，而且是在西方人群中进行，中国人服用此类药物的作用如何还缺乏依据。血脂康对冠心病二级预防的研究在全国 19 个省市自治区的 66 家医疗中心协作完成，证明了中国人服用国产同类药物同样有效，且长期服用无明显不良反应。

2. 根据有关的临床流行病学调查结果，确定参加研究单位的地域。这是选择参加研究单位的重要依据，否则试验开始后会导致病例入组困难，影响试验任务的按时完成。因为重大疑难疾病的发病率、死亡率存在着明显的地区差异，而且不同单位的病源数量、治疗手段也不一样。譬如，中国多省市心血管患者群监测协作的研究表明，我国急性冠心病事件的发病率和死亡率显示出明显的地理分布差异，无论是发病率还是死亡率，北方均高于南方，1993 年北京地区急性冠心病事件标化发病率为 118/10 万，广州市人群急性心肌梗死标化发病率为 15.32/10 万。近年来冠状动脉支架置入术的应用日趋广泛，现在大型西医院的心脏科大约 70% 的急性心肌梗死患者采取了心脏支架或者搭桥治疗。因此，选择协作单位在不同的地区、不同的医院应该有所侧重。

3. 考查协作单位的病源数量，保证按时纳入足够的受试者。为了使协作单位能够保证按时纳入足够的病例数量，还应该参考各医院病案室的统计信息，入选的协作医院应该保证近 2 年来具有一定数量的住院或门诊病例，以及所要研究病种的足够病源。

4. 估算所需参加研究单位的数量。参加项目的协作医院数量不宜过多，以免加大质控工作的难度、浪费资金等；但也不宜过少，以免出现不能按时完成病例入组等研究任务的情况。课题组应提前进行必要的调研工作，病源较多的医院大约能纳入多少病例，病源较少的医院大约能纳入多少病例，事先要有一个初步计划。然后根据方案要求的样本数，估算出大约需要的协作医院的数量。

5. 确定参加研究单位的入选条件。一般来说，中医临床研究的参加研究单位，是要求国家批准的临床研究基地。但大样本多中心临床试验有时需要几十家甚至更多协作医院，观察周期从几个月至几年，仅仅局限在国家批准的临床研究基地选择协作单位有时是比较困难的。因此，可以考虑三级甲等医院，或者是专科的二级甲等医院，主要研究者必须是副主任医师以上职称，以保证临床试验的顺利实施和研究质量。中医院和西医院都可以参加。

6. 选择对课题研究重视的参加研究单位。实施多中心临床试验必须考虑到参加医院和科室的重视程度，参加研究单位对课题的重视程度不够，常会导致入组病例迟缓或停顿，或者临床研究的真实性和可溯源性降低。再者，在大规模、长时间地治疗观察期间，受试者的依从性，尤其是出现不良事件的处理，需要依靠参加研究单位及其研究者去解决。如果参加研究单位不重视课题的研究工作，产生各种差错与问题的可能性就较大，将给整个试验的质量控制带来困难和不良影响。

（三）参加研究单位的一致性培训

课题承担单位要组织各参加研究单位进行一致性培训，协助参加研究单位组织培训会议，对参加临床试验的课题有关人员进行培训，并考核。具体培训的要求、内容、方法等详见第八章研究队伍管理中的课题研究人员培训。

各参加研究单位的相关科别的主任要认真负责本单位的课题管理工作，并指定一名药物管理员，提供符合条件的临时药房；指定一名数据录入员，按照数据录入的时间窗等要求负责相关数据的及时录入工作。

（四）参加研究单位的监查

课题参加研究单位的主要职责，是保证临床研究在本中心的开展和实施。主要工作是：对潜在受试者进行知情告知，签署知情同意，并且实施受试者筛查；根据方案入选标准纳入符合要求的受试者；安排和开展对受试者的访视，依据方案安排研究需要的各项检查；收集各项检查的结果，并完成原始病历或者研究病历的填写；监督受试者用药并且与患者沟通，了解可能发生的不良事件，填写不良事件记录，报告严重不良事件；完善数据质量和临床研究操作。当然，职责的重点是确保本中心临床试验有翔实的记录，通过知情同意程序保护本中心受试者，向伦理委员会和有关部门报告不良事件。

课题承担单位要有计划地对参加研究单位进行监查，以确保课题参加研究单位按照研究方案的要求完成研究任务，参加研究单位也有义务配合课题承担单位的监查员做好临床监查工作，及时修正监查中所发现的问题。

三、研究单位的调整

为保证临床研究顺利开展，应尽量避免研究过程中研究单位的变动。确有必要进行参加研究单位调整变更者，要按相关程序上报有关部门审批同意。课题承担单位要提交正式申请（"正式申请"是指课题承担单位出具的具有法律效力的单位红头文件），说明变更理由，加盖公章和课题负责人签名。

参加研究单位的调整有以下两种情况。

（一）参加研究单位退出

由参加研究单位向课题承担单位提交退出申请，说明退出理由；课题承担单位同意其退出后，再上报有关部门，同时附送参加研究单位退出申请。

（二）参加研究单位增加

由新增加的参加研究单位出具参加申请及协作协议，申请与协作协议要加盖参加研究单位公章，而后由课题承担单位提交正式申请，并说明新增单位具备承担科研项目的基本条件。原则上不能给新增参加研究单位直接拨款，若有经费分配关系，须附详细说明。

在研究的过程中，有的参加研究单位在研究之初态度很积极，但进入临床研究后，常常遇到入组患者困难，迟迟不能按照要求入组患者，或者进度特别缓慢，而当承担单位要求其退出试验，提交退出申请时，又迟迟不能提交。旧的参加研究单位不退出，新的参加研究单位不能进入，常导致课题研究陷入困境。这是需要注意的一个问题。

第三节　研究团队管理

一、研究团队的各类人员及其职责

多中心临床研究是一项需要多个专业工作人员一起完成的工作，实施多中心研究的负责单位需要有一个配合默契的团队。这支研究队伍包括课题负责人、主要研究者、课题参与者（研究者、监查员、研究药物管理员、统计专业人员、数据录入员等）。

临床研究中各类人员的职责如下：

（一）课题负责人

课题负责人，也称为核心研究员（Principal Investigator，PI）。其职责是准备研究方案，确定病例报告表和需要记录问题的设计，提出统计分析要求，定期访问各参加研究的参加研究单位、监督研究进展，对研究中遇到的问题做出决断，对研究过程中出现的严重不良反应做出评价和处理，负责撰写研究总结。

（二）主要研究者

主要研究者，常常是临床研究中分中心的负责人，负责组织分中心的临床研究实施工作、监督分中心的研究进展、对研究中遇到的问题做出决断，对研究过程中出现的严重不良反应做出评价和处理，负责撰写分中心研究总结。

（三）参加研究的人员

1. 课题参与者 / 研究者的职责主要是配合主要研究者进行临床研究，完成分配的观察任务。

2. 研究药物管理员的职责是负责研究药物验收、保存、领用、分装、用药、回收、处理等各个环节，以保证中医临床研究的质量。

3. 数据管理员的职责是负责与各参加研究单位的联系，参与病例报告表设计，数据的收集和目视检查，设计并填写对象登记表，准备数据供录入员输入计算机，准备研究进展报告、数据检查和清理。

4. 数据录入员的职责是将 CRF 上的数据输入计算机，核对数据输入无误后，第二次输入，及时将输入过程中发现的问题通报数据管理员。

5. 统计专业人员的职责是完成研究方案中的统计设计，包括研究的类型、对象例数计算、随机化方法；参与准备研究方案；负责 / 参与设计病例报告表和问题表、准备填表说明，参与讨论判断数据有效性的说明和定义；撰写统计分析计划，写出统计分析报告；参与撰写临床总结和论文。

6. 质控人员的职责主要是各级监查员负责临床研究质量控制体系的正常运转，保证研究的实施遵循研究方案和 GCP 原则，保证研究数据准确、完整，并能由源文件证实；负责对承担研究项目的所有参加单位

（包括本机构）进行监查。

参研单位质控员负责本中心临床研究操作和数据管理的质量控制工作，确保本中心研究者严格按照方案执行受试者纳入、访视，复核所有纳入受试者符合入组标准，审核本中心原始病历和／或研究病历的数据填写是否及时、准确、完整、规范、真实，记录本中心质控文件并签名，确保本中心文件和研究资料管理符合方案和相关要求，协助监查员对本中心的监查访视。

二、课题研究人员培训

应针对课题临床试验的任务要求和研究者队伍的实际情况，制订切实可行的培训计划，对研究人员进行培训。培训工作一般要进行两次：第一次培训是在课题启动时，对临床研究方案的培训。第二次培训是课题研究开始后的现场培训，针对具体的试验任务，让各位研究者掌握如何在临床上开展病例的入组观察工作。应保证在较短的时期内完成对全部研究者的培训任务。

第四节　经费管理

科研经费为科学研究的顺利开展提供资金支持和物质保障，经费管理是课题管理的重要方面，经费管理主要根据《国家重点研发计划资金管理办法》《关于进一步做好中央财政科研项目资金管理等政策贯彻落实工作的通知》《关于进一步完善中央财政科研项目资金管理等政策的若干意见》《国家自然科学基金资助项目资金管理办法》等专项基金管理办法和国家财政财务有关法律法规进行。

临床研究的依托单位是项目资金管理的责任主体，应当建立健全"统一领导、分级管理、责任到人"的项目资金管理体制和制度，完善内部控制和监督约束机制，合理确定科研、财务、人事、资产、审计、监察等部门的责任和权限，加强对项目资金的管理和监督。依托单位应当落实项目承诺的自筹资金及其他配套条件，对项目的组织实施提供条件保障。

临床研究项目负责人是项目资金使用的直接责任人，对资金使用的合规性、合理性、真实性和相关性承担法律责任。项目负责人应当依法据实编制项目预算和决算，并按照项目批复预算、计划书和相关管理制度使用资金，接受上级和本级相关部门的监督检查。重点抓好预算编制、经费执行、经费调整、经费审计与验收几个关键环节。

一、科研项目资金的使用原则

（一）科研项目资金的开支范围和使用原则

项目资金支出是指在项目组织实施过程中与研究活动相关的、由项目资金支付的各项费用支出。项目资金分为直接费用和间接费用。

直接费用是指在项目研究过程中发生的与之直接相关的费用，具体包括：设备费、材料费、测试化验加工费、燃料动力费、差旅费、会议费、国际合作与交流费、出版 / 文献 / 信息传播 / 知识产权事务费、劳务费、专家咨询费等。直接费用应当纳入依托单位财务统一管理，单独核算，专款专用。

间接费用是指依托单位在组织实施项目过程中发生的无法在直接费用中列支的相关费用，主要用于补偿依托单位为了项目研究提供的现有仪器设备及房屋，水、电、气、暖消耗，有关管理费用，以及绩效支出等。间接费用由依托单位统一管理使用。

（二）在科研经费的使用过程中，应遵循的使用原则

1. 按预算、按进度合理开支

科研经费开支要符合项目管理规定，按照预算的类别、额度列支。预算执行进度要与课题工作完成进度保持一致。对外合作经费及时拨付，以免在结题验收时出现大量应拨付未拨付，而大量突击支付的情况；或者任务完成与经费支出不匹配，过早出现余额不足或大量经费结余等情况。支出项目应合理，与研究工作内容应相互匹配。

2. 经费调整要报告

项目负责人应当严格执行项目管理部门核准的项目预算。已经批准的研究项目预算一般不予调整，确实因为客观原因需要变动的，应按照项目管理要求的程序进行申报，经过管理部门批准后，方可调整。

3. 保存原始凭证

所有经费支出应保存原始单据，以备核查。

4. 结题审计

在临床研究结束，申请结题时，必须进行财务审计。不能通过财务审计的研究项目将不能结题，并应按照项目管理规定受到相应的处罚。

二、经费执行

课题经费的使用应遵循国家科技专项经费管理办法的要求，严格按照经费预算开支范围使用。经费使用是否合理，是课题验收的重要指标之一。

1. 单独核算，专款专用。经费管理应纳入单位财务统一管理，单独核算，确保专款专用。专项经费管理和使用要建立面向结果的追踪问效机制，建立健全内部控制制度，加强对专项经费的监督和管理，严格按课题经费开支范

围和标准办理支出。

2. 年度财务决算报告制度。为进一步规范和加强国家科技计划经费管理，建立健全科技经费预算管理体系，真实、全面、客观地反映科技计划经费的支出情况，提高资金使用效益，应在预算执行过程中实行课题经费年度财务决算报告制度，由课题承担单位财务部门会同课题负责人编制上报。

年度财务决算报告是课题经费使用的客观反映，也是课题经费财务监督检查的重要依据。课题承担单位是课题经费年度财务决算的编报主体，故应高度重视，精心组织，保证数据客观、全面、真实。课题承担单位的财务部门应会同课题负责人编制年度财务决算报告，做到账表一致、账实相符。项目承担单位应及时掌握和了解各课题的研究进展、预算执行情况，对上报数据进行认真的审核、汇总和分析，认真编写决算编制说明，全面分析课题经费管理和使用情况。由多个单位共同承担课题的，应由课题第一承担单位汇总所有承担单位的收支情况后填报。

国家级科研项目如"国家高技术研究发展计划（863计划）"有"决算填报系统"，在线填报决算报表的同时，应报送纸质版的决算报告。书面决算报告通过软件系统打印生成，应与网上正式提交的数据完全一致。涉密课题使用单机版软件报送。

年度财务决算报告的主要内容：科研经费的支出科目主要有设备费（购置设备费、试制设备费、设备改造与租赁费）、材料费、测试化验加工费、燃料动力费、差旅费、会议费、国际合作与交流费、出版/文献/信息传播/知识产权事务费、劳务费、专家咨询费、管理费。在年度财务决算报告中，要对科研经费预算执行情况进行分析，说明课题研究的进展情况，自筹经费的落实情况（自筹经费构成、落实方式、落实程度），若没有按时到位，需详细说明原因；课题经费的支出情况；经费管理和使用过程中的意见和建议；其他需要说明的问题。明确标出原合同总的预算数、累计支出、本年支出、结余及其在专项经费和自筹经费中的比例等。

3. 有多个单位共同承担一个项目的，依托单位应当及时按预算和合同转拨合作研究单位资金，并加强对转拨资金的监督管理。

4. 依托单位应当严格执行国家有关科研资金支出管理制度。如国家自然科学基金要求，会议费、差旅费、小额材料费和测试化验加工费等应当按规定实行"公务卡"结算。设备费、大宗材料费和测试化验加工费、劳务费、专家咨询费等，原则上应当通过银行转账方式结算。

5. 项目负责人应当严格按照资金开支范围和标准办理支出，不得擅自调整外拨资金，不得利用虚假票据套取资金，不得通过编造虚假劳务合同、虚构人员名单等方式虚报冒领劳务费和专家咨询费，不得通过虚构测试化验内容、提高测试化验支出标准等方式违规开支测试化验加工费，严禁使用项目资金支付各种罚款、捐款、赞助、投资等。

三、经费调整

原则上，课题承担单位应当严格按照下达的课题预算执行，一般不予调整。如出现以下情况需要调整的，应当经项目依托单位提请审批。①项目实施过程中，由于研究内容或者研究计划做出重大调整等原因需要对预算总额进行调整的；②同一项目课题之间资金需要调整的。

临床研究项目的实施过程中，研究经费确有必要调整时，应按程序进行核批：①项目（课题）预算总额、课题间预算调整，应当按程序报科技部审核，财政部批准。②课题总预算不变、课题合作单位之间及增加或减少课题合作单位的预算调整，应当由课题负责人协助课题承担单位提出调整意见，经项目组织单位审核同意后报科技部批准。③课题支出预算科目中，劳务费、专家咨询费和管理费预算一般不予调整。其他支出科目，在不超过该科目核定预算 10%，或超过 10% 但科目调整金额不超过 5 万元的，由课题承担单位根据研究需要调整执行；其他支出科目预算执行超过核定预算 10% 且金额在 5 万元以上的，由课题负责人协助课题承担单位提出调整意见，经项目组织单位审核同意后报科技部批准。项目间接费用预算不得调整。

四、经费审计与验收

临床研究项目结束后，项目负责人应当会同科研、财务、资产等管理部门及时清理账目与资产，如实编制项目资金决算，不得随意调账变动支出、随意修改记账凭证。

有多个单位共同承担一个项目的，依托单位的项目负责人和合作研究单位的参与者应当分别编报项目资金决算，经所在单位科研、财务管理部门审核并签署意见后，由依托单位项目负责人汇总编制。

依托单位应当组织其科研、财务管理部门审核项目资金决算，并签署意见后报告相应的科技专项管理部门。通过科研经费审计后，方可申请科研项目验收。

参考文献

［1］孙塑伦，翁维良，杨龙会 . 中医临床实施过程质控与管理 . 北京：中国中医药出版社，2010
［2］徐岩英，韩静，郝杰，等 . 近 5 年临床医学基础Ⅱ学科国家自然科学基金结题项目分析 . 中国科学基金，2008，22（4）：244-247
［3］周庆辉，卞兆祥，刘建平 . CONSORT 2010 说明与详述：报告平行对照随机临床试验指南的更新 . Journal of Integrative Medicine，2010（8）：701-741
［4］Isabelle Boutron，David Moher，Douglas G. Altman，et al. 报告非药物随机对照临床试验的 CONSORT 扩展声明：说明与详述 . Journal of Integrative Medicine，2009，7（7）：690-699
［5］Simon Dagenais，David Moher. 中医药临床随机对照试验报告规范（征求意见稿）（英文）. 中国循证医学杂志，2007（9）：601-605
［6］李振吉 . 中医临床研究成果产品化方案研究 . 北京：人民卫生出版社，2015

附录1：

中共中央办公厅 国务院办公厅印发《关于进一步完善中央财政科研项目资金管理等政策的若干意见》

中共中央办公厅、国务院办公厅印发了《关于进一步完善中央财政科研项目资金管理等政策的若干意见》，并发出通知，要求各地区各部门结合实际认真贯彻落实。

《关于进一步完善中央财政科研项目资金管理等政策的若干意见》全文如下。

《中共中央、国务院关于深化体制机制改革加快实施创新驱动发展战略的若干意见》和《国务院关于改进加强中央财政科研项目和资金管理的若干意见》印发以来，有力激发了创新创造活力，促进了科技事业发展，但也存在一些改革措施落实不到位、科研项目资金管理不够完善等问题。为贯彻落实中央关于深化改革创新、形成充满活力的科技管理和运行机制的要求，进一步完善中央财政科研项目资金管理等政策，现提出以下意见。

一、总体要求

全面贯彻落实党的十八大和十八届三中、四中、五中全会及全国科技创新大会精神，以邓小平理论、"三个代表"重要思想、科学发展观为指导，深入学习贯彻习近平总书记系列重要讲话精神，按照党中央、国务院决策部署，牢固树立和贯彻落实创新、协调、绿色、开放、共享的发展理念，深入实施创新驱动发展战略，促进大众创业、万众创新，进一步推进简政放权、放管结合、优化服务，改革和创新科研经费使用和管理方式，促进形成充满活力的科技管理和运行机制，以深化改革更好激发广大科研人员积极性。

——坚持以人为本。以调动科研人员积极性和创造性为出发点和落脚点，强化激励机制，加大激励力度，激发创新创造活力。

——坚持遵循规律。按照科研活动规律和财政预算管理要求，完善管理政策，优化管理流程，改进管理方式，适应科研活动实际需要。

——坚持"放管服"结合。进一步简政放权、放管结合、优化服务，扩大高校、科研院所在科研项目资金、差旅会议、基本建设、科研仪器设备采购等方面的管理权限，为科研人员潜心研究营造良好环境。同时，加强事中事后监管，严肃查处违法违纪问题。

——坚持政策落实落地。细化实化政策规定，加强督查，狠抓落实，打通政策执行中的"堵点"，增强科研人员改革的成就感和获得感。

二、改进中央财政科研项目资金管理

（一）简化预算编制，下放预算调剂权限

根据科研活动规律和特点，改进预算编制方法，实行部门预算批复前项目资金预拨制度，保证科研人员及时使用项目资金。下放预算调剂权限，在

项目总预算不变的情况下，将直接费用中的材料费、测试化验加工费、燃料动力费、出版/文献/信息传播知识产权事务费及其他支出预算调剂权下放给项目承担单位。简化预算编制科目，合并会议费、差旅费、国际合作与交流费科目，由科研人员结合科研活动实际需要编制预算并按规定统筹安排使用，其中不超过直接费用10%的，不需要提供预算测算依据。

（二）提高间接费用比重，加大绩效激励力度

中央财政科技计划（专项、基金等）中实行公开竞争方式的研发类项目，均要设立间接费用，核定比例可以提高到不超过直接费用扣除设备购置费的一定比例：500万元以下的部分为20%，500万元至1000万元的部分为15%，1000万元以上的部分为13%。加大对科研人员的激励力度，取消绩效支出比例限制。项目承担单位在统筹安排间接费用时，要处理好合理分摊间接成本和对科研人员激励的关系，绩效支出安排与科研人员在项目工作中的实际贡献挂钩。

（三）明确劳务费开支范围，不设比例限制

参与项目研究的研究生、博士后、访问学者以及项目聘用的研究人员、科研辅助人员等，均可开支劳务费。项目聘用人员的劳务费开支标准，参照当地科学研究和技术服务业从业人员平均工资水平，根据其在项目研究中承担的工作任务确定，其社会保险补助纳入劳务费科目列支。劳务费预算不设比例限制，由项目承担单位和科研人员据实编制。

（四）改进结转结余资金留用处理方式

项目实施期间，年度剩余资金可结转下一年度继续使用。项目完成任务目标并通过验收后，结余资金按规定留归项目承担单位使用，在2年内由项目承担单位统筹安排用于科研活动的直接支出；2年后未使用完的，按规定收回。

（五）自主规范管理横向经费

项目承担单位以市场委托方式取得的横向经费，纳入单位财务统一管理，由项目承担单位按照委托方要求或合同约定管理使用。

三、完善中央高校、科研院所差旅会议管理

（一）改进中央高校、科研院所教学科研人员差旅费管理

中央高校、科研院所可根据教学、科研、管理工作实际需要，按照精简高效、厉行节约的原则，研究制定差旅费管理办法，合理确定教学科研人员乘坐交通工具等级和住宿费标准。对于难以取得住宿费发票的，中央高校、科研院所在确保真实性的前提下，据实报销城市间交通费，并按规定标准发放伙食补助费和市内交通费。

（二）完善中央高校、科研院所会议管理

中央高校、科研院所因教学、科研需要举办的业务性会议（如学术会议、研讨会、评审会、座谈会、答辩会等），会议次数、天数、人数以及会议费开支范围、标准等，由中央高校、科研院所按照实事求是、精简高效、厉行节约的原则确定。会议代表参加会议所发生的城市间交通费，原则上按差旅费管理规定由所在单位报销；因工作需要，邀请国内外专家、学者和有关人员参加会议，对确需负担的城市间交通费、国际旅费，可由主办单位在会议费等费用中报销。

四、完善中央高校、科研院所科研仪器设备采购管理

（一）改进中央高校、科研院所政府采购管理

中央高校、科研院所可自行采购科研仪器设备，自行选择科研仪器设备评审专家。财政部要简化政府采购项目预算调剂和变更政府采购方式审批流程。中央高校、科研院所要切实做好设备采购的监督管理，做到全程公开、

透明、可追溯。

（二）优化进口仪器设备采购服务

对中央高校、科研院所采购进口仪器设备实行备案制管理。继续落实进口科研教学用品免税政策。

五、完善中央高校、科研院所基本建设项目管理

（一）扩大中央高校、科研院所基本建设项目管理权限

对中央高校、科研院所利用自有资金、不申请政府投资建设的项目，由中央高校、科研院所自主决策，报主管部门备案，不再进行审批。国家发展改革委和中央高校、科研院所主管部门要加强对中央高校、科研院所基本建设项目的指导和监督检查。

（二）简化中央高校、科研院所基本建设项目审批程序

中央高校、科研院所主管部门要指导中央高校、科研院所编制五年建设规划，对列入规划的基本建设项目不再审批项目建议书。简化中央高校、科研院所基本建设项目城乡规划、用地以及环评、能评等审批手续，缩短审批周期。

六、规范管理，改进服务

（一）强化法人责任，规范资金管理

项目承担单位要认真落实国家有关政策规定，按照权责一致的要求，强化自我约束和自我规范，确保接得住、管得好。制定内部管理办法，落实项目预算调剂、间接费用统筹使用、劳务费分配管理、结余资金使用等管理权限；加强预算审核把关，规范财务支出行为，完善内部风险防控机制，强化

资金使用绩效评价，保障资金使用安全规范有效；实行内部公开制度，主动公开项目预算、预算调剂、资金使用（重点是间接费用、外拨资金、结余资金使用）、研究成果等情况。

（二）加强统筹协调，精简检查评审

科技部、项目主管部门、财政部要加强对科研项目资金监督的制度规范、年度计划、结果运用等的统筹协调，建立职责明确、分工负责的协同工作机制。科技部、项目主管部门要加快清理规范委托中介机构对科研项目开展的各种检查评审，加强对前期已经开展相关检查结果的使用，推进检查结果共享，减少检查数量，改进检查方式，避免重复检查、多头检查、过度检查。

（三）创新服务方式，让科研人员潜心从事科学研究

项目承担单位要建立健全科研财务助理制度，为科研人员在项目预算编制和调剂、经费支出、财务决算和验收等方面提供专业化服务，科研财务助理所需费用可由项目承担单位根据情况通过科研项目资金等渠道解决。充分利用信息化手段，建立健全单位内部科研、财务部门和项目负责人共享的信息平台，提高科研管理效率和便利化程度。制定符合科研实际需要的内部报销规定，切实解决野外考察、心理测试等科研活动中无法取得发票或财政性票据，以及邀请外国专家来华参加学术交流发生费用等的报销问题。

七、加强制度建设和工作督查，确保政策措施落地见效

（一）尽快出台操作性强的实施细则

项目主管部门要完善预算编制指南，指导项目承担单位和科研人员科学合理编制项目预算；制定预算评估评审工作细则，优化评估程序和方法，规范评估行为，建立健全与项目申请者及时沟通反馈机制；制定财务验收工作

细则，规范委托中介机构开展的财务检查。2016 年 9 月 1 日前，中央高校、科研院所要制定出台差旅费、会议费内部管理办法，其主管部门要加强工作指导和统筹；2016 年年底前，项目主管部门要制定出台相关实施细则，项目承担单位要制定或修订科研项目资金内部管理办法和报销规定。以后年度承担科研项目的单位要于当年制定出台相关管理办法和规定。

（二）加强对政策措施落实情况的督查指导

财政部、科技部要适时组织开展对项目承担单位科研项目资金等管理权限落实、内部管理办法制定、创新服务方式、内控机制建设、相关事项内部公开等情况的督查，对督查情况以适当方式进行通报，并将督查结果纳入信用管理，与间接费用核定、结余资金留用等挂钩。审计机关要依法开展对政策措施落实情况和财政资金的审计监督。项目主管部门要督促指导所属单位完善内部管理，确保国家政策规定落到实处。

财政部、中央级社科类科研项目主管部门要结合社会科学研究的规律和特点，参照本意见尽快修订中央级社科类科研项目资金管理办法。

各地区要参照本意见精神，结合实际，加快推进科研项目资金管理改革等各项工作。

中共中央办公厅、国务院办公厅

2016 年 7 月 31 日

国务院有关部委、有关直属机构，各省、自治区、直辖市、计划单列市财政厅（局）、科技厅（委、局），新疆生产建设兵团财务局、科技局，有关单位：

为了保障国家重点研发计划的组织实施，规范国家重点研发计划资金管理和使用，根据《国务院关于改进加强中央财政科研项目和资金管理的若干意见》（国发〔2014〕11号）、《国务院印发关于深化中央财政科技计划（专项、基金等）管理改革方案的通知》（国发〔2014〕64号）和《中共中央办公厅 国务院办公厅印发〈关于进一步完善中央财政科研项目资金管理等政策的若干意见〉的通知》，以及国家有关财经法规和财务管理制度，我们制定了《国家重点研发计划资金管理办法》。现印发给你们，请遵照执行。

财政部 科技部

2016年12月30日

国家重点研发计划资金管理办法

第一章 总则

第一条 为规范国家重点研发计划资金管理和使用，提高资金使用效益，根据《国务院关于改进加强中央财政科研项目和资金管理的若干意见》（国发〔2014〕11号）、《国务院印发关于深化中央财政科技计划（专项、基金等）管理改革方案的通知》（国发〔2014〕64号）和《中共中央办公厅 国务院办公厅印发〈关于进一步完善中央财政科研项目资金管理等政策的若干意见〉的通知》，以及国家有关财经法规和财务管理制度，结合国家重点研发计划管理特点，制定本办法。

第二条 国家重点研发计划由若干目标明确、边界清晰的重点专项组成，重点专项采取从基础前沿、重大共性关键技术到应用示范全链条一体化组织实施方式。重点专项下设项目，项目可根据自身特点和需要下设课题。重点专项实行概预算管理，重点专项项目实行预算管理。

第三条 国家重点研发计划实行多元化投入方式，资金来源包括中央财政资金、地方财政资金、单位自筹资金和从其他渠道获得的资金。中央财政资金支持方式包括前补助和后补助，具体支持方式在编制重点专项实施方案和年度项目申报指南时予以明确。

第四条 本办法主要规范中央财政安排的采用前补助支持方式的国家重点研发计划资金（以下简称"重点研发计划资金"），中央财政后补助支持方式具体规定另行制定。其他来源的资金应当按照国家有关财务会计制度和相关资金提供方的具体使用管理要求，统筹安排和使用。

第五条 重点专项项目牵头承担单位、课题承担单位和课题参与单位

（以下简称"承担单位"）应当是在中国大陆境内注册、具有独立法人资格的科研院所、高等院校、企业等。

第六条　重点研发计划资金的管理和使用遵循以下原则：

（一）集中财力，突出重点。重点研发计划资金聚焦重点专项研发任务，重点支持市场机制不能有效配置资源的公共科技活动。注重加强统筹规划，避免资金安排分散重复。

（二）明晰权责，放管结合。政府部门不再直接管理具体项目，委托项目管理专业机构（以下简称"专业机构"）开展重点专项项目资金管理。充分发挥承担单位资金管理的法人责任，完善内控机制建设，提高管理服务水平。

（三）遵循规律，注重绩效。重点研发计划资金的管理和使用，应当体现重点专项组织实施的特点，遵循科研活动规律和依法理财的要求。强化事中和事后监管，完善信息公开公示制度，建立面向结果的绩效评价机制，提高资金使用效益。

第七条　重点研发计划资金实行分级管理、分级负责。财政部、科技部负责研究制定重点研发计划资金管理制度，组织重点专项概算编制和评估，组织开展对重点专项资金的监督检查；财政部按照资金管理制度，核定批复重点专项概预算；专业机构是重点专项资金管理和监督的责任主体，负责组织重点专项项目预算申报、评估、下达和项目财务验收，组织开展对项目资金的监督检查；承担单位是项目资金管理使用的责任主体，负责项目资金的日常管理和监督。

第二章　重点专项概预算管理

第八条　重点专项概算是指对专项实施周期内，专项任务实施所需总费用的事前估算，是重点专项预算安排的重要依据。重点专项概算包括总概算和年度概算。

第九条　专业机构根据重点专项的目标和任务，编报重点专项概算，报财政部、科技部。

第十条　重点专项概算应当同时编制收入概算和支出概算，确保收支平衡。

重点专项收入概算包括中央财政资金概算和其他来源的资金概算。

重点专项支出概算包括支出总概算和年度支出概算。专业机构应当在充分论证、科学合理分解重点专项任务基础上，根据任务相关性、配置适当性和经济合理性的原则，按照任务级次和不同研发阶段编列支出概算。

第十一条　财政部、科技部委托相关机构对重点专项概算进行评估。根据评估结果，结合财力可能，财政部核定并批复重点专项中央财政资金总概算和年度概算。

第十二条　中央财政资金总概算一般不予调整。重点专项任务目标发生重大变化等导致中央财政资金总概算确需调整的，专业机构在履行相关任务调整审批程序后，提出调整申请，经科技部审核后，按程序报财政部审批。总概算不变，重点专项年度间重大任务调整等导致年度概算需要调整的，由专业机构提出申请，经科技部审核后，按程序报财政部审批。

第十三条　专业机构根据核定的概算组织项目预算申报和评估，提出项目安排建议和重点专项中央财政资金预算安排建议，项目安排建议按程序报科技部，预算安排建议按照预算申报程序报财政部。无部门预算申报渠道的专业机构，通过科技部报送。

第十四条　科技部对项目安排建议进行合规性审核。财政部结合科技部意见，按照预算管理要求向专业机构下达重点专项中央财政资金预算（不含具体项目预算），并抄送科技部。

第十五条　重点专项中央财政资金预算一般不予调剂，因概算变化等确需调剂的，由专业机构提出申请，按程序报财政部批准。

第十六条　在重点专项实施周期内，由于年度任务调整等导致专业机构当年未下达给项目牵头承担单位的资金，可以结转下一年度继续使用。由于重点专项因故中止等原因，专业机构尚未下达给项目牵头承担单位的资金，按规定上缴中央财政。

第三章　项目资金开支范围

第十七条　重点专项项目资金由直接费用和间接费用组成。

第十八条　直接费用是指在项目实施过程中发生的与之直接相关的费用。主要包括：

（一）设备费：是指在项目实施过程中购置或试制专用仪器设备，对现有仪器设备进行升级改造，以及租赁外单位仪器设备而发生的费用。应当严格控制设备购置，鼓励开放共享、自主研制、租赁专用仪器设备以及对现有仪器设备进行升级改造，避免重复购置。

（二）材料费：是指在项目实施过程中消耗的各种原材料、辅助材料等低值易耗品的采购及运输、装卸、整理等费用。

（三）测试化验加工费：是指在项目实施过程中支付给外单位（包括承担单位内部独立经济核算单位）的检验、测试、化验及加工等费用。

（四）燃料动力费：是指在项目实施过程中直接使用的相关仪器设备、科学装置等运行发生的水、电、气、燃料消耗费用等。

（五）出版/文献/信息传播/知识产权事务费：是指在项目实施过程中，需要支付的出版费、资料费、专用软件购买费、文献检索费、专业通信费、专利申请及其他知识产权事务等费用。

（六）会议/差旅/国际合作交流费：是指在项目实施过程中发生的会议费、差旅费和国际合作交流费。在编制预算时，本科目支出预算不超过直接费用预算10%的，不需要编制测算依据。承担单位和科研人员应当按照实事求是、精简高效、厉行节约的原则，严格执行国家和单位的有关规定，统筹安排使用。

（七）劳务费：是指在项目实施过程中支付给参与项目的研究生、博士后、访问学者以及项目聘用的研究人员、科研辅助人员等的劳务性费用。

项目聘用人员的劳务费开支标准，参照当地科学研究和技术服务业从业人员平均工资水平，根据其在项目研究中承担的工作任务确定，其社会保险补助纳入劳务费科目开支。劳务费预算应据实编制，不设比例限制。

（八）专家咨询费：是指在项目实施过程中支付给临时聘请的咨询专家的费用。专家咨询费不得支付给参与本项目及所属课题研究和管理的相关工作人员。专家咨询费的管理按照国家有关规定执行。

（九）其他支出：是指在项目实施过程中除上述支出范围之外的其他相关支出。其他支出应当在申请预算时详细说明。

第十九条 间接费用是指承担单位在组织实施项目过程中发生的无法在直接费用中列支的相关费用。主要包括：承担单位为项目研究提供的房屋占用，日常水、电、气、暖消耗，有关管理费用的补助支出，以及激励科研人员的绩效支出等。

第二十条 结合承担单位信用情况，间接费用实行总额控制，按照不超过课题直接费用扣除设备购置费后的一定比例核定。具体比例如下：

（一）500 万元及以下部分为 20%；

（二）超过 500 万元至 1000 万元的部分为 15%；

（三）超过 1000 万元以上的部分为 13%。

第二十一条 间接费用由承担单位统筹安排使用。承担单位应当建立健全间接费用的内部管理办法，公开透明、合规合理使用间接费用，处理好分摊间接成本和对科研人员激励的关系。绩效支出安排应当与科研人员在项目工作中的实际贡献挂钩。

课题中有多个单位的，间接费用在总额范围内由课题承担单位与参与单位协商分配。承担单位不得在核定的间接费用以外，再以任何名义在项目资金中重复提取、列支相关费用。

第四章 项目预算编制与审批

第二十二条 重点专项项目预算由收入预算与支出预算构成。项目预算由课题预算汇总形成。

（一）收入预算包括中央财政资金和其他来源资金。对于其他来源资金，应充分考虑各渠道的情况，并提供资金提供方的出资承诺，不得使用货币资金之外的资产或其他中央财政资金作为资金来源。

（二）支出预算应当按照资金开支范围确定的支出科目和不同资金来源分别编列，并对各项支出的主要用途和测算理由等进行详细说明。

第二十三条 重点专项项目不得在预算申报前先行设置控制额度，可在重点专项年度申报指南中公布重点专项概算。

项目实行两轮申报的，预申报环节时，项目申报单位提出所需专项资金预算总额；正式申报环节时，专业机构综合考虑重点专项概算、项目任务设置、预申报情况以及专家建议等，组织项目申报单位编报预算。

项目实行一轮申报的，按照正式申报环节要求组织编报预算。

第二十四条 项目申报单位应当按照政策相符性、目标相关性和经济合理性原则，科学、合理、真实地编制预算，对仪器设备购置、参与单位资质及拟外拨资金进行重点说明，并申明现有的实施条件和从单位外部可能获得的共享服务。项目申报单位对直接费用各项支出不得简单按比例编列。

第二十五条 专业机构委托相关机构开展项目预算评估。预算评估机构应当具有丰富的国家科技计划预算评估工作经验、熟悉国家科技计划和资金管理政策、建立了相关领域的科技专家队伍支撑、拥有专业的预算评估人才队伍等。

第二十六条 预算评估应当按照规范的程序和要求，坚持独立、客观、公正、科学的原则，对项目以及课题申报预算的政策相符性、目标相关性和经济合理性进行评估。

预算评估过程中不得简单按比例核减直接费用预算，同时应当建立健全与项目申报单位的沟通反馈机制。

第二十七条　专业机构根据预算评估结果，提出重点专项项目预算安排建议，并予以公示。

第二十八条　专业机构根据财政部下达的重点专项预算和科技部对项目安排建议的审核意见，向项目牵头承担单位下达重点专项项目预算，并与项目牵头承担单位签订项目任务书（含预算）。

项目任务书（含预算）是项目和课题预算执行、财务验收和监督检查的依据。项目任务书（含预算）应以项目预算申报书为基础，突出绩效管理，明确项目考核目标、考核指标及考核方法，明晰各方责权，明确课题承担单位和参与单位的资金额度，包括其他来源资金和其他配套条件等。

第五章　项目预算执行与调剂

第二十九条　专业机构应当按照国库集中支付制度规定，及时办理向项目牵头承担单位支付年度项目资金的有关手续。实行部门预算批复前项目资金预拨制度。

项目牵头承担单位应当根据课题研究进度和资金使用情况，及时向课题承担单位拨付资金。课题承担单位应当按照研究进度，及时向课题参与单位拨付资金。课题参与单位不得再向外转拨资金。

逐级转拨资金时，项目牵头承担单位或课题承担单位不得无故拖延资金拨付，对于出现上述情况的单位，专业机构将采取约谈、暂停项目后续拨款等措施。

第三十条　承担单位应当严格执行国家有关财经法规和财务制度，切实履行法人责任，建立健全项目资金内部管理制度和报销规定，明确内部管理权限和审批程序，完善内控机制建设，强化资金使用绩效评价，确保资金使用安全规范有效。

第三十一条　承担单位应当建立健全科研财务助理制度，为科研人员在项目预算编制和调剂、资金支出、财务决算和验收方面提供专业化服务。

第三十二条　承担单位应当将项目资金纳入单位财务统一管理，对中央财政资金和其他来源的资金分别单独核算，确保专款专用。按照承诺保证其他来源的资金及时足额到位。

第三十三条　承担单位应当建立信息公开制度，在单位内部公开项目立项、主要研究人员、资金使用（重点是间接费用、外拨资金、结余资金使用等）、大型仪器设备购置以及项目研究成果等情况，接受内部监督。

第三十四条　承担单位应当严格执行国家有关支出管理制度。对应当实行"公务卡"结算的支出，按照中央财政科研项目使用公务卡结算的有关规定执行。对于设备费、大宗材料费和测试化验加工费、劳务费、专家咨询费等，原则上应当通过银行转账方式结算。对野外考察、心理测试等科研活动中无法取得发票或者财政性票据的，在确保真实性的前提下，可按实际发生额予以报销。

第三十五条　承担单位应当严格按照资金开支范围和标准办理支出，不得擅自调整外拨资金，不得利用虚假票据套取资金，不得通过编造虚假劳务合同、虚构人员名单等方式虚报冒领劳务费和专家咨询费，不得通过虚构测试化验内容、提高测试化验支出标准等方式违规开支测试化验加工费，不得随意调账变动支出、随意修改记账凭证，严禁以任何方式使用项目资金列支应当由个人负担的有关费用和支付各种罚款、捐款、赞助、投资等。

第三十六条　承担单位应当按照下达的预算执行。项目在研期间，年度剩余资金结转下一年度继续使用。预算确有必要调剂时，应当按照以下调剂范围和权限，履行相关程序；

（一）项目预算总额调剂，项目预算总额不变、课题间预算调剂，课题预算总额不变、课题参与单位之间预算调剂以及增减参与单位的，由项目牵头承担单位或课题承担单位逐级向专业机构提出申请，专业机构审核评估后，按有关规定批准。

（二）课题预算总额不变，课题直接费用中材料费、测试化验加工费、燃料动力费、出版/文献/信息传播/知识产权事务费、其他支出预算如需调剂，课题负责人根据实施过程中科研活动的实际需要提出申请，由课题承担单位批准，报项目牵头承担单位备案。设备费、差旅/会议/国际合作交流费、劳务费、专家咨询费的预算一般不予调增，需调减用于课题其他直接支出的，可按上述程序办理调剂审批手续；如有特殊情况确需调增的，由项目（课题）负责人提出申请，经项目牵头承担单位同意后，报专业机构批准。

（三）课题间接费用预算总额不得调增，经课题承担单位与课题负责人协商一致后，可以调减用于直接费用。

第三十七条 项目牵头承担单位应当在每年的 4 月 20 日前，审核课题上年度收支情况，汇总形成项目年度财务决算报告，并报送专业机构。决算报告应当真实、完整，账表一致。

项目资金下达之日起至年度终了不满三个月的项目，当年可以不编报年度财务决算，其资金使用情况在下一年度的年度决算报告中编制反映。

第三十八条 项目实施过程中，行政事业单位使用中央财政资金形成的固定资产属于国有资产，应当按照国家有关国有资产管理的规定执行。企业使用中央财政资金形成的固定资产，按照《企业财务通则》等相关规章制度执行。

承担单位使用中央财政资金形成的知识产权等无形资产的管理，按照国家有关规定执行。

使用中央财政资金形成的大型科学仪器设备、科学数据、自然科技资源等，按照规定开放共享。

第三十九条　项目或课题因故撤销或终止，项目牵头承担单位或课题承担单位财务部门应当及时清理账目与资产，编制财务报告及资产清单，报送专业机构。专业机构组织清查处理，确认并回收结余资金（含处理已购物资、材料及仪器设备的变价收入），统筹用于重点专项后续支出。

第六章　项目财务验收

第四十条　项目执行期满后，项目牵头承担单位应当及时组织课题承担单位清理账目与资产，如实编制课题资金决算。项目牵头承担单位审核汇总后向专业机构提出财务验收申请。

财务验收申请应当在项目执行期满后的三个月内提出。

第四十一条　专业机构按照有关规定组织财务验收。财务验收前，应当选择符合要求的会计师事务所进行财务审计，财务审计报告是财务验收的重要依据。

财务验收工作应当在项目牵头承担单位提出财务验收申请后的六个月内完成。

在财务验收前，专业机构应按照项目任务书的规定检查承担单位的科技报告呈交情况，未按规定呈交的，应责令其补交科技报告。

第四十二条　财务验收应当按项目组织，以项目下设的课题为单元开展和出具财务验收结论，综合形成项目财务验收意见，并告知项目牵头承担单位。

第四十三条　存在下列行为之一的，不得通过财务验收：

（一）编报虚假预算，套取国家财政资金；

（二）未对重点研发计划资金进行单独核算；

（三）截留、挤占、挪用重点研发计划资金；

（四）违反规定转拨、转移重点研发计划资金；

（五）提供虚假财务会计资料；

（六）未按规定执行和调剂预算；

（七）虚假承诺其他来源的资金；

（八）资金管理使用存在违规问题拒不整改；

（九）其他违反国家财经纪律的行为。

第四十四条　课题承担单位应当在财务验收完成后一个月之内及时办理财务结账手续。

完成课题任务目标并通过财务验收，且承担单位信用评价好的，结余资金在财务验收完成起两年内由承担单位统筹安排用于科研活动的直接支出；两年后结余资金未使用完的，上缴专业机构，统筹用于重点专项后续支出。

未通过财务验收或整改后通过财务验收的课题，或承担单位信用评价差的，结余资金由专业机构收回，统筹用于重点专项后续支出。

第四十五条　专业机构应当在财务验收完成后一个月内，将财务验收相关材料整理归档，并将验收结论报科技部备案。验收结论应当按规定向社会公开。

第四十六条　科技部对财务审计和财务验收进行随机抽查。对财务审计，重点抽查审计依据充分性、结论可靠性、审计工作质量及对重大违规问题的披露情况；对财务验收，重点抽查验收程序规范性、依据充分性、结论可靠性和项目结余资金管理情况。

第七章　监督检查

第四十七条　财政部、科技部、相关主管部门、专业机构和承担单位应当根据职责和分工，建立覆盖资金管理使用全过程的资金监督检查机制。监督检查应当加强统筹协调，加强信息共享，避免交叉重复。

第四十八条　科技部、财政部应当根据重点研发计划资金监督检查年度计划和实施方案，通过专项检查、专项审计、年度报告分析、举报核查、绩效评价等方式，对专业机构内部管理、重点专项资金管理使用规范性和有效性进行监督检查，对承担单位法人责任和内部控制、项目资金拨付的及时性、项目资金管理使用规范性、安全性和有效性等进行抽查。

第四十九条　相关主管部门应当督促所属承担单位加强内控制度和监督制约机制建设、落实重点专项项目资金管理责任，配合财政部、科技部开展监督检查和整改工作。

第五十条　专业机构应当组织开展对重点专项资金的管理和监督，并配合有关部门开展监督检查；对监督检查中发现问题较多的承担单位，采取警示、指导和培训等方式，加强对承担单位的事前风险预警和防控。

专业机构应当在每年末总结当年的重点专项资金管理和监督情况，并报科技部备案。

第五十一条　承担单位应当按照本办法和国家相关财经法规及财务管理规定，完善内部控制和监督制约机制，加强支撑服务条件建设，提高对科研人员的服务水平，建立常态化的自查自纠机制，保证项目资金安全。

项目牵头承担单位应当加强对课题承担单位的指导和监督，积极配合有关部门和机构的监督检查工作。

第五十二条　承担单位在预算编报、资金拨付、资金管理和使用、财务验收、监督检查等环节存在违规行为的，应当严肃处理。科技部、财政部、专业机构视情况轻重采取约谈、通报批评、暂停项目拨款、终止项目执行、追回已拨资金、阶段性或永久取消项目承担者项目申报资格等措施，并将有关结果向社会公开。涉嫌犯罪的，移送司法机关处理。

监督检查和验收过程中发现重要疑点和线索需要深入核查的，科技部、财政部可以移交相关单位的主管部门。主管部门应当按照有关规定和要求及时进行核查，并将核查结果及处理意见反馈科技部、财政部。

第五十三条　经本办法第五十二条规定做出正式处理，存在违规违纪和违法且造成严重后果或恶劣影响的责任主体，纳入科研严重失信行为记录，加强与其他社会信用体系衔接，实施联合惩戒。

第五十四条　重点研发计划资金管理实行责任倒查和追究制度。财政部、科技部及其相关工作人员在重点专项概预算审核下达，专业机构及其相关工作人员在重点专项项目资金分配等环节，存在违反规定安排资金或其他滥用职权、玩忽职守、徇私舞弊等违法违纪行为的，按照《预算法》《公务员法》《行政监察法》《财政违法行为处罚处分条例》等有关规定追究相关单位和人员的责任，涉嫌犯罪的，移送司法机关处理。

第五十五条　科技部、财政部按照信用管理相关规定，对专业机构、承担单位、项目（课题）负责人、评估机构、会计师事务所、咨询评审专家等参与资金管理使用的行为进行记录和信用评价。

相关信用记录是重点研发计划项目预算核定、结余资金管理、监督检查、专业机构遴选和调整等的重要依据。信用记录与资金监督频次挂钩，对于信用好的机构和人员，可减少或在一定时期内免除监督检查；对于信用差的，应当作为监督检查的重点，加大监督检查频次。

第八章　附则

第五十六条　管理要求另有规定的重点专项按有关规定执行。

第五十七条　本办法自发布之日起施行。2015 年 7 月 7 日财政部、科技部颁布的《关于中央财政科技计划管理改革过渡期资金管理有关问题的通知》（财教〔2015〕154 号）和 2016 年 4 月 18 日财政部办公厅、科技部办公厅颁布的《关于国家重点研发计划重点专项预算管理有关规定（试行）的通知》（财办教〔2016〕25 号）同时废止。

关于进一步做好中央财政科研项目资金管理等政策贯彻落实工作的通知

为了进一步做好《中共中央办公厅　国务院办公厅印发〈关于进一步完善中央财政科研项目资金管理等政策的若干意见〉的通知》（以下简称《若干意见》）贯彻落实工作，促进中央财政科研项目资金管理改革举措落地生根，切实增强科研人员改革"成就感""获得感"，现就有关问题通知如下：

一、提高思想认识，强化责任担当

《若干意见》是加快推进科技领域"放管服"改革、完善财政科研项目资金管理的重要举措，对于促进形成充满活力的科技管理和运行机制、激发广大科研人员创新创造活力具有十分重要的意义。各部门、各单位要进一步提高思想认识，全面深入学习，准确把握文件精神和具体要求，切实增强做好贯彻落实工作的责任感和紧迫感。项目主管部门要加强统筹协调，督促和指导所属单位落实好相关政策。中央高校、科研院所等相关单位要切实履行法人责任，加快制度建设，完善内控机制，规范工作流程，创新服务方式，确保下放的管理权限"接得住、管得好"。

二、细化政策措施，狠抓政策执行

（一）加快制度建设

项目承担单位应当结合本单位实际，抓紧制定和完善项目预算调剂、间接费用统筹使用、劳务费分配管理、结余资金使用、科研财务助理岗位设立、内部信息公开公示等内部管理办法。对于督查或自查中发现未在规定时间出台制度的单位，应当逐项对照、查漏补缺，务必于3月底前完成整改。

各单位在制定制度时，应当严格按照本单位内部决策程序开展工作，有关制度应当以单位正式文件形式印发，并在单位内部以适当的方式公开。各项制度应当做到权责明确、流程清晰、操作性强、务实管用。各项制度以及中央高校、科研院所按规定制定的差旅会议内部管理办法，应当作为预算编制、评估评审、经费管理、审计检查、财务验收等工作依据。

项目主管部门应当尽快完善预算编制指南，制定预算评估评审和财务验收工作细则等具体操作规范。

（二）大力推进信息公开

项目承担单位应当完善内部信息公开制度，明确单位内部信息公开的责任主体、程序、方式、范围和期限等，除涉密信息外，财政科研项目预决算、预算调剂、资金使用（重点是间接费用、外拨资金、结余资金使用）、研究成果等情况均应以适当方式在单位内部公开。要充分运用信息公开的手段，加强内部监督和管理。

（三）细化、完善劳务费和间接费用管理

项目承担单位应当建立健全劳务费管理办法，进一步细化访问学者、项目聘用研究人员的管理要求，规范对访问学者、项目聘用研究人员的资格认定、审批或备案、公开公示程序，明确管理责任，细化岗位设立、工作协议、劳务费标准和发放办法等日常管理规定。项目聘用研究人员应当为项目承担单位通过劳务派遣方式或者签订劳动合同、聘用协议等方式为项目聘用的研究人员（包括退休人员）。

项目承担单位应当建立健全间接费用管理办法，进一步明确间接费用分配原则和流程，完善绩效考核办法，以及绩效支出与科研人员在项目工作中的实际贡献挂钩的机制，妥善处理合理分摊间接成本和对科研人员激励的关系。中央高校、科研院所等事业单位在安排绩效支出时，应当符合事业单位绩效工资管理有关规定。

（四）加强结余资金统筹管理

对于完成任务目标并一次性通过验收的项目，验收结论确定的结余资金全部留归项目承担单位使用，由其统筹用于本单位科研活动的直接支出。2年后（自验收结论下达后次年的1月1日起计算）结余资金未用完的，按规定原渠道收回。未一次性通过验收的项目，结余资金按规定原渠道收回。

项目承担单位应当认真落实结余资金使用管理权限，加强结余资金统筹管理，在内部管理办法中明确具体统筹方式和管理要求，提高科研项目资金使用效益，激发科研人员创新创造活力。

（五）做好在研项目政策衔接

《若干意见》发布时，已进入结题验收环节的项目，继续按照原政策执行，不作调整；尚在执行环节的项目，由项目承担单位统筹考虑本单位实际情况，与科研人员特别是项目负责人充分协商后，在项目预算总额不变的前提下，自主决定是否执行新规定。

（六）规范会计师事务所开展的财务审计

项目主管部门制定财务验收工作细则，明确科研项目财务验收的责任主体、主要内容、程序规范等。加强对承接科研项目财务审计委托任务的会计师事务所的指导和培训，提高其政策理解和把握能力，促进提升财务审计工作质量。按照政府采购法的有关要求，规范对承接科研项目财务审计委托任务的会计师事务所选聘程序，完善信用管理体系，会同财政部门对严重违规会计师事务所的严重不良信用记录记入"黑名单"。

中国注册会计师协会制定科研项目财务审计操作指引，明确会计师事务所从事科研项目财务审计工作要求和技术规范，将科研项目财务审计纳入执业质量检查范围。会计师事务所应当建立健全相关质量控制机制，切实提升服务能力和审计质量。

三、发挥部门作用，加强统筹指导

各部门、各单位应当进一步加大宣传培训力度，在官方网站开辟专栏，系统、集中登载中央财政科研项目资金管理有关政策文件及解读，及时发布本部门、本单位制定的相关管理办法。加大对财务人员、科研财务助理、科研人员等相关人员的培训力度。同时，加强对中央财政科研项目资金的事中事后监管，严肃查处违法违纪问题。

项目主管部门应当结合本部门实际情况，对共性问题统筹研究，提出解决方案或指导意见。加强对本部门所属高校、科研院所等单位落实《若干意见》的跟踪指导，及时总结典型做法，并予以推广。

财政部、科技部将持续跟踪改革进展，建立中央财政科研项目资金管理改革等政策落实情况的督查机制、通报机制。有关通报和督查结果将纳入信用管理，与中央高校管理改革等绩效拨款、间接费用核定、结余资金留用等挂钩。

财政部　科技部　教育部　发展改革委

2017 年 3 月 3 日

一、总则

第一条 针灸临床研究管理规范（简称《规范》）是针灸临床研究设计、实施、报告与相关机构、人员管理，以及受试者权益保障的标准规定。

第二条 适用于所有类型的针灸临床研究。

第三条 根据针灸学科特点，参照《临床试验管理规范》（ICH-GCP）中国《药物临床试验质量管理规范》《医疗器械临床试验规定》等制定。

第四条 目的在于通过规范针灸临床研究过程中的行为，保证最终针灸临床研究结果真实、结论可靠，成为高质量的临床研究证据。

第五条 基本原则：

（一）充分注重针灸个体化诊疗、复杂干预、医患互动、鼓励医患心理配合的临床特点和文化特征；注重中医针灸经络腧穴、刺灸方法的理论体系，鼓励针灸新学说、新方法的应用。

（二）应当充分认识针灸诊疗方案以临床实践为基础，从"效果"到"效力"的特殊过程，特别关注真实世界临床研究。

（三）针灸临床研究以干预性研究为主体，还包括诊断性、预后与针灸卫生经济学研究等所有类型的针灸临床研究。针灸干预是各类临床研究的基础。

（四）所有的针灸临床研究都应有明确、详细描述的研究方案。要提高针灸临床研究的透明化，以保证研究的公允性和公认度。

（五）针灸临床研究的实施应当遵循事先已经得到研究机构审查委员会（IRB）/独立的伦理委员会（IEC）批准/赞成的研究方案。每一个受试者应当在参加临床研究前获得知情同意书。

（六）一名合格针灸研究人员的职责永远是在自身良好专业知识的基础上，基于目前最佳临床研究证据、患者意愿，选择诊疗方案，专心审慎地提供针灸治疗。

（七）实施针灸临床研究的每一个人都应当在受教育、培训和经验方面有资格完成他或她的预期研究（或医疗）。

（八）所有针灸临床研究资料的记录、储存和分析利用方式都应能保证资料的准确解释、核对和报告。

（九）应对可能鉴别对象身份的记录进行保密性保护，依照适用的管理要求尊重隐私和保密规定。

二、受试者的权益保障

第六条　针灸临床研究都必须符合世界医学大会《赫尔辛基宣言》临床研究伦理，以及医学伦理的基本原则，在公正、尊重人格的前提下，力求使受试者最大程度受益和尽可能避免伤害。

第七条　针灸临床研究方案应当通过独立的伦理委员会审查和批准。伦理委员会应由至少五名委员分别从事医学、非医学专业工作者与法律工作者、患者代表等组成，并包括不同性别人员。其中包括至少一名针灸专业人员，以委员或独立顾问身份参与。

第八条　针灸临床研究必须在获得伦理委员会审批同意后方可实施。在研究过程中，应依照伦理委员会的要求，及时提交对研究方案的修改，发生严重不良事件应及时报告伦理委员会及相关部门；如果在临床研究中出现严重不良事件应在 24 小时之内向伦理委员会报告。

第九条　提供给受试者的书面知情同意书应当包括但不限于以下内容：针灸临床研究目的、临床治疗和随机分配到各种治疗的可能性、受试者的责任；临床研究可能带给受试者的不方便或不良反应；可预见的合理收益、不存在预期的临床受益时，受试者可能得到的可替代治疗程序或过程，以及受试者可以拒绝参加研究，或在任何时候退出研究而不会受到处罚或损失本来受试者有权利得到的治疗。

第十条　在受试者参加针灸临床研究之前，受试者和 / 或法定代理人应签署知情同意书并注明日期。

第十一条　对于利用临床病历、相关数据库资料等开展的真实世界临床研究，也要经伦理委员会的审核批准。特别关注患者隐私的保护，知情同意书的获取可参照医学伦理的要求进行。

三、研究设计

第十二条　针灸临床研究设计必须符合科学规范。

第十三条　针灸临床研究的设计应当充分尊重针灸个体诊疗、复杂干预、操作技术等特征，借鉴临床流行病学、循证医学的原则和方法，关注真实世界临床研究复杂范式的思路和新方法。

第十四条 针灸临床研究设计包括医学设计、统计设计与伦理设计和管理设计。根据针灸临床研究的特点，应特别关注医生与患者依从性、偏倚分析与其控制、操作者培训与实施过程的质量控制等。

第十五条 针灸临床研究的医学设计首先要明确研究目的，以解决临床实际问题为切入点，在充分吸纳前人经验的基础上，根据以往研究建立合适的工作假说。工作假说建立要有充分的临床实践与研究证据。

第十六条 根据临床干预方案的成熟度，将针灸临床研究分为不同的研究阶段。采取阶梯递进的研究模式，选用观察性研究设计、试验性研究设计或真实世界的临床研究设计等，使研究证据不断提升。

第十七条 各研究阶段的设计要根据临床研究要素，以及影响针灸效应的穴位或刺激部位、刺激方法，以及人体状态等因素，合理选择设计方案。尤其要审慎选择合适、有效的对照组。

第十八条 统计设计要充分考虑设计的科学性和逻辑性，保障研究结果的真实性。在设计对数据管理（或电子数据管理）和分析的全过程中，充分考虑针灸操作者盲法实施、穴位或部位特性、针灸效应与人体状态相关等因素，对设计类型、样本含量及评估指标数据收集的影响。

第十九条 伦理设计要充分考虑受试者的权益得到有效保障，深入分析受试者的受益与潜在风险，在对晕针、局部出血等不良事件制定相应处理措施的同时，尤其要针对可能出现的严重不良事件，设计相应的处理预案。

第二十条 研究者和受试者的依从性是影响针灸临床研究质量的重要因素。在临床研究管理设计中，通过强化研究者的培训和监督、加强对受试者的宣传和教育、改善就医环境等措施，保障和提高依从性。

第二十一条 针灸是一种医患互动的干预方法，在研究设计中，要充分考虑影响针灸临床研究结果真实性的复杂因素，并根据不同的设计类型，对可能产生的偏倚进行全面分析，提出针对性的控制方法。

四、临床研究方案

第二十二条　针灸临床研究开始前，研究者与研究发起人应共同商定研究目标和研究内容及研究设计等，制定研究方案，签署研究合同书，经伦理委员会审查批准后实施。

第二十三条　针灸临床研究方案要在针灸临床研究注册登记部门进行登记注册，向社会公布研究方案的目的和主要内容。建议已经登记注册的针灸临床研究方案在相关杂志发表，增加临床研究的透明化。

第二十四条　针灸临床研究方案应至少包含以下内容：

（一）研究题目；

（二）研究发起人、研究负责人、研究参加单位（含承担单位和参加单位）、统计单位及其负责人、数据管理单位及其负责人、监查单位及其负责人；

（三）研究摘要；

（四）研究背景；

（五）研究目的；

（六）研究者的姓名、资质及研究场所；

（七）研究设计类型；

（八）样本量及其计算依据；

（九）受试者；

（十）干预措施／暴露因素与对照措施／合并治疗；

（十一）结局指标和评价方法；

（十二）不良事件；

（十三）研究流程图；

（十四）观察周期、随访时间和保证受试者依从性的措施；

（十五）完成、中止研究的标准；

（十六）质量保证与质量控制；

（十七）数据管理计划；

（十八）统计分析计划；

（十九）受试者权益保障措施；

（二十）参考文献。

第二十五条　研究启动后临床研究方案不得随意修改。重大修改须经伦理委员会批准，修改后方案要在发起人处备案。

第二十六条　针灸临床研究要制定研究者手册（IB）与受试者手册。研究者手册是对研究方案、培训方案，以及临床研究中有关的临床资料和非临床资料的汇编。受试者手册是向受试者介绍和说明所参与临床研究的基本情况、参与内容，以及受试者的义务与权益等。

研究者手册应至少包含以下内容：

（一）版本编号、发布日期；

（二）研究背景；

（三）目标与内容；

（四）研究任务分工及联系方式；

（五）各类操作规范（SOP），如：研究病例及 CRF 填写的 SOP（含指标及术语解释等），操作的 SOP（含针灸操作、仪器操作等视频、图像、文档等形式的资料），质量控制培训的 SOP，标本管理的 SOP（含标本检测、运输等）；

（六）各类研究人员的培训、考核安排，以及多媒体培训教材；

（七）附件：研究方案，临床观察表（CRF），培训教材（多媒体），参考文献。

第二十七条　受试者手册可包含以下内容：

（一）研究背景；

（二）研究内容介绍、研究者受益与风险分析；

（三）受试者的权利与义务；

（四）受试者日记卡填写的 SOP；

（五）附件：知情同意书，受试者日记卡，科普宣传内容。

五、相关人员的资格与职责

第二十八条　针灸临床研究相关人员包括了研究负责人、临床研究者、针灸操作者、结局评估者、科研助理、统计人员、质量管理人员、数据管理人员、财务人员，以及研究管理人员等。

第二十九条　针灸临床研究相关人员均应具备基本的科研素养，认真严谨的态度，高度的责任心，实事求是的精神；并经过系统的针灸临床研究方法培训，取得相应的资格认定。

第三十条　参加研究的各类人员都应当具有相应专业技术职务任职和执业资格，获得所在医疗机构或主管单位的同意，能保证有充分的时间在方案规定的期限内实施临床研究，保证按照方案执行。所有人员均需接受规定的专门培训并通过考核。签署科研诚信尽责承诺书。

第三十一条　研究负责人是研究的直接责任人，应负责组织制定研究设计、起草研究方案、编制研究者手册、组织相关培训、协调研究中心、督促研究方案执行，负责解决研究中的问题，并适时对研究方案进行评估和调整，制定人员激励与考核制度，负责与发起人和相关部门沟通，以及依法执行预算等，保证研究顺利开展；撰写研究报告。

第三十二条　研究秘书应在研究负责人的管理下，具体负责针灸临床研究的组织和实施工作。其职责包括临床研究的启动及各种会议的组织、临床研究医院的筛选和确定、各临床医院的沟通和协调、临床研究的进度管理、质量管理、物资管理与分发、研究档案管理，以及经费预算执行等。

第三十三条　研究者与操作者应及时处理各种不良事件。严重不良事件的报告应按照国家相关法规要求及时报告相关部门及伦理委员会，同时应及时报告研究负责人，必要时向研究发起人汇报。

第三十四条　研究者要保证将研究数据真实、准确、完整、及时、合法地载入病历和病例报告表。

第三十五条　操作者要相对固定，熟悉操作的各种规程和程序，熟练掌握针灸操作的相关细节和参数，接受监查人员的一致性监查。

第三十六条　结局评估者要坚持公正、规范、科学、严谨的原则，不打听临床研究的分组，保证测量结果真实准确；应由不参与干预实施，不了解试验分组，但具有相关专业资质的人员担任。

第三十七条　数据管理人员（数据管理员、程序员、医学编码人员、质量控制人员和录入员等）应根据其岗位和职责的要求，参加相关的培训并具备相应的资质，以保证数据管理按照标准化流程操作。

第三十八条　统计分析人员应由专业生物统计学人员或经过系统的统计方法培训的人员承担，以确保统计分析方法的规范性和统计结果的正确性。统计分析人员应全程参与临床研究。

第三十九条　临床研究协调员是指经研究者授权并接受相关培训后，在临床研究中协助研究者进行非医学性判断的事务性工作人员。其职责包括临床研究前的准备、与受试者沟通、与研究者保持联系、受试者筛选与登记、研究进度管理、CRF 填写与核查、数据录入、实验室检查标本与结果管理、不良事件追踪、报告与处理、研究物资管理，以及相关文件管理等。

第四十条　临床研究的财务人员由临床研究承担单位的财务工作人员担任。其职责是确保临床研究严格按照研究经费出资方的原则和相应的管理规定进行管理。

第四十一条　研究管理人员应由临床研究承担单位相关科研管理部门的人员担任。其职责是协助研究负责人进行组织协调、指导与督促临床研究按照相关规定实施、监督研究经费的合理合规使用，以及研究成果的发布与交流。

第四十二条　临床研究承担部门要有独立的监查员。监查员应具有高度责任感，严格按照监查计划和操作规程，对所有纳入受试者进行监查，重点监查针灸方案执行的真实性、规范性和依从性。每次监查后应向研究负责人递交书面报告并及时反馈研究中的问题，并主动接受稽查和视察。

第四十三条　稽查员由发起人委派或指定，负责对临床研究实施进行系统性检查，以评价研究是否按照设计方案、标准操作规程以及相关法规要求进行，研究数据是否及时、真实、准确、完整地记录，对监查员工作进行评估和指导。

第四十四条　研究发起人可组织视察员对整个临床研究工作进行全面或重点的检查、评估和指导。在每次视察后要形成书面报告，提交发起部门和研究负责人。

六、组织管理

第四十五条　针灸临床研究可由管理部门、医院或临床科室等组织机构发起。发起的组织应以任务书或合同形式，确定研究立项，提出针灸临床研究目的，选聘研究主要负责人、批准研究方案、监督研究进展和评估研究结果、提供研究经费。

第四十六条 针灸临床研究一般均经过：①项目立项；②研究队伍组建；③研究设计与研究方案制定；④组织培训考核；⑤临床预研究；⑥临床研究实施；⑦数据管理；⑧质量管理；⑨数据统计分析；⑩形成研究报告；⑪临床研究结束；⑫研究论文发表等一系列过程。

第四十七条 多中心管理。多中心针灸临床研究，应高度关注中心效应的发生，要尽量选择医疗条件、医生资历、技术水平、检验检测设备条件，以及科研管理制度、能力基本相当的中心；对各中心进行针灸临床研究资质认证；对各中心人员进行统一的培训和考核，并进行一致性检验；要充分利用信息网络、电话、视频等工具，对各中心的工作进展、人员培训、有关难点解决等进行交流和指导；要尽量选择研究制度健全、研究经验丰富、研究能力强、愿意参加研究、有保障的临床研究单位作为分中心；鼓励各承担针灸临床研究单位，健全研究机构、管理制度，培养针灸临床研究的多学科融合的队伍，争取成为合格的针灸临床研究基地。

第四十八条 研究合同管理。所有涉及临床协作的活动，均应签署研究合同／协议书，明确研究任务及各方的权利和义务。所有合同／协议书必须按照相关规定进行存档和备份。

第四十九条 经费管理内容应当列入研究主要负责人和医疗机构／研究者之间的协议中，应符合国家相关政策法规对相应研究经费预算和使用的要求，建立独立的财务账户，并由专门财务人员对经费的使用进行日常管理与记录。

第五十条 建立档案管理制度。在研究期间，应要求研究者对涉及临床研究的所有资料（如影像、图像、录音、文本、电子文档等）进行编号后于独立文件柜存放，并定期整理。在质量管理过程中应对档案管理情况进行检查。应当确保在方案中或其他书面协议中说明，允许相关的监查员、稽查员、伦理委员会成员和管理部门直接查看原始数据。在研究结束后，所有资料应至少保存 5 年。

第五十一条　建立知识产权管理制度。针对研究中所形成的专利、论文、成果等的知识产权持有人、论文作者、共同作者、通讯作者等，均要在研究开始前作出规定，并形成各相关人签字的文件。

七、质量管理

第五十二条　针灸临床研究质量管理是通过制定与实施临床研究过程中操作、数据产生、记录，以及报告计划的系统活动与在临床研究过程中对所采取的操作技术和活动，符合质量要求的查证来进行的。针灸的操作、结局评估与记录等是针灸临床研究质量管理的重点。

第五十三条　针灸操作培训的质量管理是针灸临床质量保障的关键环节。培训要有详细的操作培训教材，利用视频、图像等多种形式，讲解操作要点，并组织所有研究者和操作者，以及质量控制人员现场培训与临床实践。要组织培训的考核与一致性检验，只有通过培训考核的人员，才有资格参加研究的实施。

第五十四条　如发现操作者或结局评价者偏离研究方案，研究负责人应暂停相关人员的研究工作，并尽快组织其进行再次培训和考核，保证研究过程按照研究方案执行。

第五十五条　针灸临床研究按照实际情况可采用三级质量管理。其内容应包含研究过程的伦理资料检查、操作与记录的一致性、及时性以及准确性；操作的方案依从性、受试者真实性、干预实施者、结局评价者资质及评价过程、研究档案保存、研究数据溯源等内容。

第五十六条　各级质量控制人员均应事先制定质量控制计划并依照质量

控制计划进行常规检查或重点抽查，撰写报告、反馈质控结果，并追踪整改情况。

八、数据管理与统计分析

第五十七条　数据管理是临床研究中质量控制的重要环节，针灸临床研究要根据研究目的和设计方案选择适合的数据管理方法，以确保数据的可靠、完整和准确。

第五十八条　数据管理工作应当贯穿临床研究始终。数据管理工作一般包括 CRF 设计、CRF 注释、数据库建立、数据录入、数据核查、一致性管理、医学编码、数据提取、数据库锁定、数据转换和数据归档等环节。

第五十九条　为了保证针灸临床研究中更好地实施盲法，尤其是大型的多中心的研究应当采用中央随机和第三方数据管理，使临床研究结果客观公正。

第六十条　为了便于针灸临床研究数据汇交和深入利用，在进行 CRF 和数据库设计时应当遵循国际、国内和行业有关的数据和术语标准。

第六十一条　对真实世界临床研究或临床注册登记研究等基于医疗业务或工作实践的开放型研究，由于其数据来源广泛、数据范围庞杂、时空关系复杂、数据实时性和问题追诉纠正困难等特性，应在其业务系统和业务过程中建立实时数据质量核查程序，以保证数据的完整性和真实性。

第六十二条　在针灸临床研究中使用计算机化系统的，应当确保系统本身和所运行环境的安全、稳定和可靠，操作系统的人员应该进行培训并具备相关的资质。计算机系统本身应该包括电子签名、权限管理、痕迹稽查、逻辑核查和数据备份等基本功能。应做好数据的备份与安全保护工作，条件允许应对数据进行容灾备份。

第六十三条　统计分析时应根据研究目的和数据特点，选择适宜的、规范的统计分析方法进行数据的统计分析。

第六十四条　针灸临床研究应在研究方案设计阶段预先制定出统计分析计划，包括具体的分析指标及统计分析方法，并形成正式的文档。若分析过程中发生变动，应说明理由。对于真实世界临床研究，要注意数据挖掘方法的合理应用。

第六十五条　对于统计分析结果应结合临床意义进行合理地解读。

九、研究报告

第六十六条　所有针灸临床研究结束后，都要做出临床研究报告，无论研究结果阳性或阴性，也无论临床研究是否按计划完成、是否达到研究目的。要特别关注研究结果的真实性与研究结论的可靠性，同时应保证研究报告中数据的准确性、完整性。临床总结报告要基于统计分析结果，并与统计分析报告保持一致。

第六十七条　所有针灸临床研究报告均应提供给研究发起部门、相关管理部门、参与研究的临床机构，伦理委员会等。针灸临床研究报告是项目结题验收、成果鉴定、推广运用，以及研究论文发表的重要依据。

第六十八条　所有登记注册的针灸临床研究，均应在适当的时间将研究结果和结论的摘要在登记注册部门公布；由政府部门资助的针灸临床研究结束后，建议将原始数据库汇交到指定的数据管理部门，以便核查与数据共享和再利用。

第六十九条　鼓励公开发表研究结果和结论。在研究论文发表时应严格遵守《中华人民共和国著作权法》《中华人民共和国专利法》、中国科协颁布的《科技工作者科学道德规范（试行）》等国家有关法律、法规，以及学术道德规范。

第七十条 针灸临床研究论文发表时，要标明针灸临床研究登记注册号；对于已经登记注册的针灸临床研究论文，建议相关刊物予以优先发表。

第七十一条 临床研究报告是临床研究结果呈现的重要形式，病例报告表中记录的内容是临床研究报告的主要数据来源，报告应当与研究注册和方案发表时公布的研究方案保持一致，报告应当包含以下内容：

（一）题目：需反映研究设计类型，受试者和主要干预措施。

（二）引言：研究背景、研究必要性、研究目的和拟解决的临床问题。

（三）研究基本信息：研究负责人、研究编号、项目经费来源、研究实施周期、研究参与单位、研究参与人员、研究注册信息。

（四）伦理学审批：提供伦理审批时间和伦理审批号。

（五）研究设计：研究设计类型、受试者（诊断标准、纳入和排除标准）、对照组选择（必要时列出）、样本含量、干预措施、评价指标、数据管理、质量控制、统计学处理等。

（六）研究结果：基线资料、人口学资料、主要指标、次要指标、安全性分析、过程质量保障的方法等。

（七）研究结论：要根据研究结果，在全面分析同类研究的同时，审慎、客观地提出研究结论，回答研究目的及临床指导意义。同时，要对研究中存在的不足、进一步的研究考虑等进行适当地阐述。

（八）根据临床研究类型不同，适当调整相应的报告内容。

第七十二条 临床研究报告撰写时应根据不同的研究类型参照以下规范：

（一）针灸临床干预措施报告标准：《针刺临床试验干预措施报告标准修订版：CONSORT 声明的扩展：STRICTA（2010）》；Extending the CONSORT Statement to Moxibustion；

（二）随机对照临床试验的报告规范：CONSORT 声明；

（三）随机对照临床试验的 meta 分析报告规范：QUOROM 声明；

（四）系统评价和 meta 分析优化报告规范：PRISMA 声明；

（五）非随机设计的研究的报告规范：TREND 声明；

（六）流行病学观察性研究的报告规范：STROBE 声明；

（七）流行病学观察性研究的 meta 分析报告规范：MOOSE 声明；

（八）诊断准确性研究的报告规范：STARD 声明；

（九）基因相关性研究的报告规范：STREGA 声明。

十、术语

（一）针灸临床试验 / 研究

以人为对象进行的任何意在发现或证实一种针灸疗法的临床疗效，和 / 或确定一种针灸疗法的任何不良反应、安全性和 / 或有效性的研究。

（二）临床研究设计

临床科研首先要有明确的研究目的，在此基础上，根据研究目的的需要提出科研假设，确定验证或检验该假设的适当的受试者、适当的研究方法。这个过程被称成为临床研究设计。

（三）干预性研究

在研究过程中有针对受试者的干预措施的研究类型。

（四）独立的伦理委员会（IEC）

一个由医学专业人员和非医学专业人员组成的独立机构（研究机构的、

地区的、国家的或超国家的审评机构或委员会），其职责是保证参加试验对象的权益、安全性和健康；并通过对研究方案、研究人员、设施，以及用于获得和记录受试者知情同意的方法和材料的合理性进行审评和批准／提供起促进作用的意见，以对这种保护提供公众保证。

在不同的国家，独立的伦理委员会的法律地位、组成、职责、操作和适用的管理要求可能不适用，但是应当如本指导原则所述，允许独立的伦理委员会按 GCP 进行工作。

（五）针灸效应

某一种或一类针灸操作作用于人体特定的部位或穴位，所产生的效果。

（六）穴位

又称为腧穴，是人体脏腑经络之气输注出入的特殊部位，既是疾病的反应点，又是针灸临床的刺激点，包括经穴、经外奇穴、阿是穴、耳穴等。针灸临床研究的干预措施一般在穴位上实施。

（七）针灸不良反应（adverse acupuncture and moxibustion reaction，AAMR）

AAMR 是指在正常针灸操作、强度下应用针灸进行预防、诊断或治疗疾病过程中，发生与治疗目的无关的有害反应。内容上排除了因针灸材料、器械等质量问题或不规范操作等所引起的反应。该术语用于药品是指在药品与不良反应之间的因果关系至少有一个合理的可能性，即不能排除这种关系。

（八）不良事件（AE）

在针灸临床研究中，临床受试者中发生的任何未预期或不适的症状、体征、疾病或可能导致的身体伤害，暂时地与针灸治疗有关联，但不一定与针灸治疗有因果关系的事件。

（九）研究发起人

发起并实施一个临床研究的个人、公司或机构。在他（们）的直接指示下，进行相关的针灸临床研究。针灸临床研究发起人的义务包括针灸临床研究发起人和研究者两者的义务。

（十）真实世界研究（real world research，RWR）

真实世界是相对于"理想世界"而言的。二者主要是从临床科研实施的环境条件来区分的。真实世界的临床科研，是指在常规医疗条件下，利用日常医疗实践过程中所产生的信息，所开展的科研活动。在这一过程中，医务人员以患者为核心，以改善和保障患者健康状态为目标，充分发挥自己的主观能动性，选择适合的诊疗手段；所开展的医疗活动均非为了某种研究目的，而人为地对患者、医生、检测条件等进行特别地规定。目前，真实世界中日常临床诊疗实践所产生的信息，通过病历、各种理化检测手段、医嘱记录、住院记录等多种形式被保存下来。真实世界的临床科研，是利用临床诊疗记录所产生的数据上开展的科研。

理想世界的临床科研则要求根据研究目的，人为地通过一定的方法，使受试者尽量保持高度的一致性，参与研究的医护人员、检验人员都要具有相同的资质，检测设备型号、试剂要一致，访视的时间要定期等，而收集数据的方法通常是用事先确定的、针对研究目标和观察内容的临床观察表特别进行记录的。是在通常医疗条件下，利用临床实际诊疗数据所开展的临床研究。

（十一）评价

评价就是运用科学的方法，根据研究目的，制定出科学、客观的标准，并运用这些标准来评价各种临床数据、实验室数据和临床研究结论，以检验真实性（validity）、可靠性（reliability）和可行性（feasibility）。

（十二）临床研究要素（PICOST）

1. 受试者（patient or population，患者或人群）；
2. 干预措施（intervention，如治疗方法及诊断方法）；
3. 对照措施（comparison，即比较因素）；
4. 结局（outcome，即干预措施的诊疗效果）；
5. 研究场所（site，即研究场所）；
6. 研究观察所持续的时间（time，包含诊疗时间和疗程）。

（十三）监查

监督一个临床研究的进展，保证临床研究按照研究方案、标准操作程序（SOP）、临床研究管理规范（GCP）和适用的管理要求实施、记录和报告的活动。

（十四）稽查

对研究相关活动和文件进行系统和独立的监察，以判定研究的实施和数据的记录、分析与报告是否符合研究方案、申办者的标准操作程序（SOP）、临床研究管理规范（GCP），以及适用的管理要求。

（十五）视察

管理当局在研究单位、申办者和／或合同研究组织或管理当局认为何时的其他机构对其认为与临床研究有关的文件、设备、记录和其他资源进行的官方审查的活动。

（十六）盲法

一种使研究的一个或几个部分的人员不知道治疗分配的程序。单盲通常指受试者不知道；双盲通常指受试者、研究人员、监查员，以及在某些情况下数据分析人员也不知道治疗分配。盲法疗效评价指由不参加临床操作的独立人员进行疗效评价。

（十七）病例报告表（CRF）

设计用来记录研究方案要求向研究者报告的有关每一例对象的全部信息的印刷的、光学的或电子的文件。

（十八）针灸临床试验／研究报告

在人类对象进行的任何治疗、预防或诊断剂的试验／研究的书面描述。临床和统计描述、陈述和分析全部列入该单份报告。

（十九）对照

临床试验中用做对照针灸方法，或市售药物（即阳性对照）或安慰剂。

（二十）依从性

遵循与试验有关的所有要求、临床研究管理规范（GCP）要求和适用的管理要求。

（二十一）保密性

不得向未经授权的个人泄漏研究者所有的资料或受试者的身份。

（二十二）偏倚

医学研究中，偏倚是指在临床研究中，研究结果总是会或多或少的偏离真实情况，这种偏离也称之为误差（error）。

（二十三）协调委员会

研究者组织的协调实施多中心试验的委员会。

（二十四）必需文件

指各自和在一起允许评价一个研究的执行情况和所得数据的质量文件。

（二十五）临床试验管理规范（GCP）

是临床试验设计、实施、执行、监查、稽查、记录、分析和报告的标准，它为数据和所报告结果的可信性和准确性提供了保证，并保护试验对象的权利、完整性和机密性。

（二十六）独立的数据监察委员会（IDMC）

由研究者设立一个独立的数据监察委员会，它定期对研究进展、安全性数据和有效性终点进行评估，向研究者建议是否继续、调整或停止试验。

（二十七）机构审评委员会（IRB）

由医学、科学和非科学成员组成的一个独立机构，其职责是通过对试验方案及其修订本，获得受试对象知情同意所用的方法和资料进行审评、批准和继续审评，确保一项试验的受试对象的权利、安全和健康得到保护。

（二十八）知情同意

一个对象在被告知与其做出决定有关的所有试验信息后，自愿确认他或她参加一个特定试验的意愿过程。知情同意采用书面的、签字并注明日期的知情同意书。

（二十九）对象/受试者

参加一个临床研究作为研究方法或方案的接受者或作为对照的个人。

（三十）研究者

负责在一个研究单位实施临床研究的人。如果在一个研究单位是由一组人员实施研究，研究者指这个组的负责人，也称为主要研究者。

（三十一）重大修改

临床研究方案中可能影响结局的任何改动。

（三十二）操作者

负责在针灸临床研究中具体实施针灸操作的人。

（三十三）评估者

负责在针灸临床研究中实施疗效性、安全性等指标评价的人。

（三十四）针灸临床研究的医疗机构

开展与针灸临床研究有关活动的医疗场所。

（三十五）多中心研究

按照一个研究方案，在一个以上的研究单位实施，因此由一名以上研究者完成的临床研究。

（三十六）研究方案

一个阐明研究的目的、设计、方法学、统计学考虑和组织的文件。研究方案通常也给出研究的背景和理论基础，或者写在与方案有关的其他参考文件中。

（三十七）质量管理（QM）

对整个质量评价的过程，包括质量保证（quality assurance，QA）和质量控制（quality control，QC）。

（三十八）质量保证（QA）

为保证研究的进行和数据产生、记录，以及报告都符合临床研究管理规范（GCP）和适用管理要求所建立的有计划的系统活动。

（三十九）质量控制（QC）

在质量保证系统内所采取的操作技术和活动，以查证与试验相关的活动都符合质量要求。

（四十）随机化

为了减少偏倚，采用机遇决定分配的原理将受试者分配到治疗组或对照组的过程。

（四十一）管理当局

有权进行管理的机构。这些机构有时指主管当局。

（四十二）严重不良事件（SAE）或严重药品不良反应

发生在任何剂量的任何不幸医学事件：

1. 导致死亡；

2. 危及生命；

3. 需要住院治疗或延长住院时间；

4. 导致永久或严重的残疾／能力丧失；

5. 先天性异常／出生缺陷。

（四十三）标准操作程序（SOP）

为达到均一性完成一个特定职责指定的详细书面说明。

（四十四）临床试验管理规范（ICH-GCP）

《临床试验管理规范》（Guideline for Good Clinical Practice，GCP），是由国际协调会议（International Conference on Harmonisation of Technical Requirements for Registration of Pharmaceuticals for Human Use，ICH）制定发布的药物临床研究质量管理规范。其指导原则的目的，是为了促进三方面的临床资料相互接受，为日本、欧洲联盟（EC）及美国提供统一标准。